Gordon Uhlmann · Ursula Weisser
KRANKENHAUSALLTAG
SEIT DEN ZEITEN DER CHOLERA

KRANKENHAUSALLTAG SEIT DEN ZEITEN DER CHOLERA

Frühe Bilddokumente
aus dem Universitäts-Krankenhaus
Eppendorf in Hamburg

Mit Texten von Gordon Uhlmann
sowie von Hendrik van den Bussche, Ulrich Häntsch
und Ursula Weisser

Hrsg. von Gordon Uhlmann und Ursula Weisser

KABEL

Umschlagfoto: Blick in einen großen
Krankenpavillon des Eppendorfer
Krankenhauses während der ärztlichen
Visite, um 1900.

© 1992 by Ernst Kabel Verlag GmbH, Hamburg
Umschlag: Theodor Bayer-Eynck
Gesamtherstellung: Clausen & Bosse, Leck
ISBN 3-8225-0212-X
1 3 5 7 9 10 8 6 4 2

Inhalt

Vorwort

Die vorliegende Bilddokumentation wurde erstmals gezeigt in einer Ausstellung, die im Rahmen der Feiern zum 100jährigen Jubiläum des Universitäts-Krankenhauses Eppendorf in Hamburg von Oktober 1989 bis Januar 1990 in einem alten Krankenpavillon auf dem Krankenhausgelände präsentiert wurde. Erarbeitet und konzipiert wurde sie von Gordon Uhlmann, organisatorisch und ausstellungstechnisch realisiert von Manfred Altmann. Den Grundstock der ausgewählten Fotografien lieferte die im Historischen Archiv des Universitäts-Krankenhauses Eppendorf am Institut für Geschichte der Medizin der Universität Hamburg zusammengetragene Sammlung, andere Institutionen des Krankenhauses sowie einzelne Mitarbeiter und Ehemalige haben Fotos aus ihren Beständen beigesteuert.

An der Vorbereitung dieser Publikationen haben im Hintergrund viele Mitarbeiter und Freunde des Universitäts-Krankenhauses Eppendorf mitgewirkt, denen an dieser Stelle herzlich gedankt sei, auch wenn nicht alle namentlich angeführt werden können. Ein besonderer Dank gilt Gesa Gatermann, Professor Adolf-Friedrich Holstein, Klaus Pinker, Dr. Marion Schafft und Eva Scheffel für zahlreiche inhaltliche wie organisatorische Beiträge. Das Bildarchiv betreuten Hartmut Biester und Maria Luise Krück, die ebenso wie Ulrich Häntsch auch an der Redaktion des Bandes mitwirkte. Bei der Herstellung der Reproduktionen und des Manuskripts unterstützten uns ferner Carla Greulich-Spieß, Annelie Krohn, Ekkehard Lutz und Gabriela Thele. Dem ehemaligen Ärztlichen Direktor Herrn Professor Karl Heinz Hölzer danken wir herzlich für seine entschiedene Förderung des Projekts. Ein von ihm vermittelter Druckkostenzuschuß vom Freundes- und Förderkreis des Universitäts-Krankenhauses Hamburg-Eppendorf e. V. hat die Veröffentlichung in dieser Form erst ermöglicht.

Hamburg, im August 1992   Die Herausgeber

Krankenporträts, Berufsbilder,
Arbeitsszenen aus dem Krankenhaus

Im Jahre 1831 wurde in Mitteleuropa eine neue Seuche eingeschleppt, die asiatische Cholera. In den rasant wachsenden, immer dichter besiedelten Städten mit ihren problematischen Lebensbedingungen und unzulänglichen Hygieneverhältnissen fand die todbringende Seuche einen geradezu idealen Nährboden. So begannen in Deutschland parallel zur Industrialisierung im 19. Jahrhundert die *Zeiten der Cholera*, jene Epoche, in der die Menschen in den übervölkerten Städten ständig von verschiedenartigen Seuchen bedroht waren, denen die Medizin weitgehend hilflos gegenüberstand. Neben der Cholera forderten vor allem Typhus, Diphtherie und Scharlach zahlreiche Opfer.

Auch Hamburg blieb von verheerenden Epidemien nicht verschont. Zwischen 1831 und 1892 wurde es sechzehnmal von der Cholera heimgesucht, die mit ihrer hohen Sterblichkeit und ihren schockierenden und abstoßenden Symptomen zum Schreckenssymbol für die ständige, unausweichliche Gefährdung durch tödliche Krankheiten wurde. Sie wirkte als unmittelbarste Herausforderung an die Gesellschaft, die hygienische Infrastruktur vor allem im Bereich der Wasserversorgung und Abwasserbeseitigung zu verbessern.

Die Gründung des Eppendorfer Krankenhauses, erbaut in den Jahren 1884–1889 als *Neues Allgemeines Krankenhaus* Hamburgs, fällt einerseits noch ganz in diese von der Cholera und anderen Seuchen geprägte Zeit. So trug 1883/84 der Hinweis auf eine im Mittelmeerraum grassierende Choleraepidemie maßgeblich dazu bei, den bis dahin von Senat und Bürgerschaft mehrfach verzögerten Baubeginn des neuen Krankenhauses zu beschleunigen. Andererseits verkörpert das Eppendorfer Krankenhaus mit seiner aufsehenerregend modernen Pavillonanlage inmitten eines groß-zügig gestalteten Parkgeländes, das über eine abgetrennte Epidemieabteilung verfügte, den sinnfälligen Gegenentwurf zu den berüchtigten Zuständen im alten kasernenartigen Krankenhaus St. Georg mit seinen dumpfen, schlecht belüfteten Krankensälen. Damit markiert es, als Reaktion auf tiefgreifende Wandlungen in Medizin und Gesellschaft, einen grundlegenden Wendepunkt in der Entwicklung des Krankenhauswesens in Hamburg. Mit ihm wurde hier der Übergang vom Armenhospital zum modernen Krankenhaus für akut und schwer Erkrankte aller Bevölkerungsschichten definitiv vollzogen.

Diese epochalen Veränderungen hatten nachhaltige Auswirkungen auf den Alltag in dem neuen Krankenhaus. Die vorliegende historische Bilddokumentation vermittelt Einblicke in sein Innenleben in jener Übergangsphase, als im Zeichen der verbesserten Hygienebedingungen und der Errungenschaften der neuen Wissenschaft der Bakteriologie die seuchenartig auftretenden Infektionskrankheiten immer wirksamer eingedämmt werden konnten. Dabei wird den Bildaussagen der Zeit vor und um 1900 bewußt ein besonderer Platz eingeräumt: Zwischen 1889 und 1914 vollzieht sich in Hamburg die Grundlegung des Krankenhauses im modernen Sinne. Die Ausweitung der diagnostischen und therapeutischen Möglichkeiten führte zu einer zunehmenden Spezialisierung im ärztlichen und pflegerischen Bereich, nachdem die Einführung der Krankenversicherung im Jahre 1884 auch den Kreis der Kranken, die eine Behandlung im Krankenhaus beanspruchen konnten, ganz erheblich erweitert hatte.

Ein entscheidender Motor für Neustrukturierungen im Krankenhausalltag waren die erschütternden Erfahrungen mit der Cholera von 1892, die das vielgerühmte Eppendorfer Krankenhaus für die Zeit der Epidemie in ein Heerlager von Todkranken und Sterbenden verwandelt hatte. Sie demonstrierte noch einmal drastisch die Ohnmacht der Ärzte sowie die Unzulänglichkeit der getroffenen Hygienevorkehrungen. So hatte sich die Krankenhausleitung darauf verlassen, daß die zentrale Wasserversorgung der Stadt durch die seit langem geplante, jedoch durch Senat und Bürgerschaft um Jahre verzögerte Sandfiltrationsanlage bis zur Eröffnung des Krankenhauses einwandfreies Trinkwasser liefern würde und daher auf eigene Einrichtungen zur Aufbereitung seines Wassers verzichtet.

Das unfiltrierte Elbwasser in Hamburgs Leitungssystem führte noch während der Bauphase 1885 bis 1888 zu mehreren schweren Typhusepidemien, so daß die vorgezogen errichtete Epidemieabteilung in Eppendorf fast durchgängig mit Opfern der Seuche belegt war. Doch erst die Katastrophe von 1892 führte zu einer umfassenden Verschärfung der Desinfektionsmaßnahmen in der Anstalt und schließlich auch zu ihrer Versorgung mit Grundwasser aus eigens gebohrten Tiefbrunnen. Auch im Bereich der Krankenbetreuung gab sie entscheidende Anstöße. Nachdem sich der Einsatz ausgebildeter Krankenschwestern während der Cholera hervorragend bewährt hatte, wurde 1895 die qualifizierte Schwesternpflege in Eppendorf eingeführt; damit trat erstmals eine wirkliche pflegerische Versorgung der Kranken an die Stelle der »Wartung« durch kaum ausgebildetes Dienstpersonal.

Die einleitenden Abschnitte des Buches stellen die Voraussetzungen und Rahmenbedingungen des Krankenhausalltags von den 1880er Jahren bis zum Ende des Ersten Weltkrieges dar. Hier werden die sozialen und politischen Einflüsse, die gestaltenden Ideen und Ordnungsvorstellungen sowie die baulichen Vorgaben, die in ihrem Zusammenwirken den Krankenhausalltag strukturieren, ins Bild gerückt. Die Abschlußkapitel behandeln die Zeit vom Beginn der Weimarer Republik bis zum Ende der 50er Jahre. 1919 wurde das Eppendorfer Krankenhaus de facto Universitätsklinikum. Die neuen universitären Aufgaben in Forschung und Lehre wirkten sich auch auf die Qualität und Intensität der Krankenversorgung aus, die gleichwohl unter einer un-

zureichenden materiellen Ausstattung zu leiden hatte. Zum Krankenhausalltag unter dem Nationalsozialismus sind nur wenige Bilddokumente erhalten; an deren Stelle treten zum Teil besonders aussagefähige Schriftzeugnisse. Der Ausblick auf die Nachkriegszeit soll schlaglichtartig die schwierigen Bedingungen des Wiederaufbaus und die Anfänge der grundlegenden Umgestaltung des Krankenhausalltags seit dem Ende der 50er Jahre beleuchten.

Der Hauptteil der Bilddokumentation führt den Alltag der Kranken und der verschiedenen Berufsgruppen im Krankenhaus vor Augen – der Ärzte und vorerst wenigen Ärztinnen, der Schwestern und Pfleger, aber auch der im wirtschaftlichen und technischen Bereich des Krankenhauses tätigen Mitarbeiter. Meist handelt es sich um Momentaufnahmen aus dem Tagesablauf. Gleichwohl verleugnen viele der Fotografien nicht die bewußte Inszenierung für die Aufnahme, die zunächst ausschließlich mit der Standkamera erfolgte. Doch gerade die Art dieser Inszenierungen ist besonders aufschlußreich. Die Fotografien setzen Berufsbilder in Szene. Während die Ärzte in den Gruppenaufnahmen ihre herausgehobene Stellung und Fachautorität zur Schau stellen, nehmen insbesondere Wärterinnen und Wärter z. B. im Operationssaal eher Posen ein, die Handreichungen signalisieren und so auf ihre untergeordnete Stellung in der Hierarchie verweisen. Im Foto vom Mittagstisch der um ihre Oberin versammelten Krankenschwestern kommt das Selbstbewußtsein einer in bürgerlicher Selbstdisziplin geübten Dienstgemeinschaft zum Ausdruck. Insgesamt läßt sich an Hand des ausgewählten Bildmaterials das Entstehen des Krankenpflegeberufs als bürgerlicher Frauenberuf anschaulich verfolgen.

Auf den vor 1918 entstandenen Fotografien von Kindern und jugendlichen Patienten ist oft eine ausgeprägte Unterernährung zu erkennen, die Ursache schwerer, bei Säuglingen und Kleinkindern oft tödlicher Mangelerkrankungen war. Die zumeist aus den unteren Bevölkerungsschichten stammenden Patienten, die vielfach in dichtbebauten Stadtvierteln in dunklen und feuchten Unterkünften hausen mußten, fanden in Eppendorf lichte, luftige Krankenpavillons vor, umgeben von gepflegten Gartenanlagen. Viele im Freien aufgenommene Fotos vermitteln neben der Anstaltsabgeschlossenheit auch den Eindruck, daß das Eppendorfer Krankenhaus eine besondere, gewissermaßen aus der Stadt herausgelöste Ruhe- und Erholungszone bildete, die von den Kranken sichtlich genossen wurde.

Durch orientierende Bildlegenden und begleitende Texte zum Krankenhausalltag und seinen Veränderungen will das Buch zu wiederholter genauer Betrachtung der Fotografien unter verschiedenen Fragestellungen anregen. So kann sich das Augenmerk beispielsweise auf die Entzifferung der sozialen Gesten oder auf die Entdeckung der dinglichen Dimension des Alltags vom hölzernen Hörrohr bis zur Patiententafel richten. Es gibt vielfältige Zugänge zu diesen Bildern, von denen viele schon auf den ersten Blick in Erinnerung bleiben. Es sind Porträts von kranken Menschen, von ihrem Bangen und Hoffen, es sind sprechende Bilder von Tätigkeit und Selbstverständnis der unterschiedlichen Heilberufe und typische Darstellungen der vielfältigen Arbeitsbereiche in einem großen Krankenhaus von den Zeiten der Cholera bis zur Mitte unseres Jahrhunderts.[1]

[1] Zur Geschichte des Eppendorfer Krankenhauses im einzelnen s. Ursula Weisser (Hrsg.): 100 Jahre Universitäts-Krankenhaus Eppendorf 1889–1989. Tübingen 1989; zur Cholera in Hamburg s. Richard J. Evans: Tod in Hamburg. Stadt, Gesellschaft und Politik in den Cholera-Jahren 1830–1910. Reinbek bei Hamburg 1990.

Entstehung und Gestaltung des Neuen Allgemeinen Krankenhauses

Die Krise des Allgemeinen Krankenhauses zu Hamburg

Im Jahre 1876 ließ das Hamburger Medicinal-Collegium, zuständig für die hygienische Aufsicht, eine Revision des bis dahin einzigen, 1823 eröffneten Allgemeinen Krankenhauses in St. Georg durchführen. In der Vergangenheit war es dort trotz baulicher Erweiterungen wiederholt zu Überbelegungen gekommen. Nun kennzeichneten die ärztlichen Revisoren die Lage als Dauernotstand, da die Überfüllung, »welche frueher nur periodisch so schlimm, jetzt in Permanenz getreten ist«. Sie fanden Schwerkranke in Kellern untergebracht vor und wiesen auf die mangelhafte Belüftung der engen Krankensäle hin.

Obwohl dem seit 1866 amtierenden Direktor, dem Oberleutnant a. D. Gerhard Marius Lundt, eine »energische Verwaltung« bestätigt wurde, machte die Revision eine tiefgreifende Krise des Allgemeinen Krankenhauses aktenkundig. Nicht nur der rasante Bevölkerungszuwachs im Gefolge der erweiterten Freizügigkeit nach der Eingliederung Hamburgs in das Deutsche Reich 1871 ließ die Aufnahmezahlen des Krankenhauses ansteigen. Denn während es weiterhin als Pflege- und Verwahranstalt für arme und altersgebrechliche Dauerinsassen diente, hatten mit Erweiterung der ärztlichen Behandlungsmöglichkeiten die medizinischen Versorgungsaufgaben erheblich an Bedeutung zugenommen.

Um eine Lösung der Probleme einzuleiten, wurde auf Initiative des einflußreichen Präses des Medicinal- und des Krankenhaus-Collegiums Bürgermeister Carl Friedrich Petersen die Stellung eines Ärztlichen Direktors neu geschaffen, dem die Leitung des gesamten ärztlichen und sanitären Betriebs übertragen werden sollte. Auf der Suche nach einer geeigneten Persönlichkeit fanden unter zahlreichen Bewerbern die Empfehlungen für den Privatdozenten Heinrich

Curschmann aus Berlin, seit 1875 Direktor des als Epidemiekrankenhaus ausgewiesenen Barackenlazaretts Moabit, besondere Beachtung. Er beeindruckte das Medicinal-Collegium durch seine wissenschaftliche Befähigung, den Senat auch durch »sein noch jugendliches Alter von 33 Jahren, äußere Erscheinung und vollkommene körperliche Rüstigkeit«. Der daraufhin Ende Juli gewählte Curschmann trat am 10.9.1879 sein Amt als Ärztlicher Direktor des Allgemeinen Krankenhauses an.

Planung und Baubeginn

Heinrich Curschmann war von Anbeginn seiner Amtszeit als Ärztlicher Direktor (1879–1888) überzeugt, daß nur der Neubau eines großen Krankenhauses eine Lösung der vorgefundenen krisenhaften Zustände im Hamburger Krankenhauswesen herbeiführen konnte. Bereits fünf Monate nach Amtsantritt erläuterte er den Behörden die Grundzüge seiner Planung einer modernen medizinischen Behandlungsstätte für Akut- und Schwerkranke.

Während der folgenden Jahre vermochte er dieses Projekt in langwierigen Verhandlungen mit den Behörden trotz des gleichzeitigen und kostenintensiven Hamburger Freihafenbaus und der Widerstände aus der Armenverwaltung mit Unterstützung von Bürgermeister Carl Friedrich Petersen durchzusetzen. In seiner Konzeption hielt er trotz des besonders hohen Flächenbedarfs konsequent an der ärztlich-hygienisch begründeten Pavillonbauweise fest, die nach eigenen systematischen Untersuchungen durch ihr Licht und Luft besonders berücksichtigendes Anlageprinzip den Heilungsprozeß günstig beeinflussen konnte. An einem eigens errichteten Muster-Pavillon als Grundeinheit des zukünftigen Krankenhauses erprobte er 1881 vor allem die neuartige Fußbodenheizung, das ausgeklügelte Belüftungs- und das Entsorgungssystem.

Curschmann favorisierte einen Standort der Pavillonanlage innerhalb der städtischen Wohngebiete – bevorzugt in Hafennähe – nach dem Grundsatz, ein Krankenhaus gehöre dahin, »wo die Kranken sind«. Nach Ablehnung mehrerer Alternativvorschläge entschied sich der Senat jedoch wegen des sensationell günstigen Preises zum Ankauf eines Geländes auf dem Eppendorfer Feld am äußersten Stadtrand.

Aufgrund der sich verschärfenden Überfüllungsprobleme im Allgemeinen Krankenhaus und entsprechendem Drän-gen Curschmanns wurde noch vor Verabschiedung des Gesamtprojektes im Dezember 1884 mit dem Bau einer Epidemie- bzw. »Evacuationsabtheilung« in Eppendorf begonnen, die im April 1885 kurz vor dem offiziellen Baubeginn mit Kindern und Tuberkulosekranken aus St. Georg belegt wurde. Ab 1887 leitete der Internist und Neurologe Carl Eisenlohr als Oberarzt die medizinische Abteilung in den schon fertiggestellten Pavillons. Curschmann nahm vor Vollendung der von ihm geschaffenen modernen großen Krankenanstalt einen Ruf auf den Leipziger Lehrstuhl für Innere Medizin an.

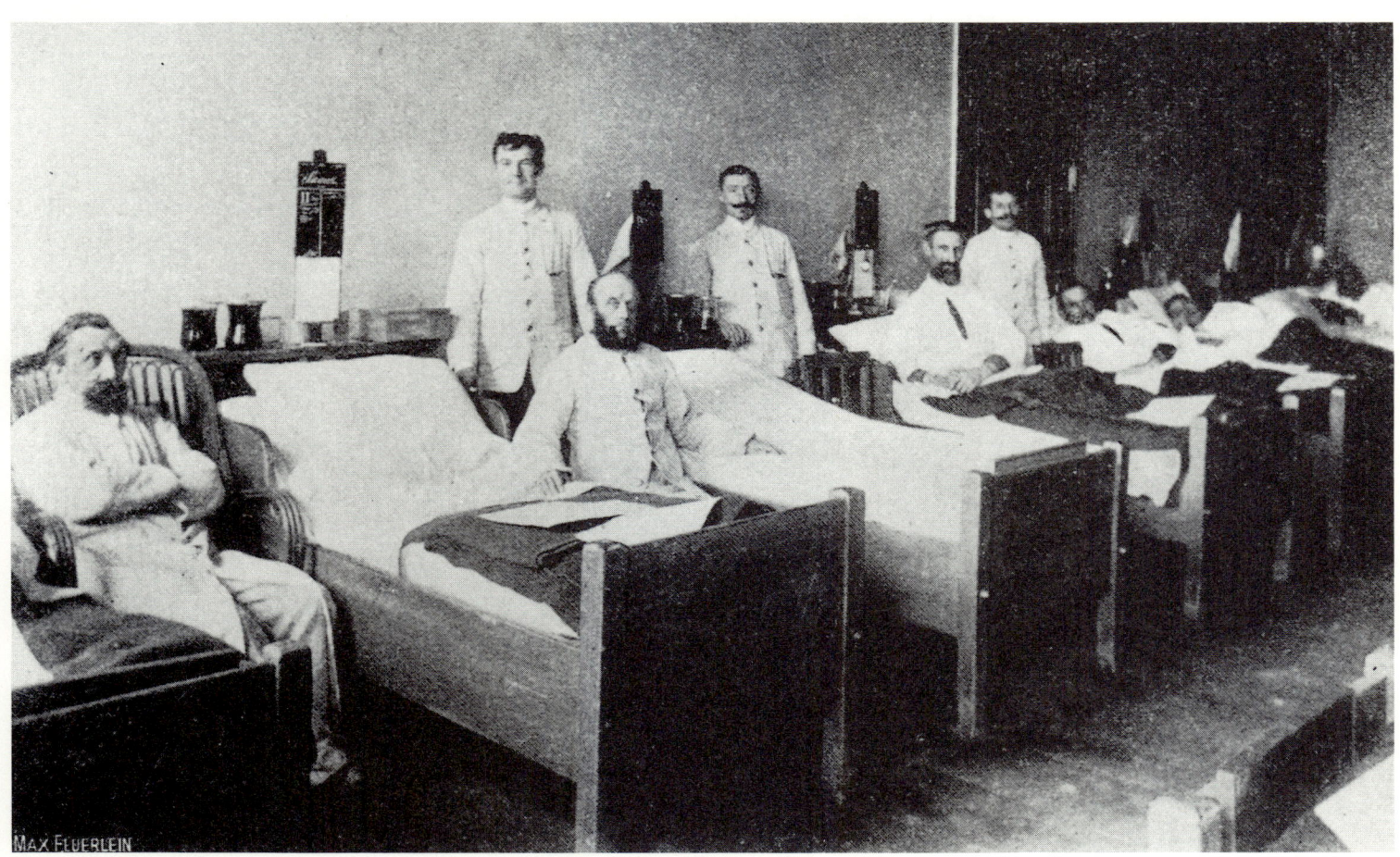

1. Patienten in einem der dichtbelegten Säle des damals einzigen Allgemeinen Krankenhauses von Hamburg in St. Georg, um 1876.

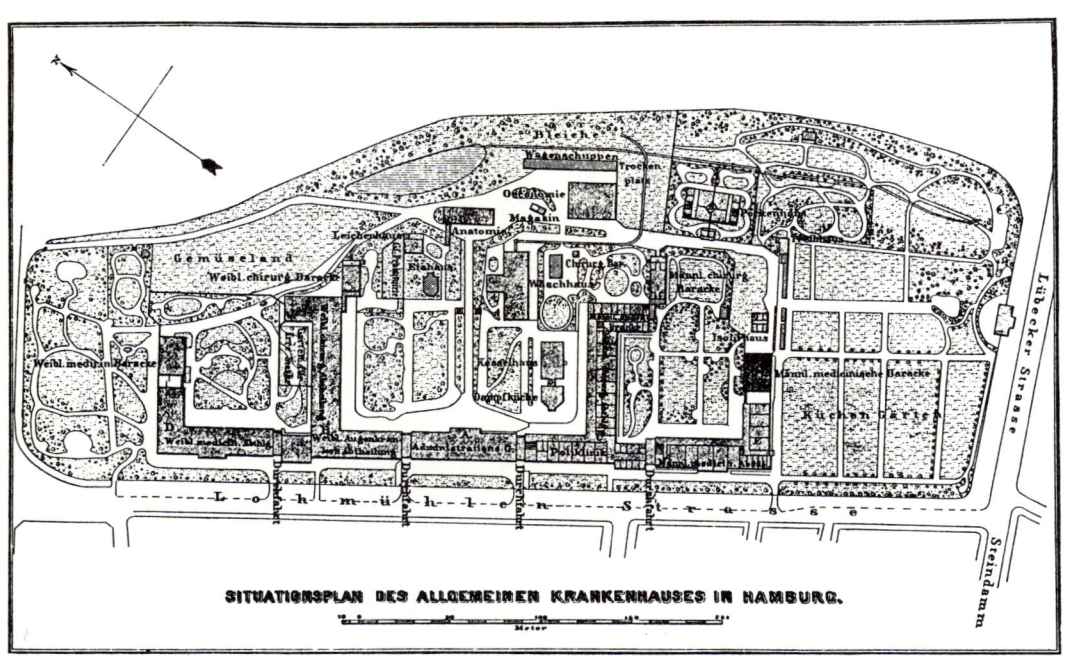

SITUATIONSPLAN DES ALLGEMEINEN KRANKENHAUSES IN HAMBURG.

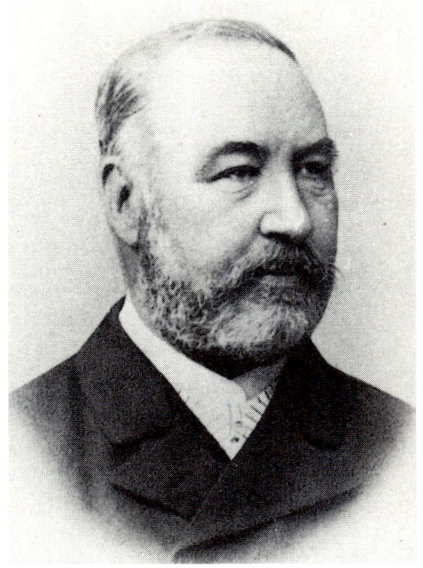

Dr. Curschmann.

1846 geboren in Gießen um 1866-68 Assistenzarzt der Poliklinik.
approbiert 1867 Gießen. 1868-71 zweiter Arzt der städtischen Krankenhäuser u. des Armen- Kinder-häuser
in Mainz
69-70 Leiter des Reservelazaretts in Mainz
1871 nach Berlin, 1874 zur Nachsucht des zweiten des allgemeinen
Krankenhauses zu Friedrichshain 1875 zweiter der städtischen Krankenhäuser. [...]
[...]

2. Gerhard Marius Lundt (1828–1898), Verwaltungsdirektor des Allgemeinen Krankenhauses (St. Georg) von 1866–1892. Der Oberleutnant a.D. fungierte bis 1877 als alleiniger Direktor der Anstalt, die nach vorherrschend ökonomischen Grundsätzen geleitet wurde.

3. Links oben: Situationsplan von 1876. Das 1820–1823 in Korridorbauweise errichtete Allgemeine Krankenhaus war trotz mehrfacher Erweiterung damals schon seit längerem chronisch überfüllt.

4. Aufzeichnungen des Medicinal-Collegiums (Juni 1879) zum Werdegang von Dr. Heinrich Curschmann, Bewerber für das neugeschaffene Ärztliche Direktorat am Allgemeinen Krankenhaus.

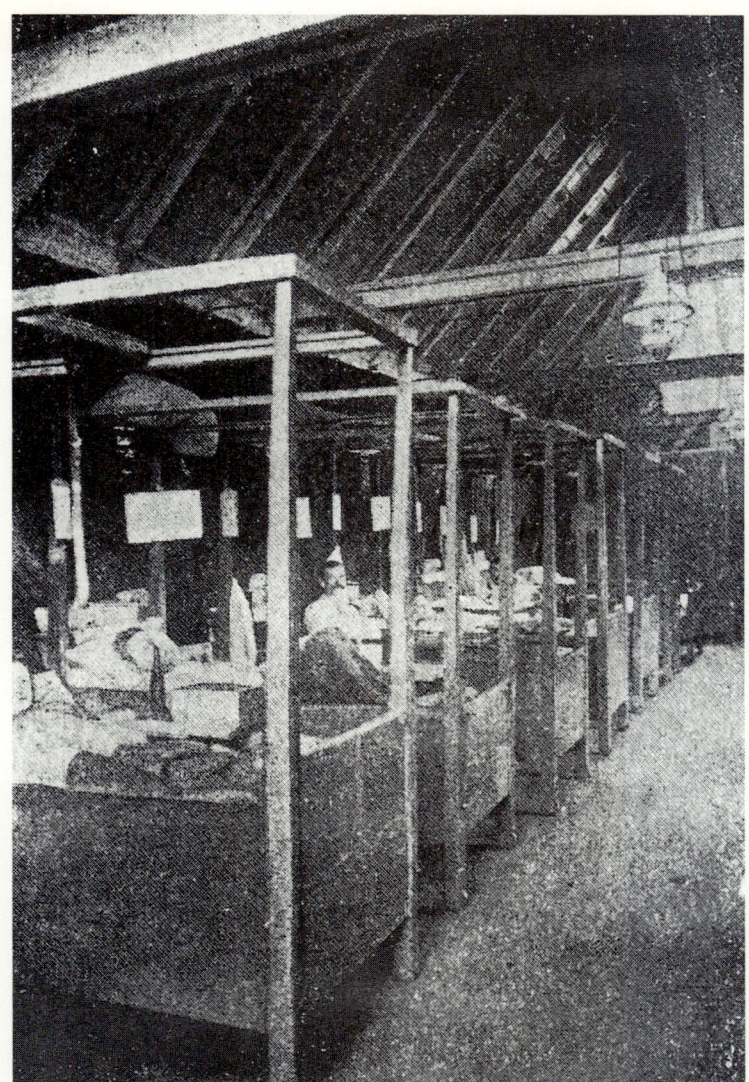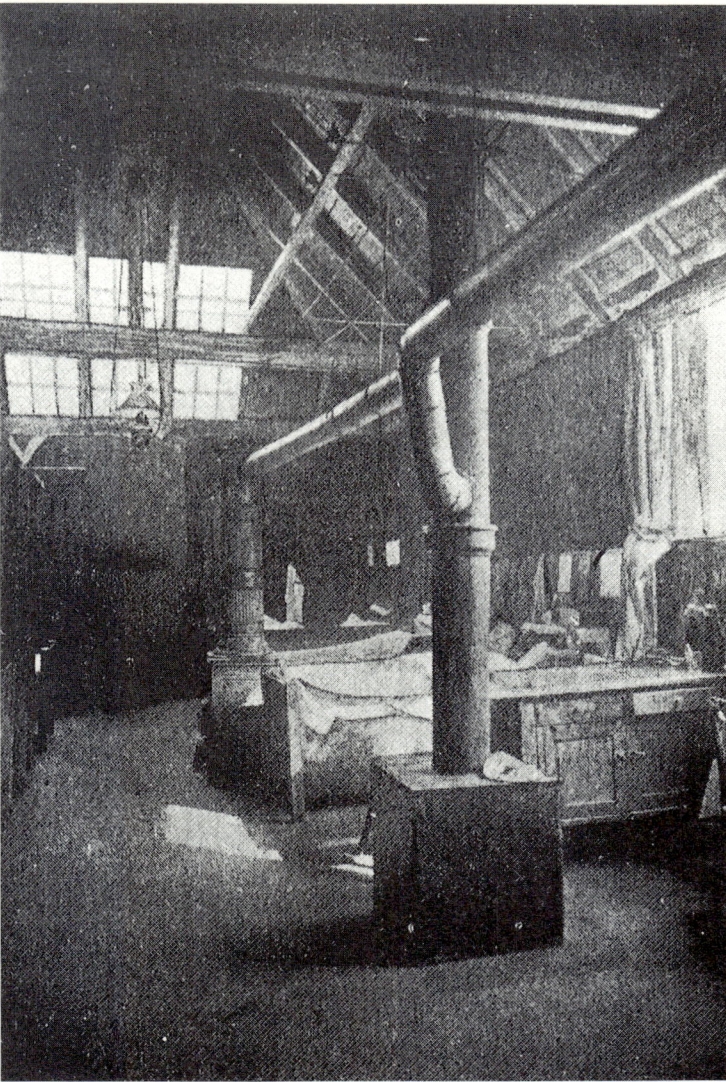

5. und 6. Blick in zwei Krankenbaracken des AK St. Georg, um 1876. Die 1867–1876 erbauten Baracken konnten die Überfüllung des Korridorbaus kaum mindern. Ihre günstigeren Belüftungsverhältnisse sollten die grassierenden Hospitalinfektionen begrenzen helfen.

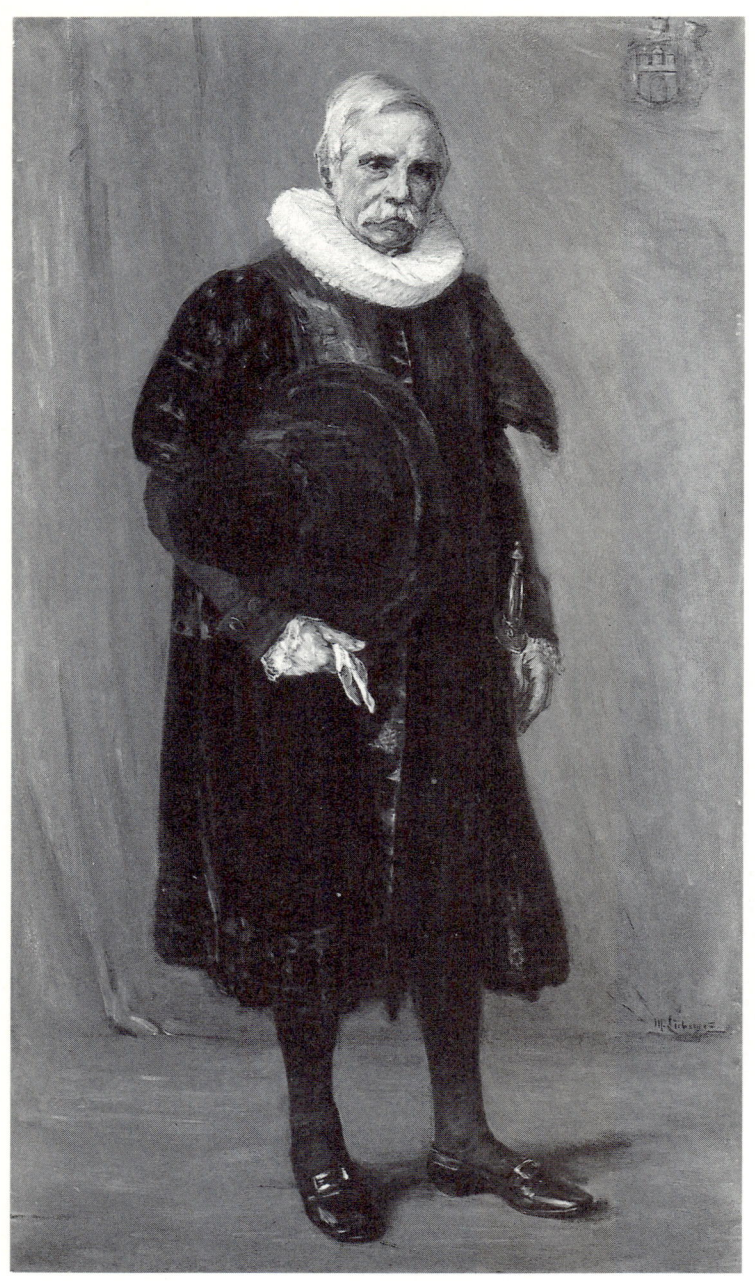

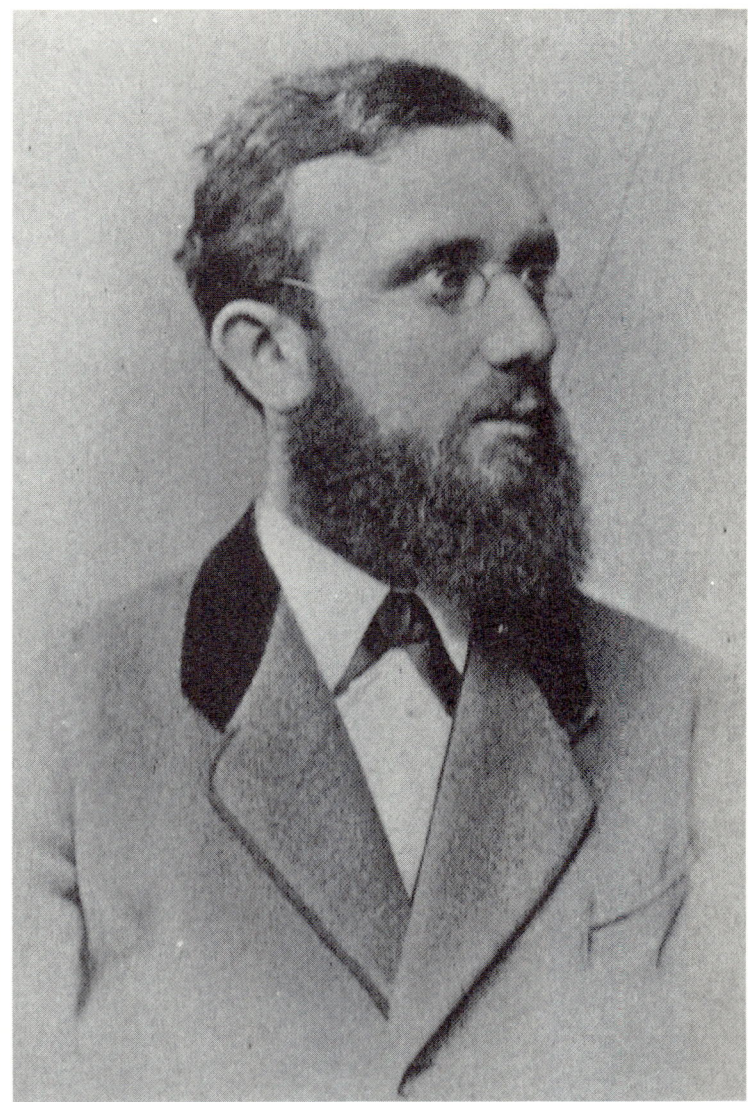

8. Heinrich Curschmann (1846–1910) wird im September 1879 mit 33 Jahren Ärztlicher Direktor des Allgemeinen Krankenhauses in St. Georg. Porträt um 1872/73.

7. Carl Friedrich Petersen (1809–1892), Senator seit 1855, mehrfach Bürgermeister ab 1876, förderte Reformen im Hamburger Krankenhauswesen. Gemälde Max Liebermanns 1891.

16

9. *Die erste Planskizze des projektierten Krankenhauses nach dem Baracken- bzw. Pavillonsystem im Jahre 1880, nach Curschmanns Konzeption gezeichnet von G. M. Lundt.*

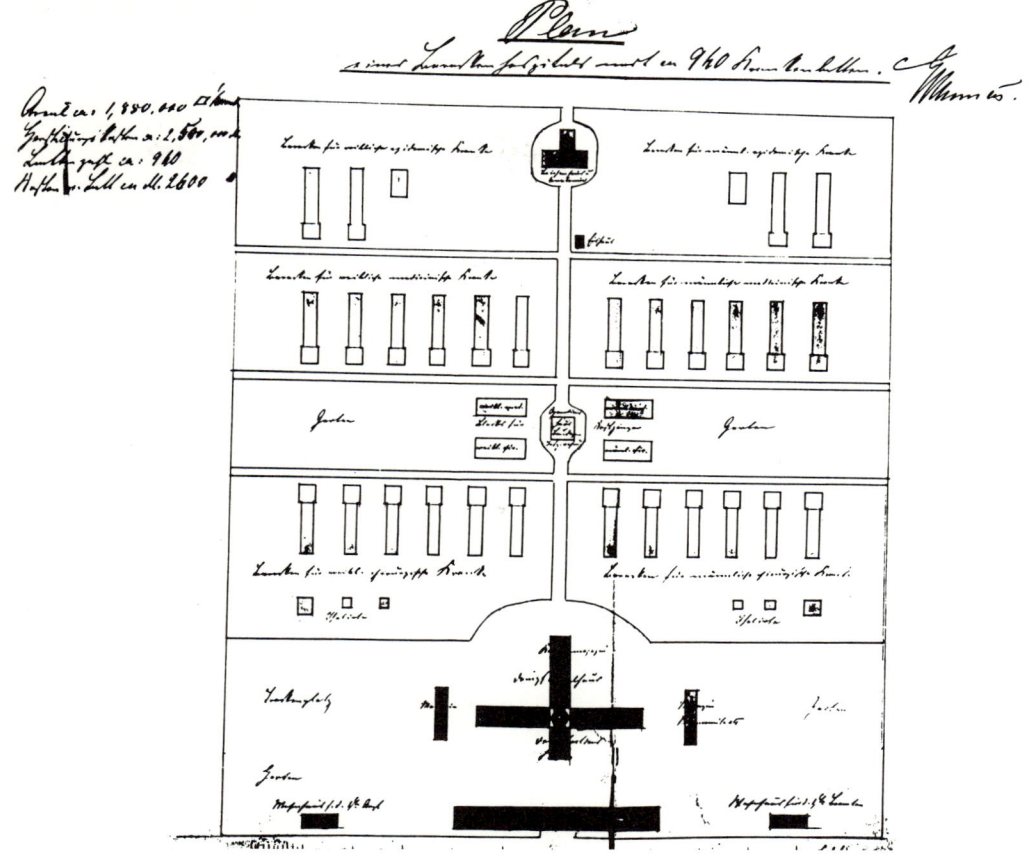

10. *Grundriß des 1881 auf dem Gelände des AK St. Georg errichteten Modellpavillons für den Krankenhausneubau. Dieses Konstruktionsmodell erhielt 1882 auf der Berliner Hygieneausstellung besonders wegen der neuartigen Fußbodenheizung (unten im Querschnitt) viel Beifall.*

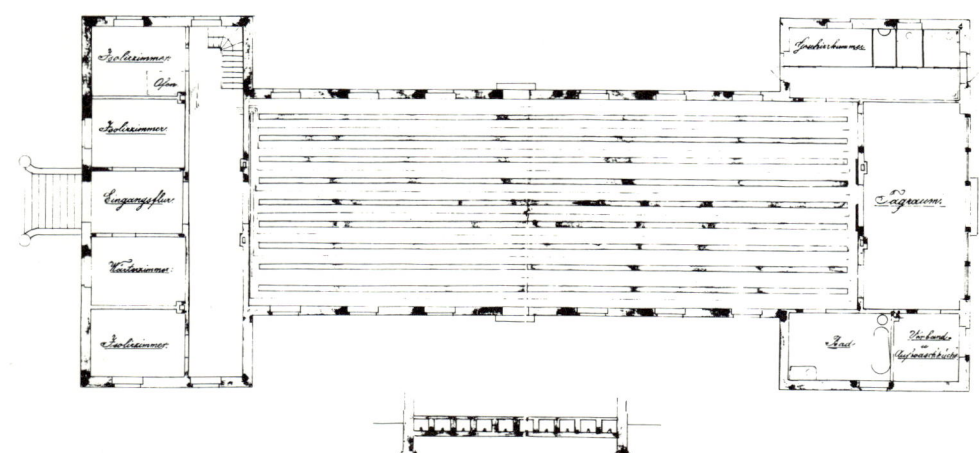

17

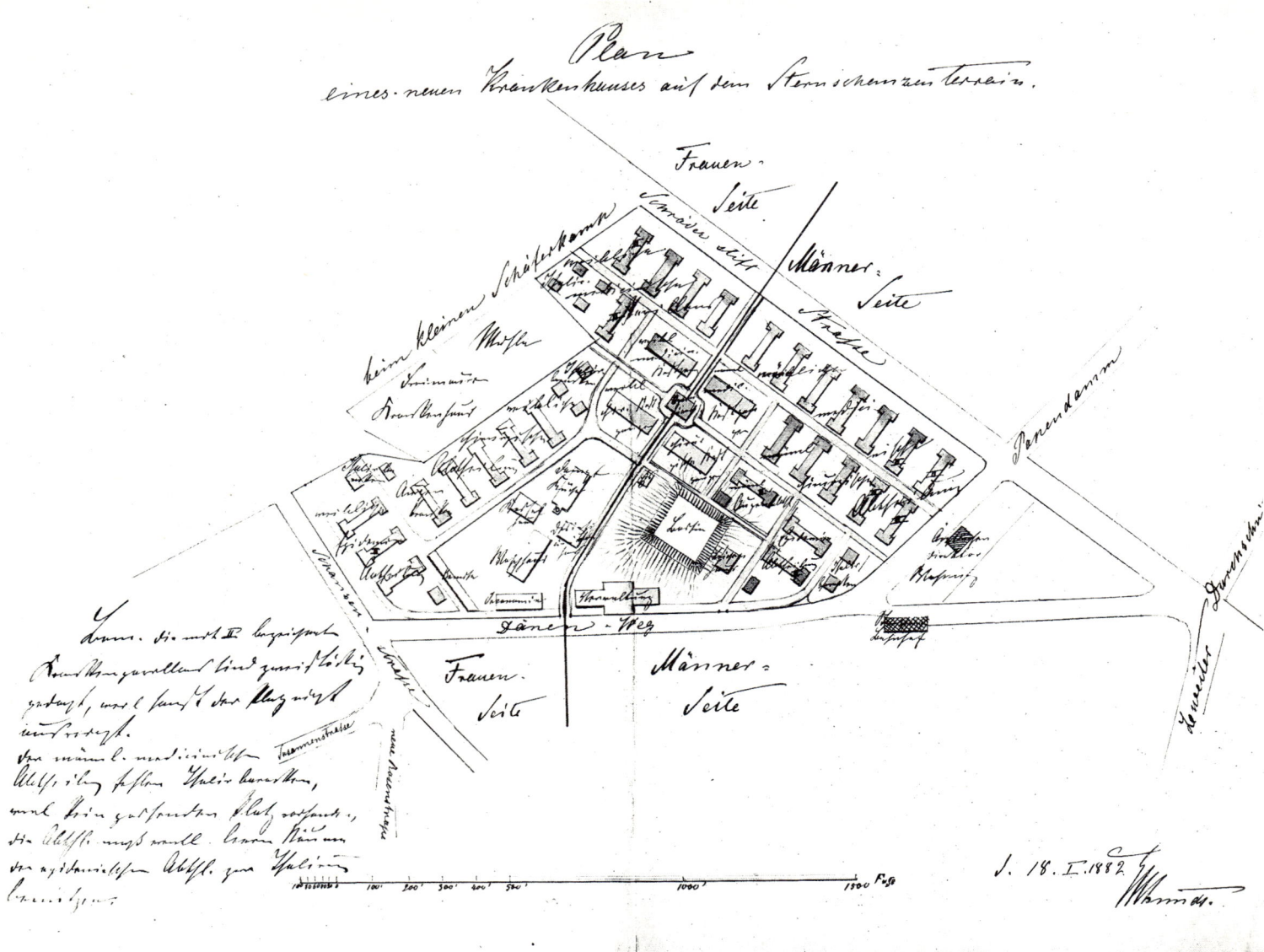

11. *Prüfung des Standortes Sternschanze im Januar 1882, nachdem Curschmanns Vorschlag eines Krankenhauses in St. Pauli (Hafennähe) vom Senat wegen hoher Grundstückskosten abgelehnt worden war. Das Schanzenterrain erweist sich als zu eng. Zeichnung G. M. Lundt, 18. 1. 1882.*

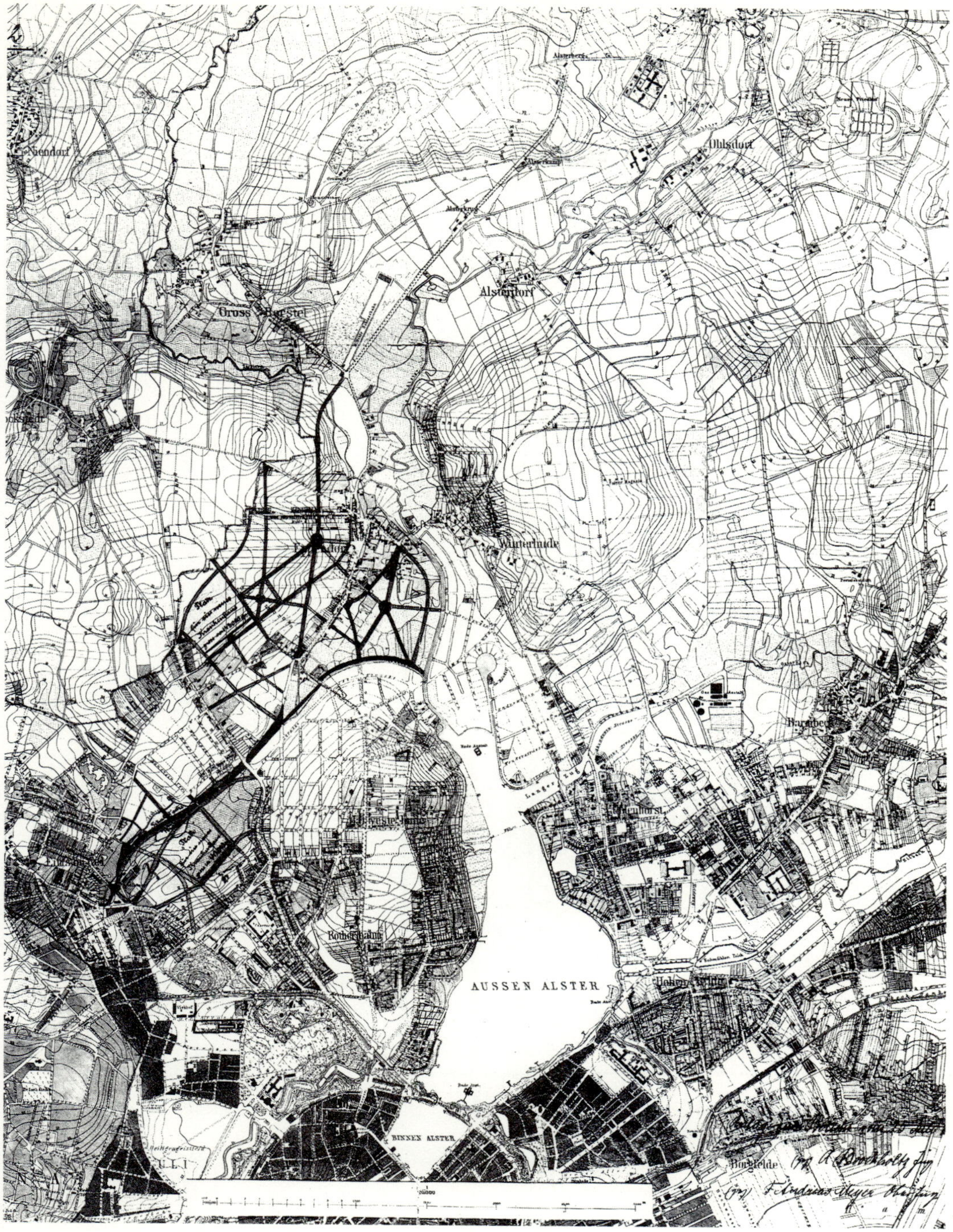

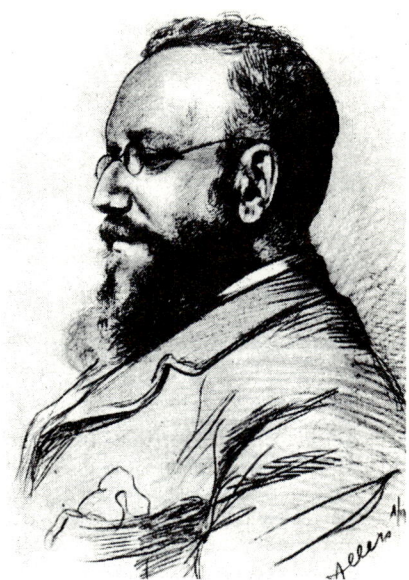

13. Heinrich Curschmann folgte 1888 noch vor Vollendung des Krankenhauses einem Ruf auf den Leipziger Lehrstuhl für Innere Medizin. Porträtzeichnung 1888.

12. Erster Vorschlag für einen Standort in der Eppendorfer Feldmark (Baudeputation: Ing. Albert Bookholtz, 25. 7. 1882; markiertes Areal, Nordwestecke). Senat und Bürgerschaft beschlossen im Dez. 1882/Feb. 1883 den Ankauf des benachbarten (noch kostengünstigeren) Geländes, auf dem 1884 der Bau des Eppendorfer Krankenhauses begann.

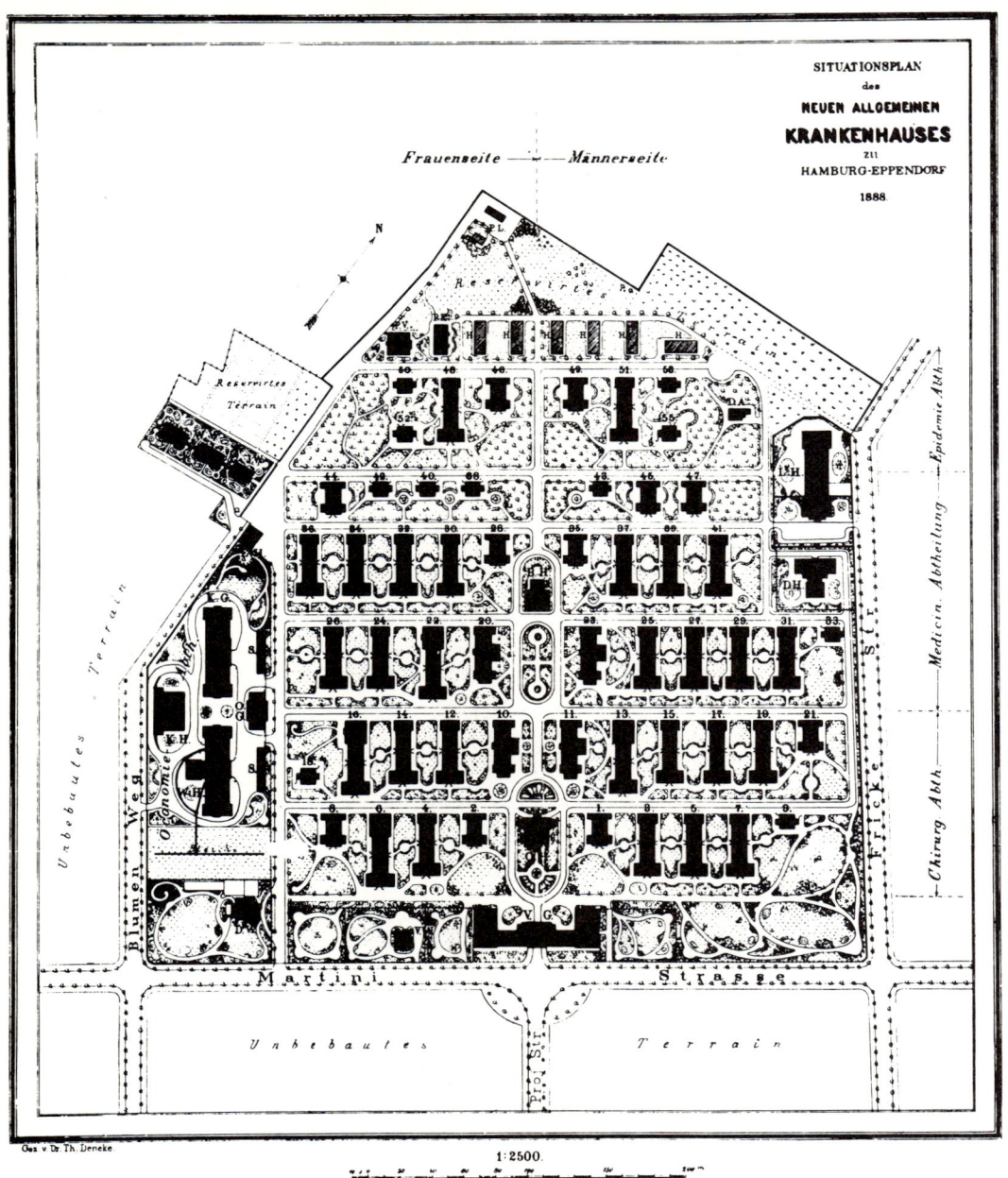

SITUATIONSPLAN
des
NEUEN ALLGEMEINEN
KRANKENHAUSES
zu
HAMBURG-EPPENDORF
1888

Frauenseite — Männerseite

14. *Grundplan von 1888. Die Anlage wurde als größtes und konsequentestes Pavillonkrankenhaus zum Anziehungspunkt der internationalen Fachwelt. Die versetzte Anordnung der Pavillons sollte u.a. eine optimale Luftzirkulation ermöglichen. Das Gelände war unterteilt in eine »Frauenseite« (links der Mittelachse) und eine »Männerseite«.*

1 : 2500.

B. H. Badehaus. D. A. Desinfectionsanstalt. D. H. Delirantenhaus. D. W. Director-Wohnhaus. E. H. Eishaus. H. Holzbaracken. J. W. Inspectoren-Wohnhaus. K. G. Küchen-Gebäude. K. H. Kesselhaus. L. H. Leichenhaus. O. G. Oekonomie-Gebäude. O. H. Operationshaus. P. K. Provisor. Küchen-Gebäude, P. L. Provisor. Leichenhaus, P. V. Provisor. Verwaltungs-Gebäude des Cholera-Lazareths (Fachwerk). S. Oekonomie-Schuppen. V. G. Verwaltungs-Gebäude. V. W. Verwalter-Wohnhaus. W. H. Waschhaus. W. W. Wärter-Wohnhäuser.

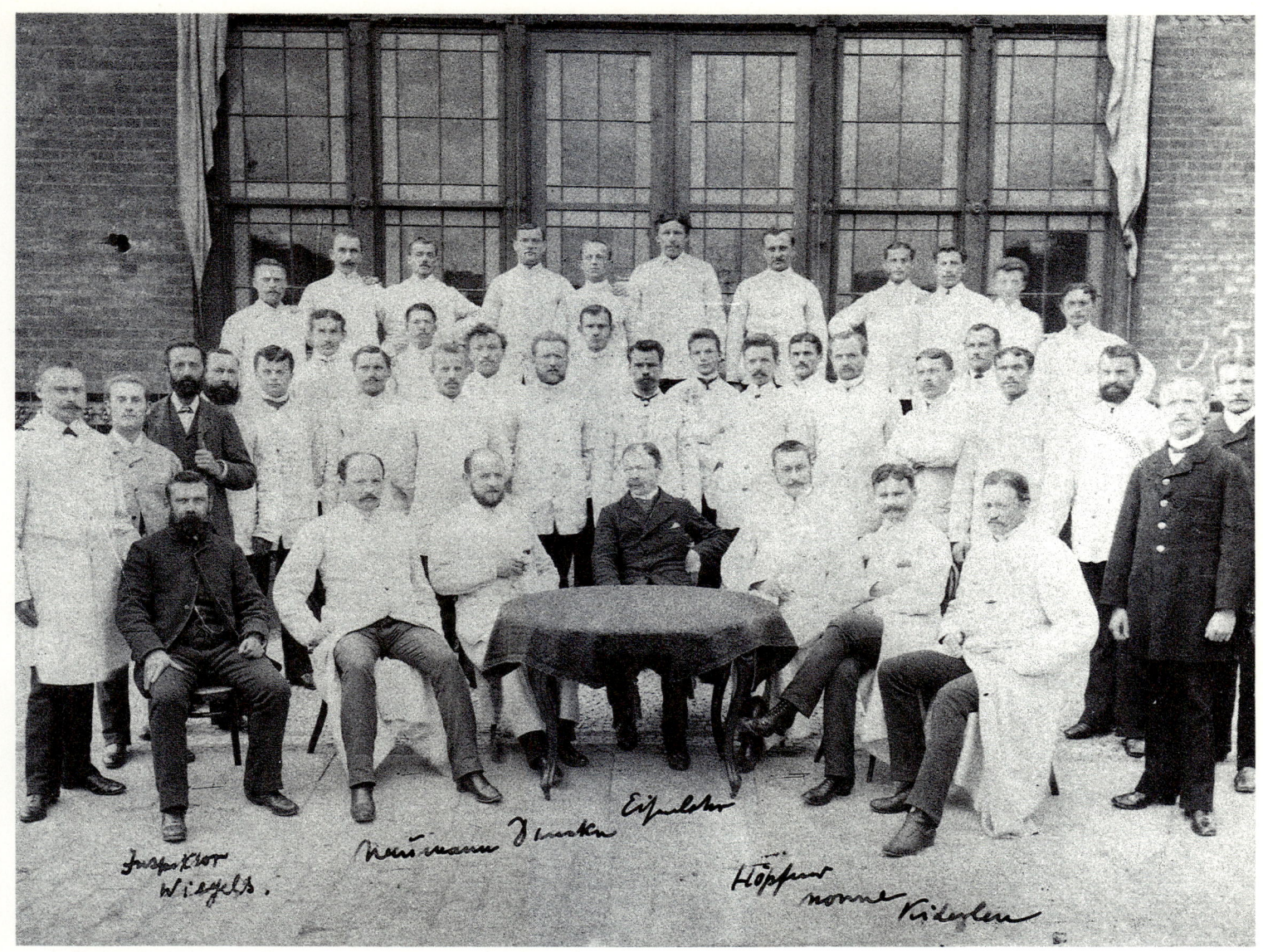

15. *Eppendorfer Krankenhauspersonal 1888 versammelt um Oberarzt Carl Eisenlohr (1847–1896). Bereits nach Fertigstellung der zuerst errichteten Epidemiepavillons waren ab Frühjahr 1885 Kranke in Eppendorf aufgenommen worden.*

Gründung und Entwicklung

Eröffnung 1889

Am 1. März 1889 wurde das *Neue Allgemeine Krankenhaus* (NAK) Hamburg-Eppendorf regulär eröffnet. Von 1340 planmäßigen Betten wurden im Frühjahr bereits rund 1100 belegt. Anstelle eines eigentlichen Eröffnungsakts fand am Sonntag, dem 19. Mai 1889, eine offizielle Besichtigung statt. Was den Behördenvertretern und Honoratioren der Stadt bei diesem Anlaß vorgeführt wurde, hob sich eindrucksvoll ab von dem herkömmlichen Bild der kasernenartigen Krankenhäuser.

Der Bürgerschaftsausschuß für den Krankenhausneubau hatte festgestellt, daß »nichts von den früher üblichen, ›dumpfen Krankensälen‹ geblieben« sei. Statt dessen waren hier mehr als 50 lichte und luftige Krankenpavillons verschiedener Größe, jeder ein kleines Krankenhaus für sich, in eine großzügige Parkanlage eingebettet. Hier konnten, wie es die zeitgenössische medizinische Fachliteratur forderte, tatsächlich Naturumgebung, Licht und Luft für die Patienten, die zu einem großen Teil aus engen, stickigen, oft in Kellern und Hinterhöfen gelegenen Wohnungen kamen, zu Heilfaktoren werden.

Die Anstalt gliederte sich in zwei Hauptabteilungen, eine medizinische bzw. internistische, der die Epidemieabteilung angeschlossen war, und eine chirurgische, welche auch die vorerst einzige Spezialabteilung, die für Augenkranke, mitumfaßte.

Mit der Eröffnung des Eppendorfer Krankenhauses vollzog sich in Hamburg definitiv der Übergang vom Armenhospital zum modernen Behandlungskrankenhaus für akut und schwer Erkrankte aus allen Bevölkerungsschichten. Die bauliche Gestaltung des »Gartenkrankenhauses« Eppendorf wurde in den folgenden Jahrzehnten zum Vorbild zahlreicher Krankenhausbauten in aller Welt.

Aspekte der Entwicklung

Der zum ersten Ärztlichen Direktor des Eppendorfer Krankenhauses berufene Alfred Kast übernahm die gewaltige Aufgabe, den neuen großen Krankenhausbetrieb in einen wohlgeordneten Gang zu bringen. Das »Eppendorfer Modell« einer rein ärztlichen Leitung bürdete dem Ärztlichen Direktor bis 1908 auch die Hauptverantwortung für die gesamte Verwaltung des Krankenhauses auf.

Das rasche Bevölkerungswachstum, die Auswirkungen der 1884 eingeführten gesetzlichen Krankenversicherung sowie medizinische Fortschritte, zunächst im Bereich der Chirurgie, erhöhten den Bedarf an Krankenhausbetten. Bereits drei Jahre nach der Eröffnung wurden die ersten Erweiterungsbauten des Krankenhauses erforderlich.

Kasts Nachfolger Theodor Rumpf wurde 1892 – kaum im Amt – mit der großen Choleraepidemie in Hamburg konfrontiert, die sich mit erschreckender Geschwindigkeit über das immer noch unfiltrierte Elbwasser im städtischen Leitungssystem ausbreitete. In Eppendorf wurden Ende August täglich über 300 Cholerakranke aufgenommen, so daß bei der Anstalt ein Feldlazarett und in der nahegelegenen Ericastraße ein Barackenlazarett errichtet werden mußten. Die therapeutischen Möglichkeiten der Ärzte waren begrenzt, so daß auch im Krankenhaus über die Hälfte der behandelten Cholerakranken starb. Als Konsequenz aus der Cholera wurden 1893 unter anderem ein Sielgrubenhaus und eine Desinfektionsanstalt errichtet. Nach der Erschließung eines eigenen Tiefbrunnens konnte ab 1908 die gesamte Anstalt mit einwandfreiem Trinkwasser versorgt werden.

Die Aufnahme von Infektionskranken bestimmte die Aufgaben des Krankenhauses in besonderer Weise. Nach anhaltenden schweren Scharlachepidemien wurde unter dem Direktorat von Hermann Lenhartz ab 1904 eine neue Infektionsabteilung errichtet.

Die Entwicklung des *Allgemeinen Krankenhauses Eppendorf* (seit 1901 so benannt) nach der Jahrhundertwende war neben der zunehmenden medizinischen Spezialisierung von seinem Ausbau als Forschungs- und Lehrstätte geprägt, besonders gefördert durch den nach Lenhartz' Tod 1910 zum Ärztlichen Direktor berufenen Ludolph Brauer. Im Juni 1914 dokumentierten zahlreiche Festschriften zum 25jährigen Jubiläum mit medizinischen Fachbeiträgen den erreichten hohen wissenschaftlichen Stand, der sich mit dem von Universitätskliniken messen konnte.

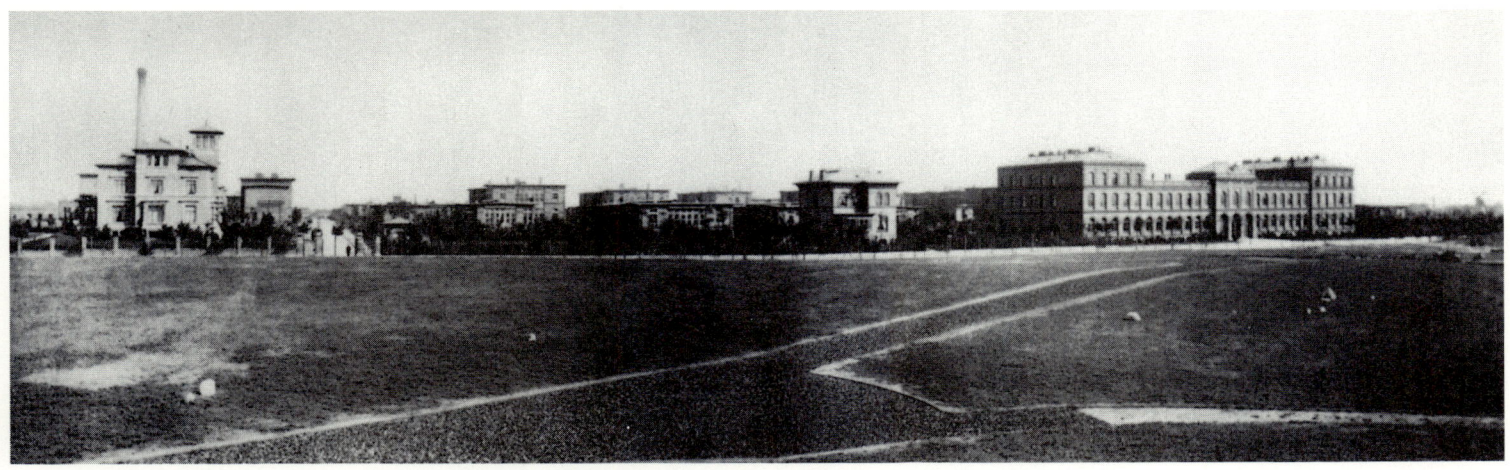

16. Die Frontseite des Neuen Allgemeinen Krankenhauses Eppendorf ein Jahr nach seiner regulären Eröffnung am 1. März 1889. Rechts das Verwaltungsgebäude, links das Wohnhaus des Ärztlichen Direktors.

Personal-Bestand
des Neuen Allgemeinen Krankenhauses
am *19 Mai* 188 *9* Morgens.

		Aerzte und Beamte		Wart- personal		Dienst- personal		Kranke		Sieche und Invaliden		Familien- mitglieder Ange- stellter		Gesammt- Bestand	
		m.	w.	m.	w.	m.	w.	m.	w.	m.	w.	m.	w.	m.	w.
	Bestand am 18 Mai 1889	25	1	79	81	94	39	621	441	45	6	.	.	864	568
	Zugang	.	.	.	.	.	1	20	13	.	.	.	.	20	14
	Macht	25	1	79	81	94	40	641	454	45	6	.	.	884	582
Abgang	entlassen	.	.	.	.	.	.	13	16	.	.	.	.	13	16
	gestorben	.	.	.	.	.	.	.	1	.	.	.	.	.	1
	Bestand am 19 Mai 1889	25	1	79	81	94	40	628	437	45	6	.	.	871	565
													Total	1436	

Der Krankenhaus-Verwalter

17. Personal- und Krankenbestand am Tag der offiziellen Einweihung, Sonntag 19. Mai 1889.

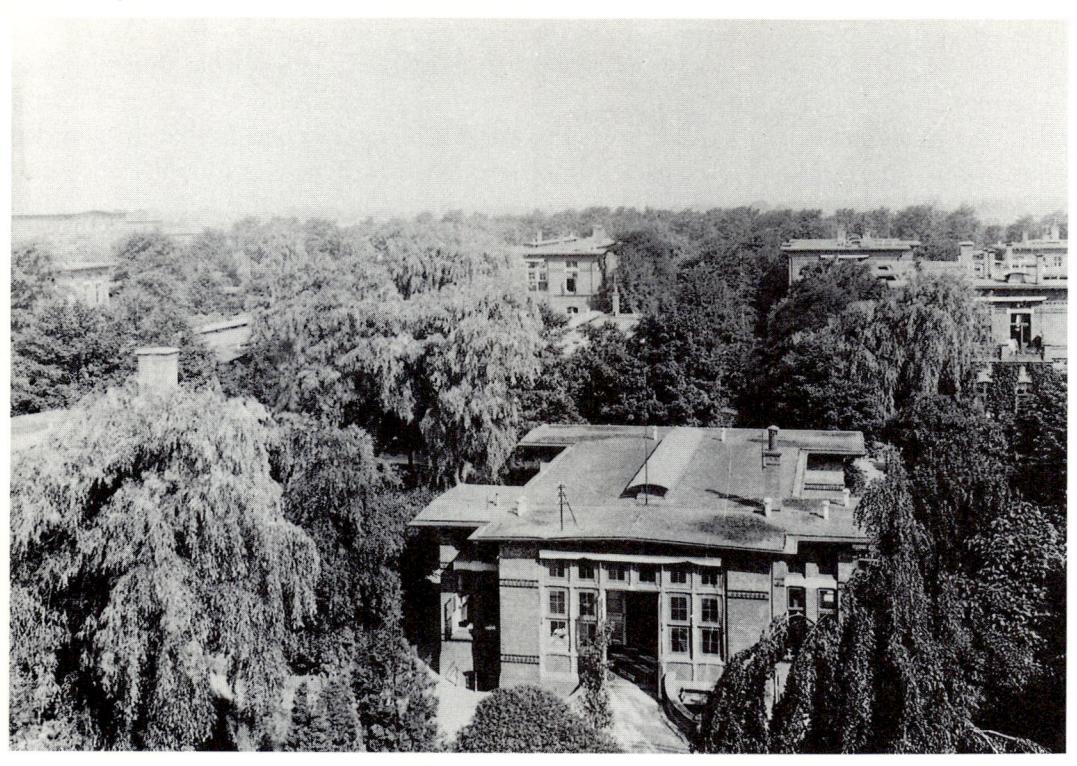

18. *Das Krankenhaus im Park. Blick vom Verwaltungsgebäude auf Pavillons, um 1907.*

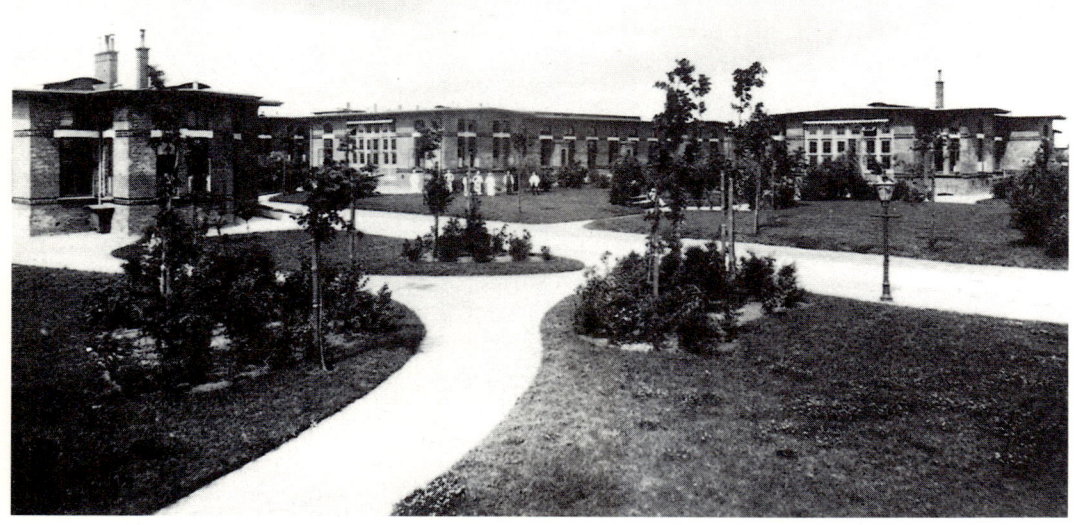

19. *Pavillons der Epidemieabteilung, links kleiner Isolierpavillon (6 Betten), rechts großer Isolierpavillon (15 Betten).*

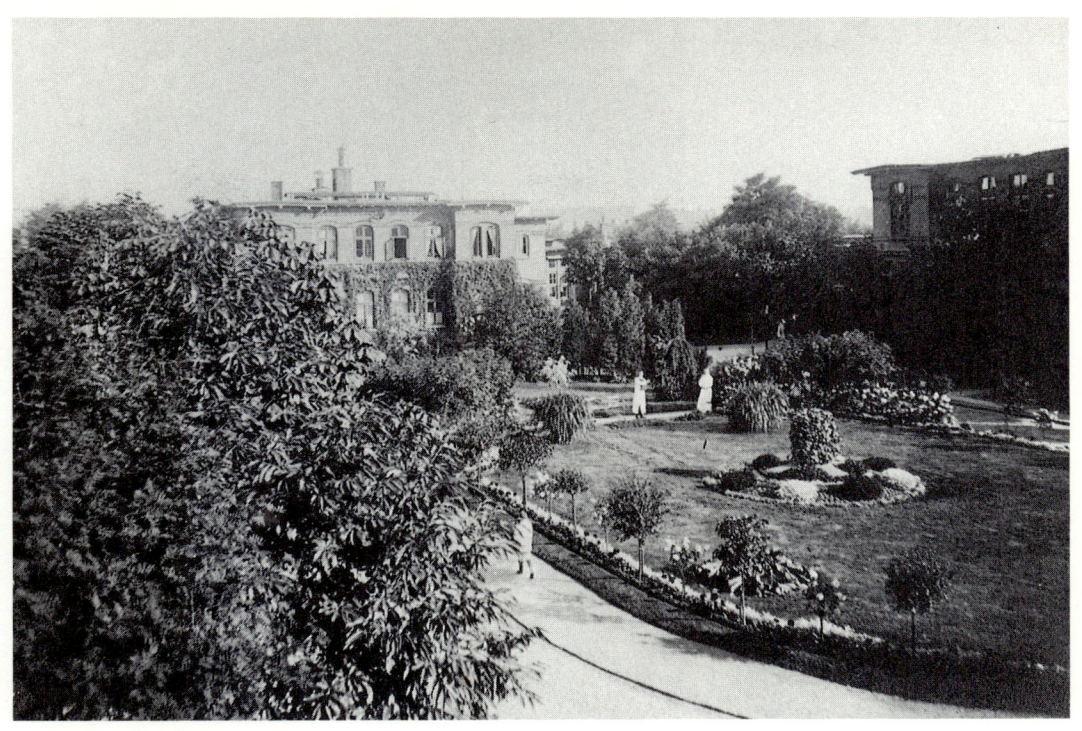

20. *Parkanlage in der Mittelachse des Geländes vor dem Badehaus, um 1900.*

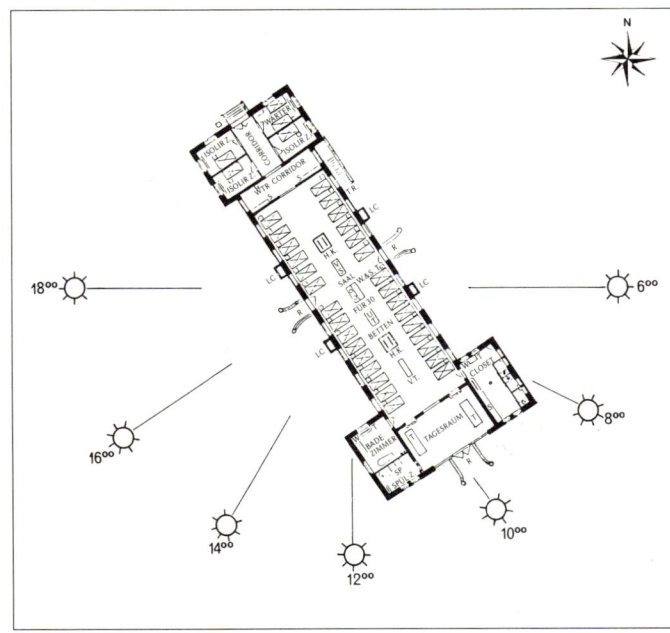

21. *Grundriß eines großen Pavillons mit Krankensaal für 30 Betten, dargestellt in seiner Stellung zu den Himmelsrichtungen und zum Stand der Sonne zu verschiedenen Tageszeiten.*

Die Ärztlichen Direktoren

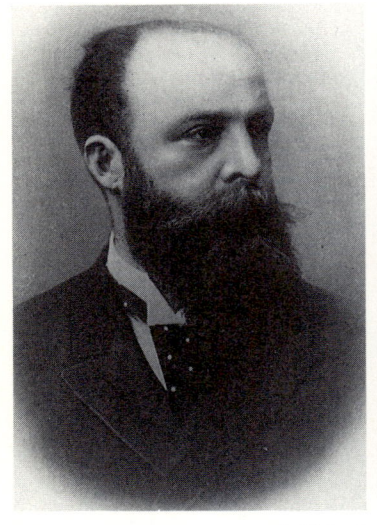 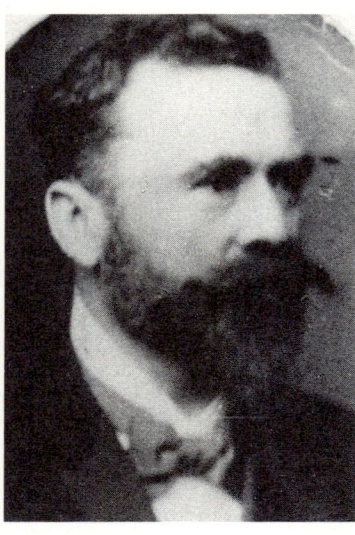 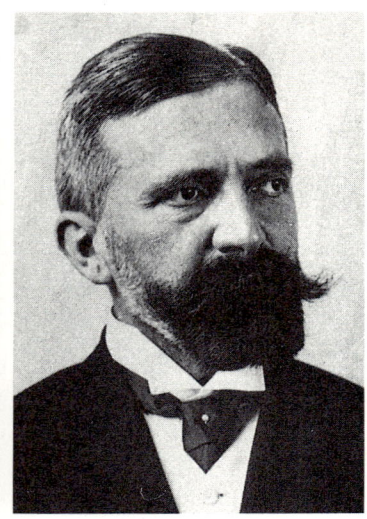 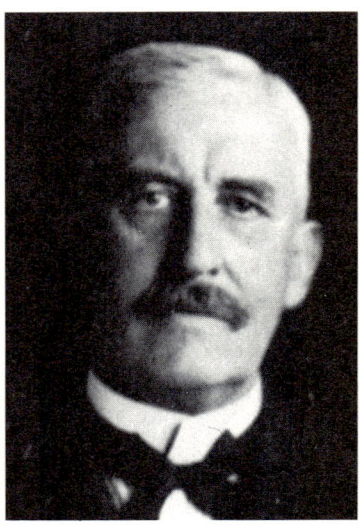

22. 1888–1892: *Prof. Alfred Kast (1856–1903). Er begründete u. a. ein eigenes Publikationsorgan für die Hamburger Krankenhäuser.*

23. 1892–1901: *Prof. Theodor Rumpf (1851–1934). Seine Amtszeit begann 1892 mit der schwierigen Organisation der Versorgung der Cholerakranken.*

24. 1901–1910: *Prof. Hermann Lenhartz (1854–1910). Er integrierte neue Spezialgebiete und förderte den Ausbau Eppendorfs als wissenschaftliche Lehrstätte.*

25. 1910–1934: *Prof. Ludolph Brauer (1865–1951). Er betrieb konsequent den Ausbau der klinischen Grundlagenforschung.*

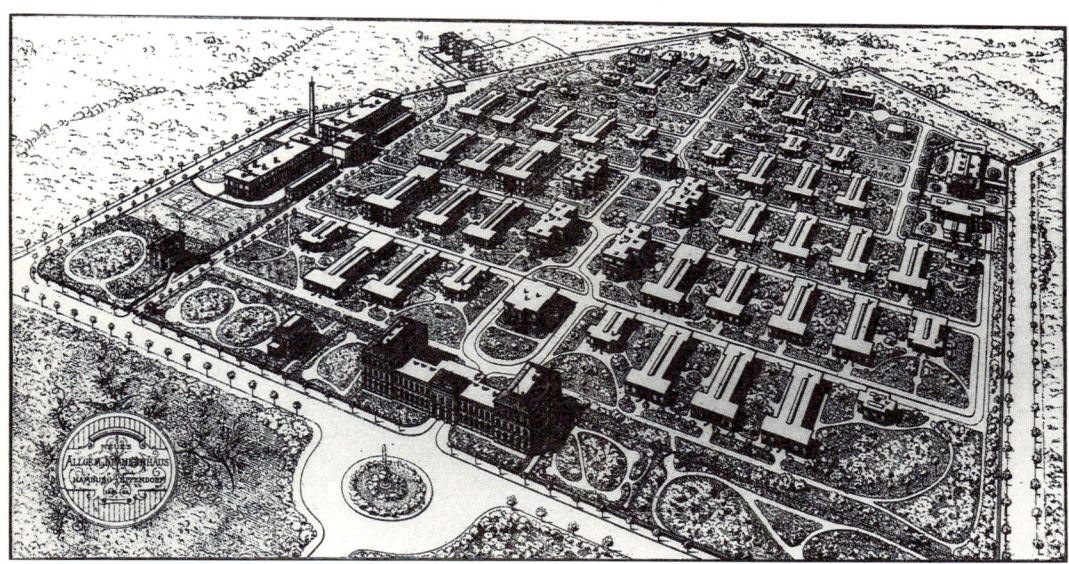

26. *Das NAK aus der Vogelperspektive 1890. Die Verwaltung dieses großen Krankenhausbetriebs mit anfangs 1340 (später 2000) Betten stellte den jeweiligen Ärztlichen Direktor vor gewaltige Organisationsprobleme. Erst 1908 wurde in Eppendorf die Stelle eines Verwaltungsdirektors eingeführt.*

27. *Feldlazarett für Cholerakranke beim Eppendorfer Krankenhaus während der großen Epidemie in Hamburg 1892, bei der von 16 900 an Cholera Erkrankten über 8600 starben.*

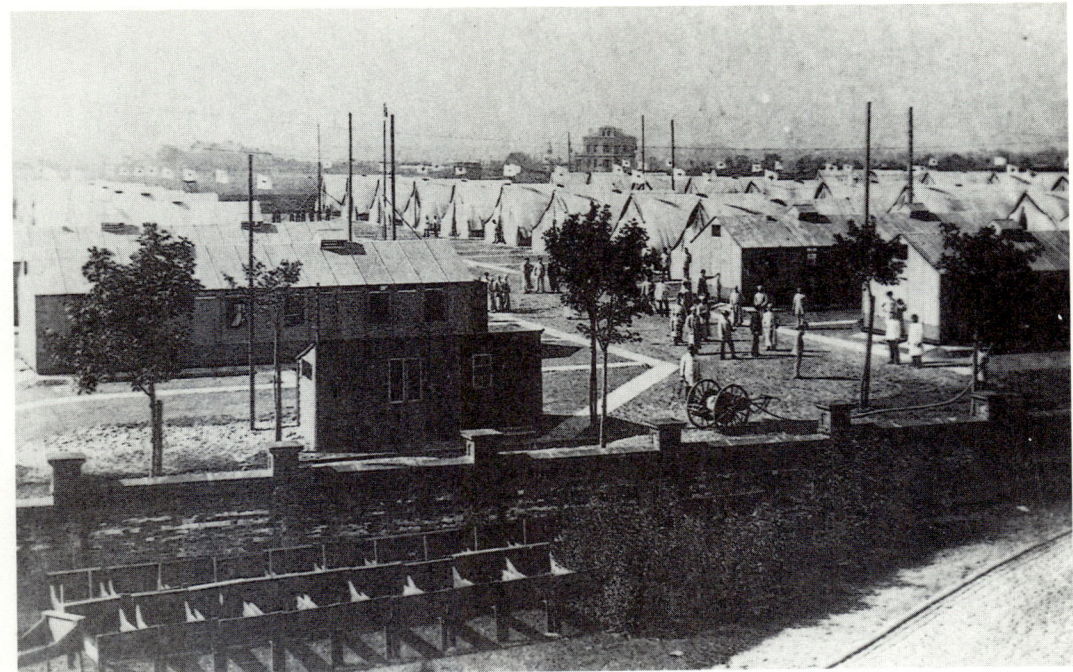

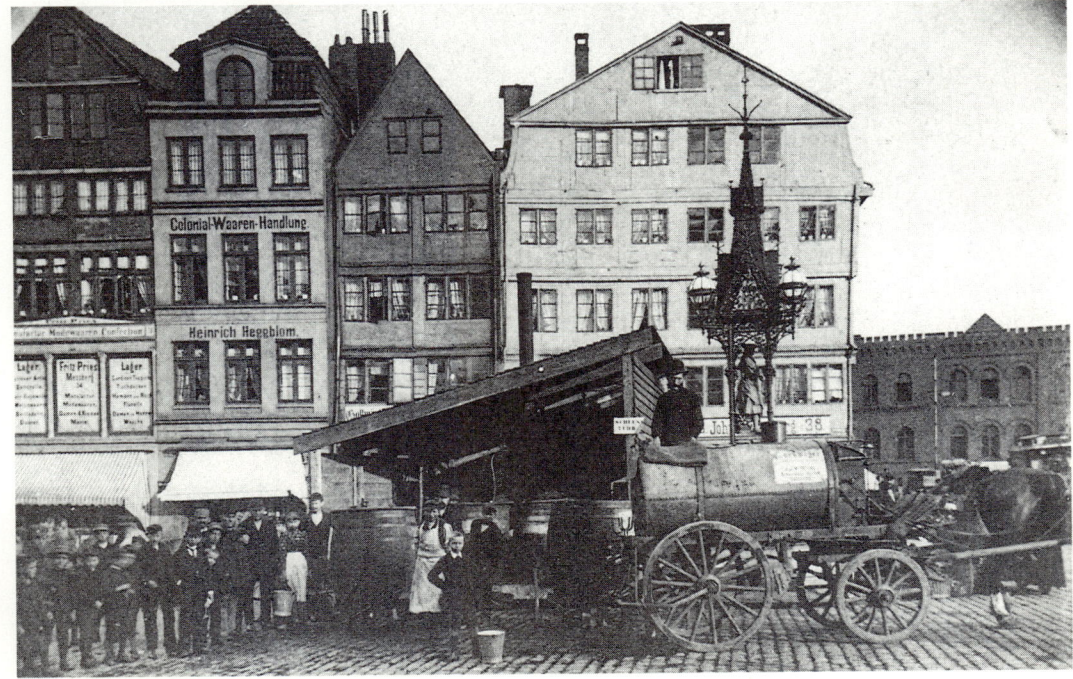

28. *Verteilung abgekochten Wassers am Messberg während der Cholera 1892, die sich in Hamburg wegen der unhygienischen Wasserversorgung rasch ausbreiten konnte.*

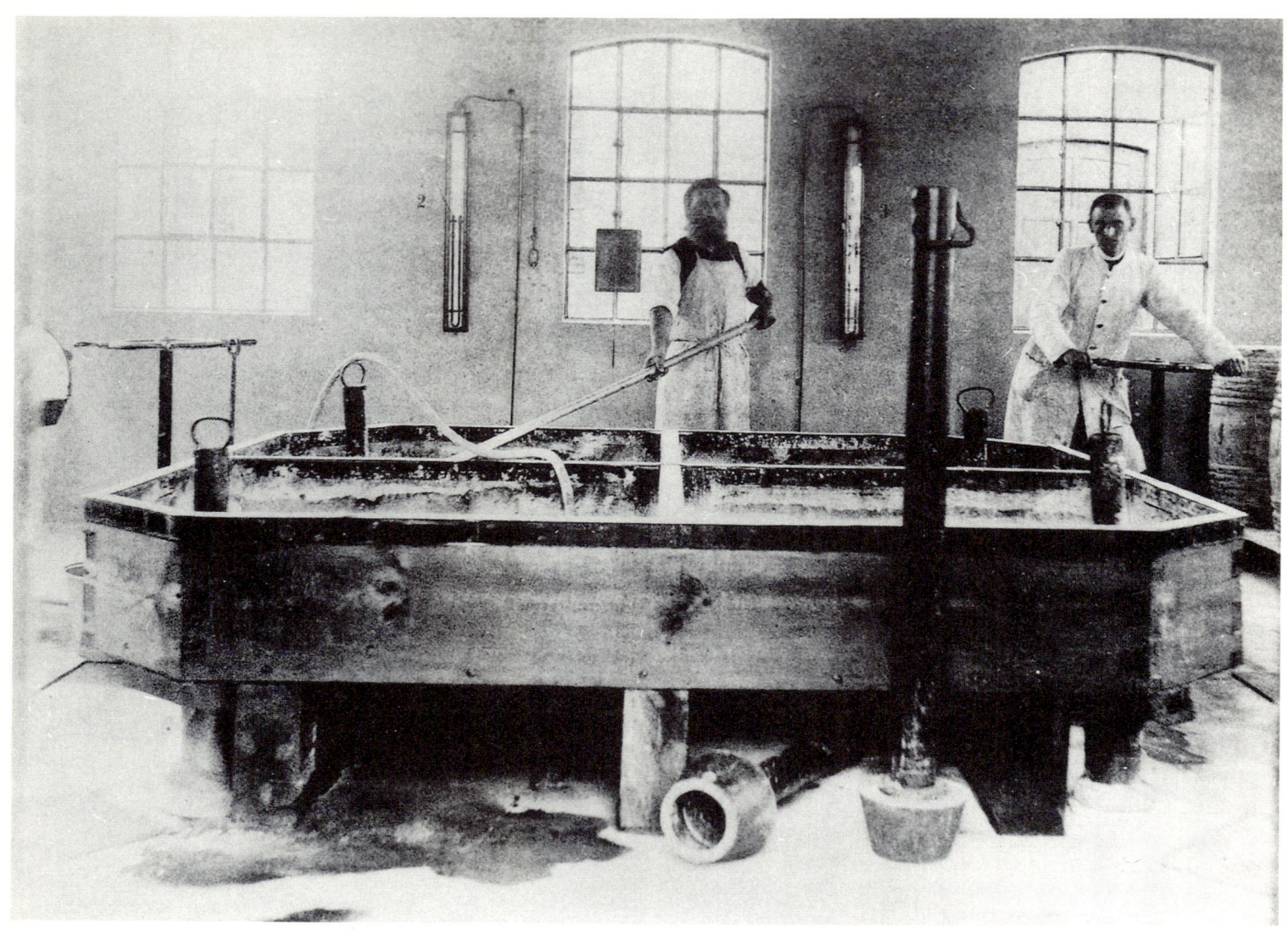

29. Das 1893 erbaute Sielgrubenhaus zur Desinfektion der Abwässer der Eppendorfer Infektions- und Epidemieabteilung, eine Konsequenz aus den Erfahrungen der Cholerazeit.

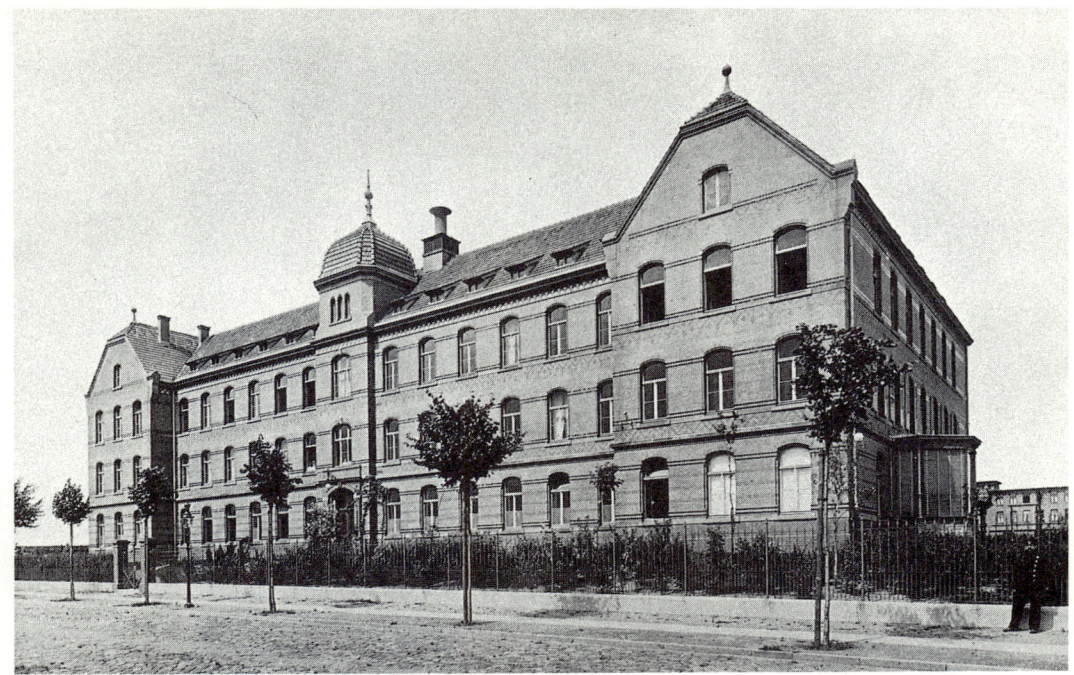

30. *Die 1901 in Korridorbauweise errichtete Augenheilanstalt war Teil einer schon bald nach der Gründung notwendigen Erweiterung des Eppendorfer Krankenhauses.*

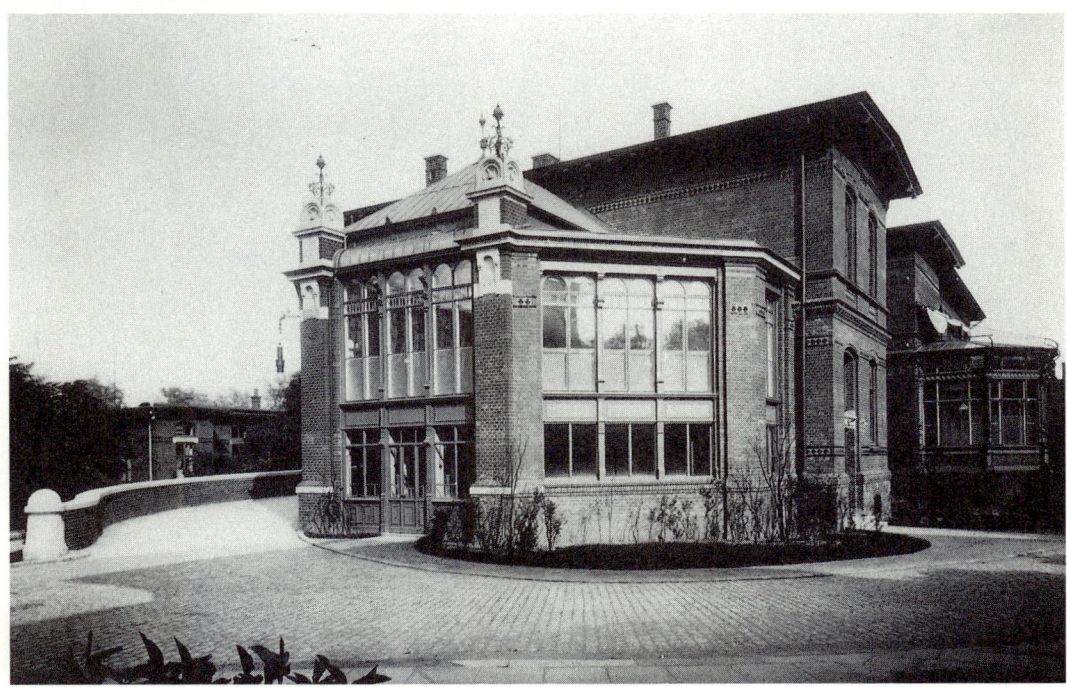

31. *Das mehrfach erweiterte Operationshaus mit Blick auf den neuerrichteten Hörsaaltrakt, um 1914.*

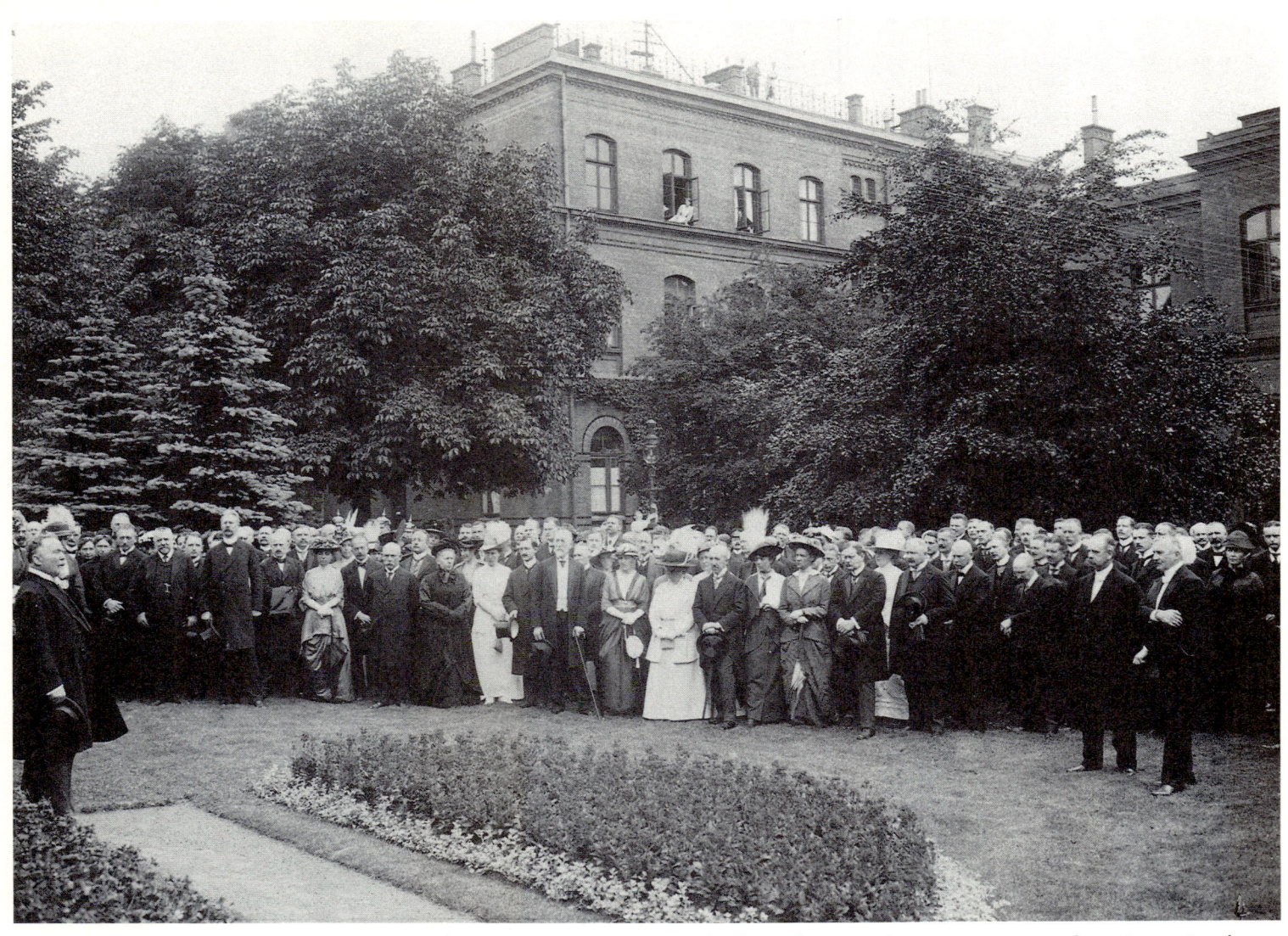

32. 25-Jahr-Feier des Eppendorfer Krankenhauses am 13.6.1914. Enthüllung der Curschmann-Büste vor dem Operationshaus. Links der ehemalige Ärztliche Direktor Prof. Rumpf, vorn rechts Bürgermeister Carl August Schröder und der Ärztliche Direktor Prof. Brauer.

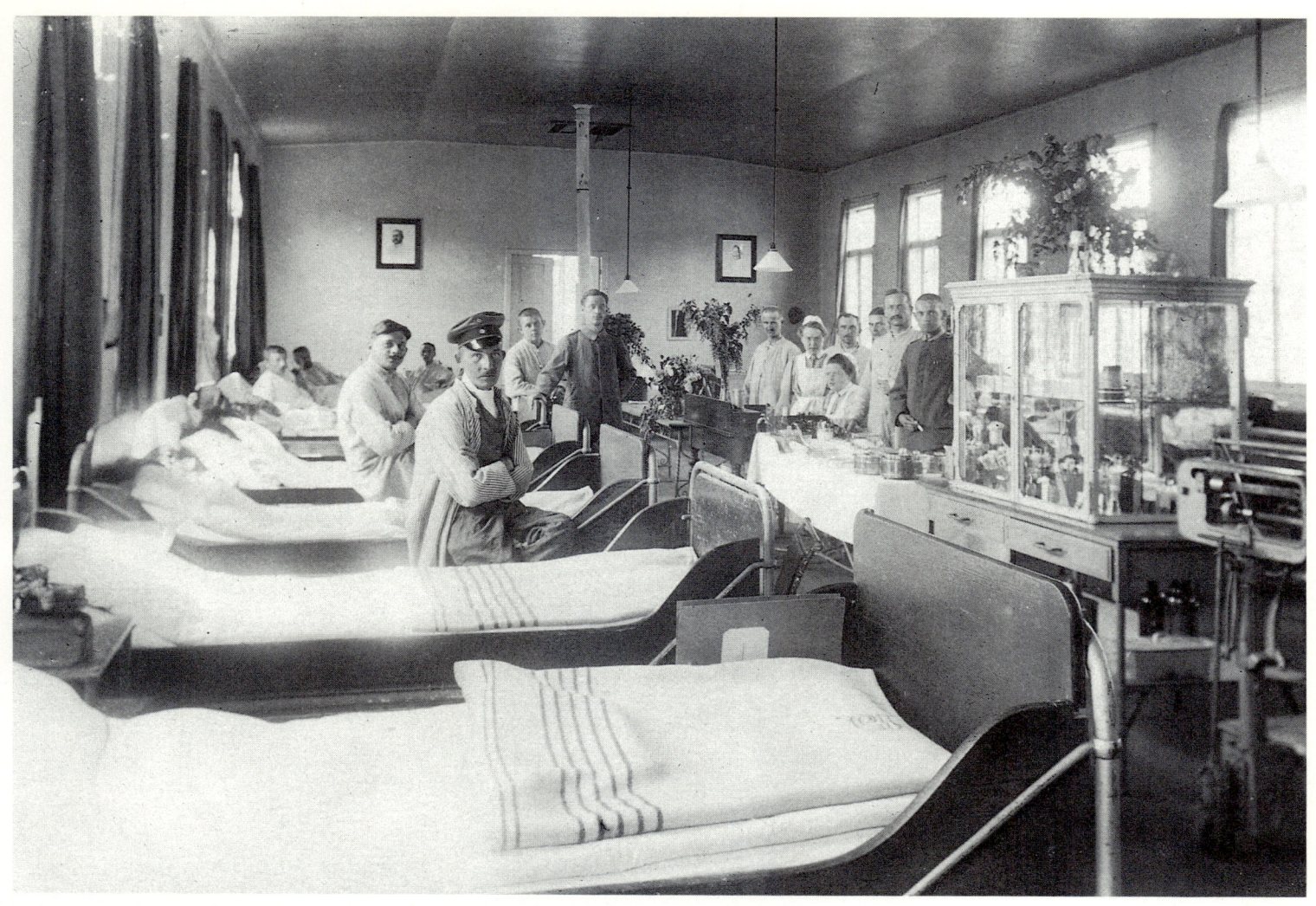

33. Verwundete Soldaten in einer der sog. Asbestbaracken zur Zeit des 1. Weltkrieges.

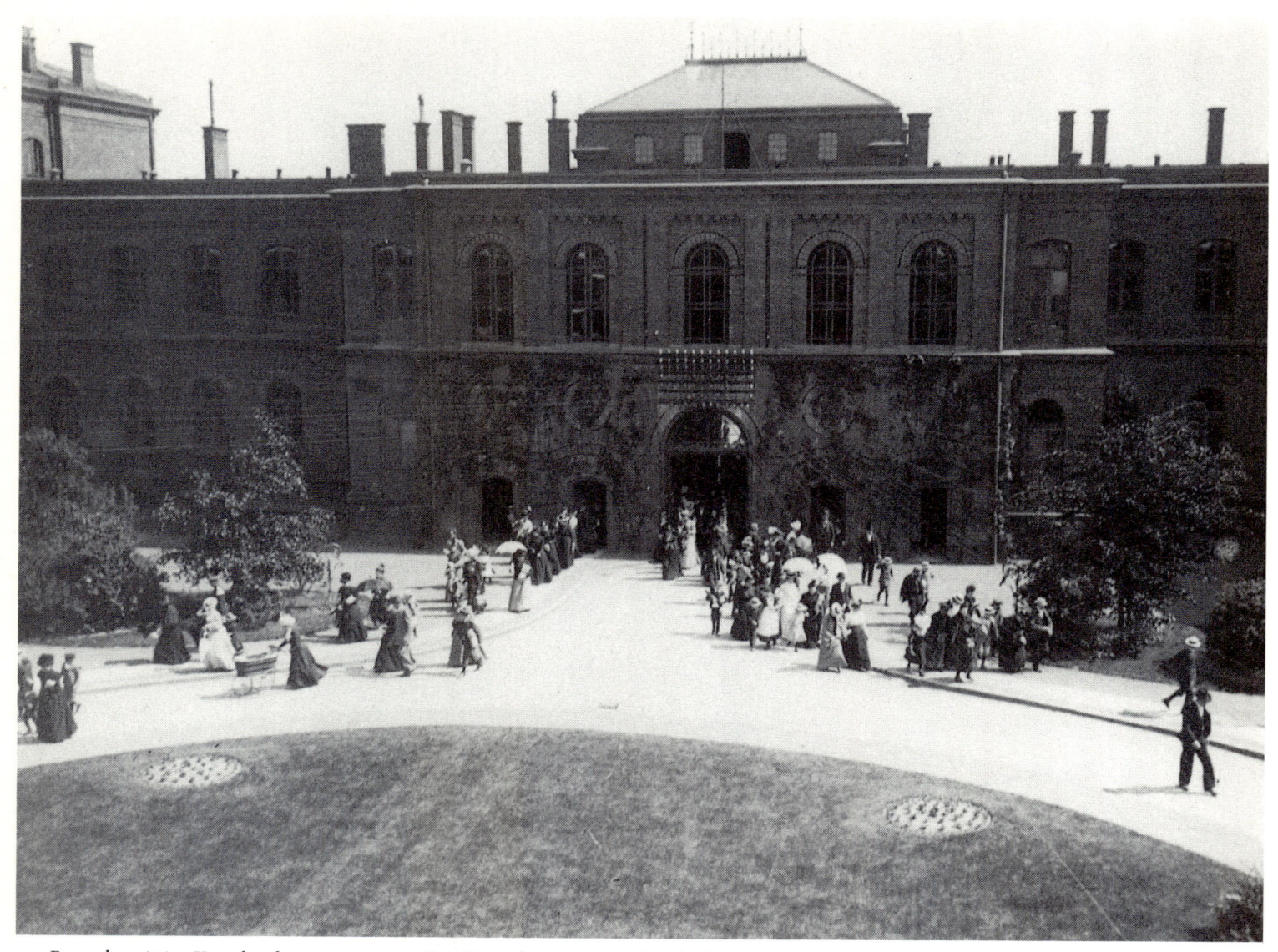

34. *Besuchszeit im Krankenhaus, um 1900. Die Besucher strömen durch das Hauptportal im Verwaltungsgebäude.*

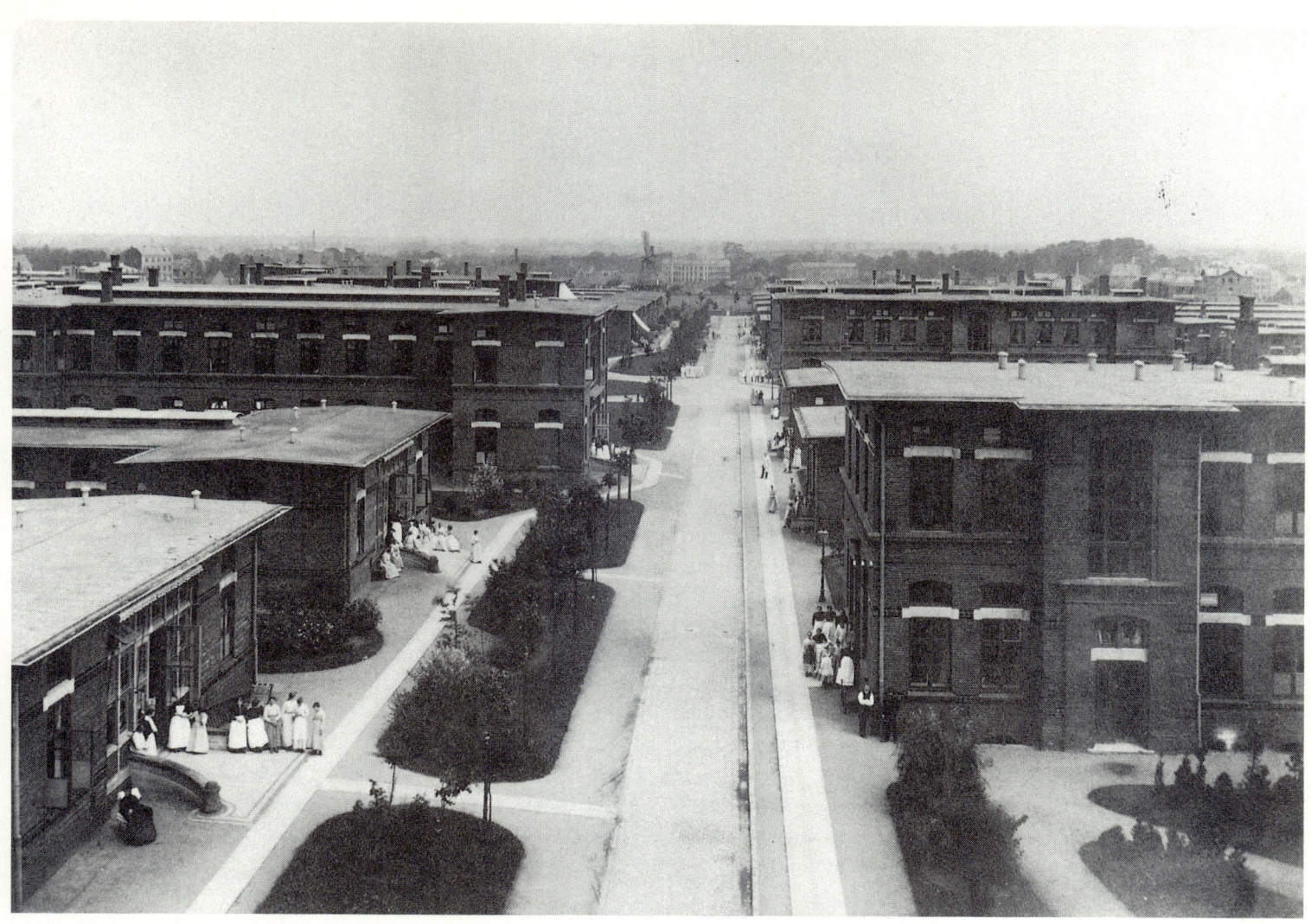

35. *Das Krankenhaus als »Stadt in der Stadt«. Pavillonzeile 1890. Zwischen den eingeschossigen Normalpavillons stehen einzelne zweigeschossige Gebäude, in denen vorwiegend »Kostgänger« (selbstzahlende Patienten) untergebracht waren.*

Die Kranken

Patienten im Gartenkrankenhaus

Die Aufzeichnungen aus den Eppendorfer Anfangsjahren besagen, daß die Patientinnen und Patienten des Krankenhauses damals durchschnittlich mit einem Aufenthalt von mindestens einem Monat zu rechnen hatten; oft waren es auch mehr als zwei Monate. Zu ihrer medizinischen Versorgung standen zu Beginn 25 festangestellte Ärzte bereit. So kamen im statistischen Durchschnitt etwa 40–50 Kranke auf einen Arzt; im alten Allgemeinen Krankenhaus in St. Georg waren es um 1880 über 100 Patienten gewesen.

Die Kranken waren innerhalb der »zur Aufrechterhaltung der Ordnung« durch eine Mauer umfriedeten Anstalt an eine strenge Hausdisziplin gebunden. Die Besuchsmöglichkeit beschränkte sich auf Mittwoch und Sonntag jeweils 14–16 Uhr. Einzelne erhaltene Patientengrußkarten aus der Zeit um 1900 vermitteln neben der Anstaltsabgeschlossenheit auch den Eindruck der besonderen – gewissermaßen aus der Stadt herausgelösten – Ruhe- und Erholungszone Eppendorfer Krankenhaus.

Die Mehrzahl der Patienten war in den großen Pavillonsälen mit 30 Betten untergebracht. Den relativ wenigen selbstzahlenden Kranken »der besseren Stände« wurden in den vier Kostgängerhäusern je nach Verpflegungsklasse 1-, 2- oder 3- bis 4-Bettzimmer angeboten. Sie durften auch täglich Besuch empfangen. Frauen wurden häufig mit Kindern zusammengelegt, für die jedoch von Anfang an auch eigene Kinderpavillons eingerichtet waren. Für Spielmöglichkeiten inner- und außerhalb der Pavillons wurde gesorgt.

Einerseits hatten die Oberärzte vor größeren Operationen die ausdrückliche Zustimmung der betreffenden Patienten einzuholen, andererseits konnten Kranke eine nähere Aufklärung über ihre Krankheit kaum erwarten. »Ausser den getroffenen Verordnungen braucht man dem Kranken überhaupt nicht viel über seinen Zustand zu sagen«, hieß es 1897 im Hamburger Leitfaden für Assistenzärzte.

Die Bedeutung der großzügigen parkartigen Eppendorfer Anlage mit ihren lichten Pavillonbauten für Patienten, die in dicht bebauten Stadtvierteln vielfach in dunklen und feuchten Unterkünften wohnen mußten, kann kaum überschätzt werden. Diese äußere Anlage des Krankenhauses, deren Grün sich in den ersten Jahrzehnten von Jahr zu Jahr üppiger entfalten konnte, machte in erster Linie den »Comfort« der Kranken aus.

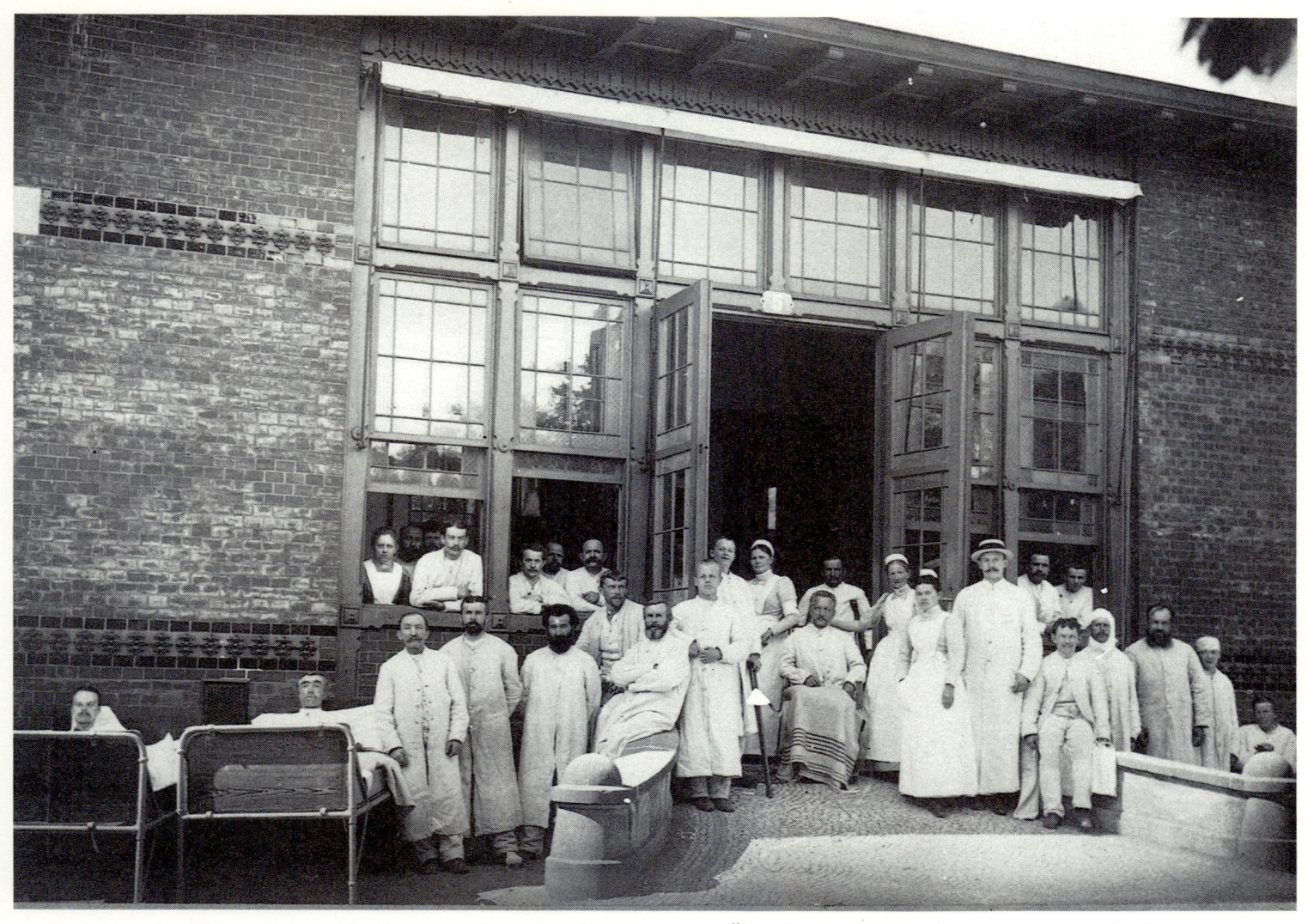

36. *Patienten der Chirurgischen Abteilung vor ihrem Pavillon um 1900. Über breite Rampen konnten die Krankenbetten ins Freie transportiert werden.*

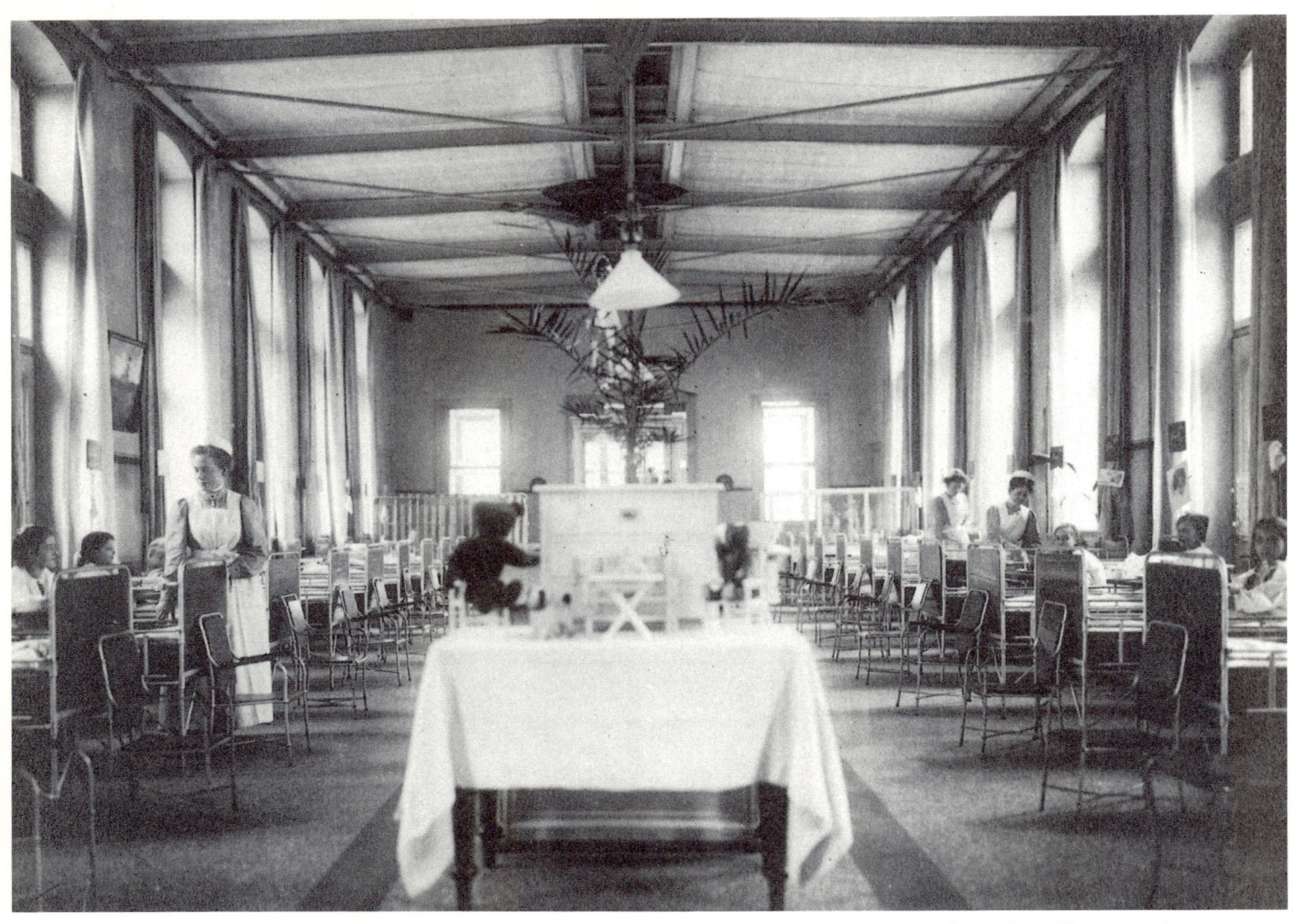

37. *Kranke Mädchen in einem großen Pavillon 1912. Die Kinder konnten hier mit einer Puppenstube und Stoffbären spielen.*

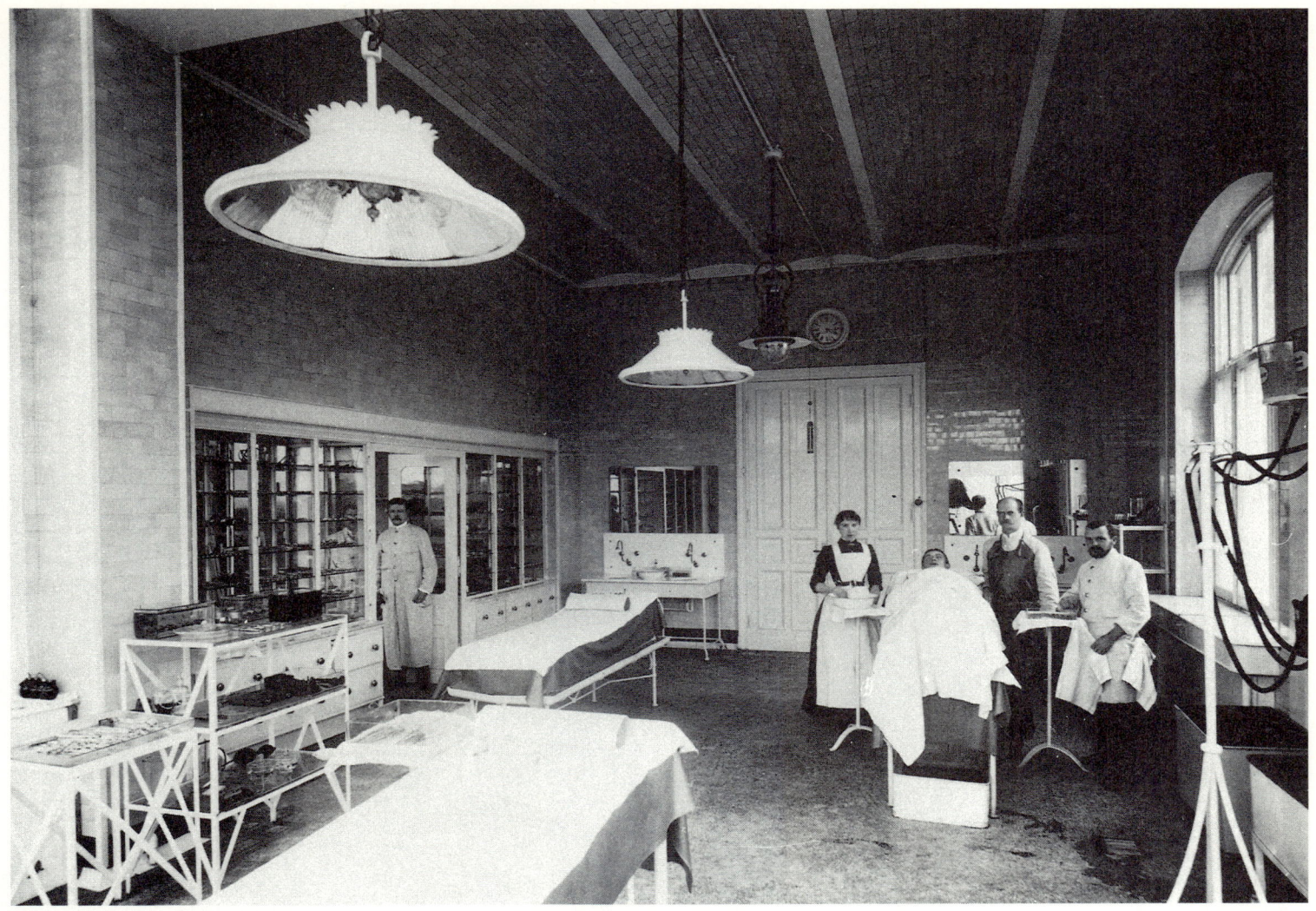

38. Ein Patient wird vom Wartpersonal des Operationshauses für einen chirurgischen Eingriff vorbereitet. Im Operationssaal für Männer 1890. Wände und Decke waren aus hygienischen Gründen vollständig mit Fliesen verkleidet.

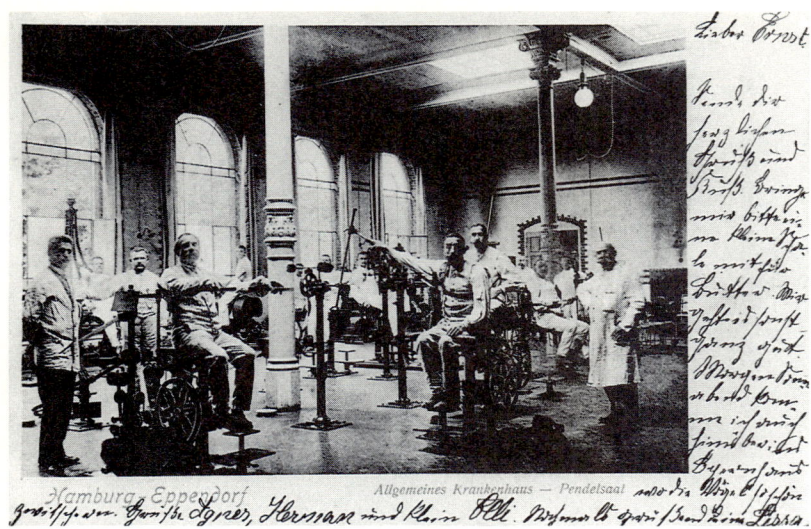

Hamburg Eppendorf   *Allgemeines Krankenhaus — Pendelsaal*

39. »Lieber Ernst... Mir geht es sonst ganz gut.« Postkarte einer Patientin aus dem Eppendorfer Krankenhaus 1905 mit Ansicht des »Pendelsaals« im Pavillon für Heilgymnastik, wo etwa 60 Kranke gleichzeitig in elektrisch betriebene Apparaturen zur »mechanischen Krankengymnastik« eingespannt werden konnten.

40. Mädchen bei gymnastischen Übungen mit Stäben und Hanteln im Orthopädischen Ambulatorium um 1903.

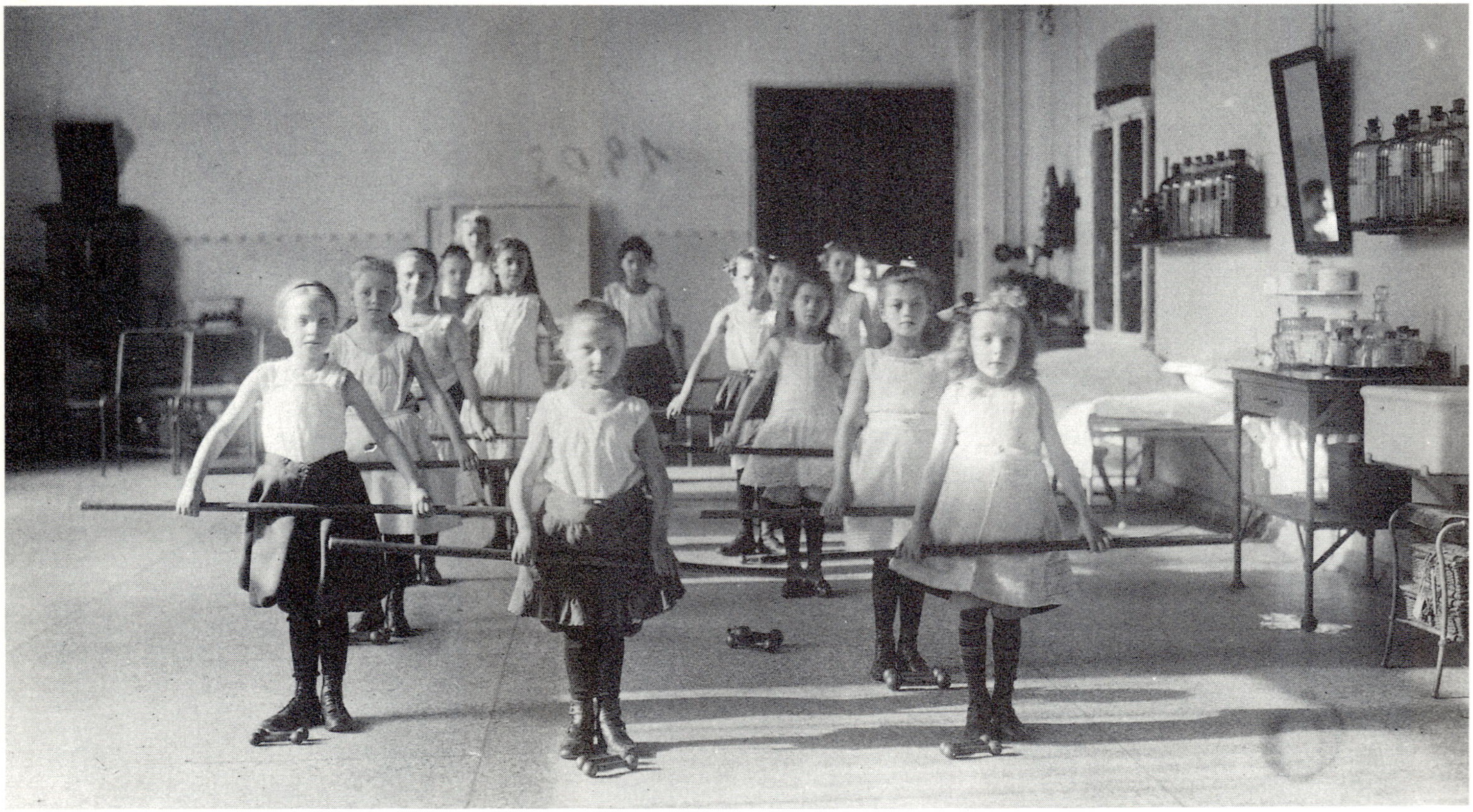

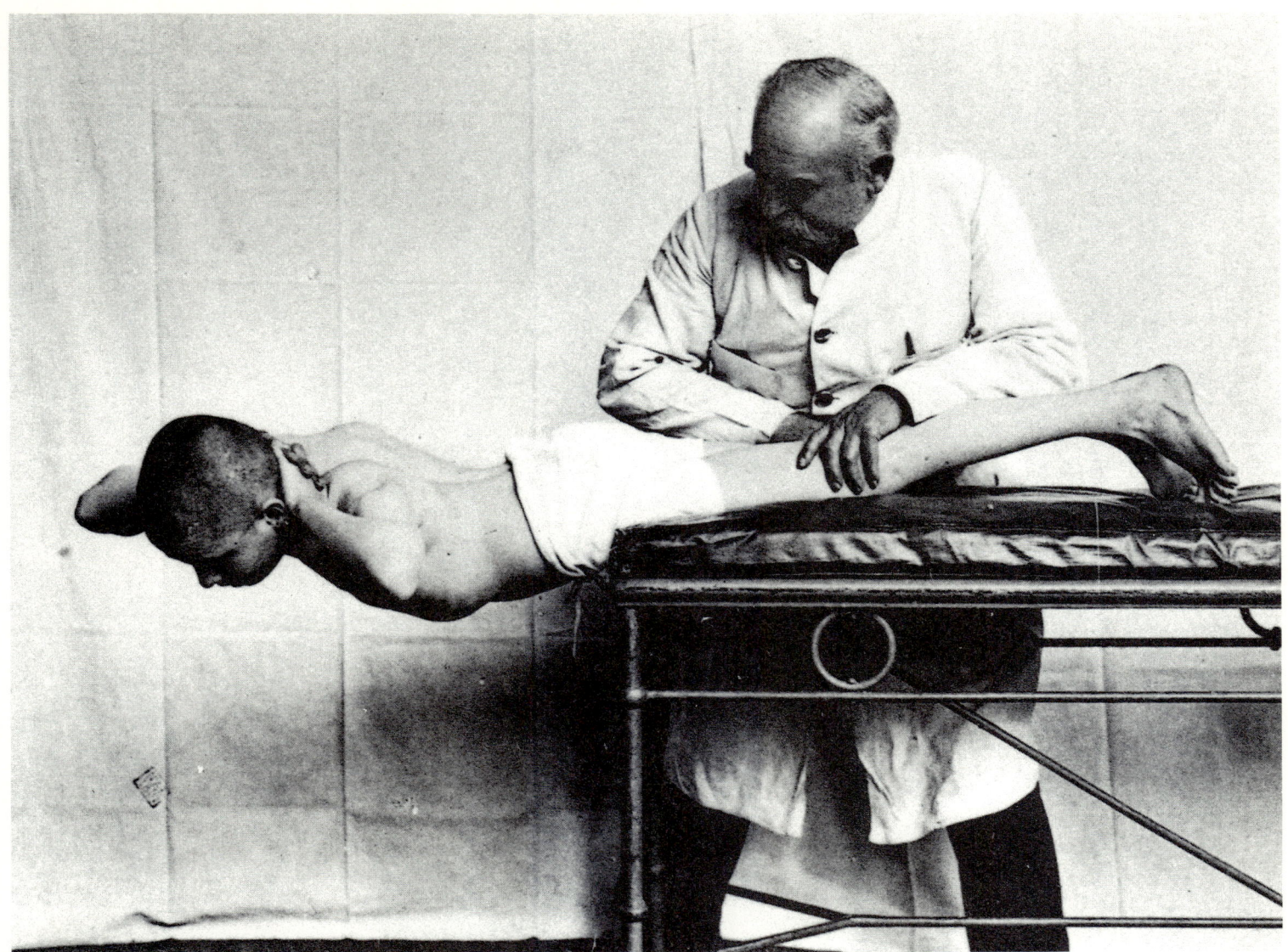

41. *Junger Patient bei krankengymnastischen Übungen zur Korrektur einer Rückgratverkrümmung, 1894. Ein Wärter des Bade-*
hauses betreut ihn.

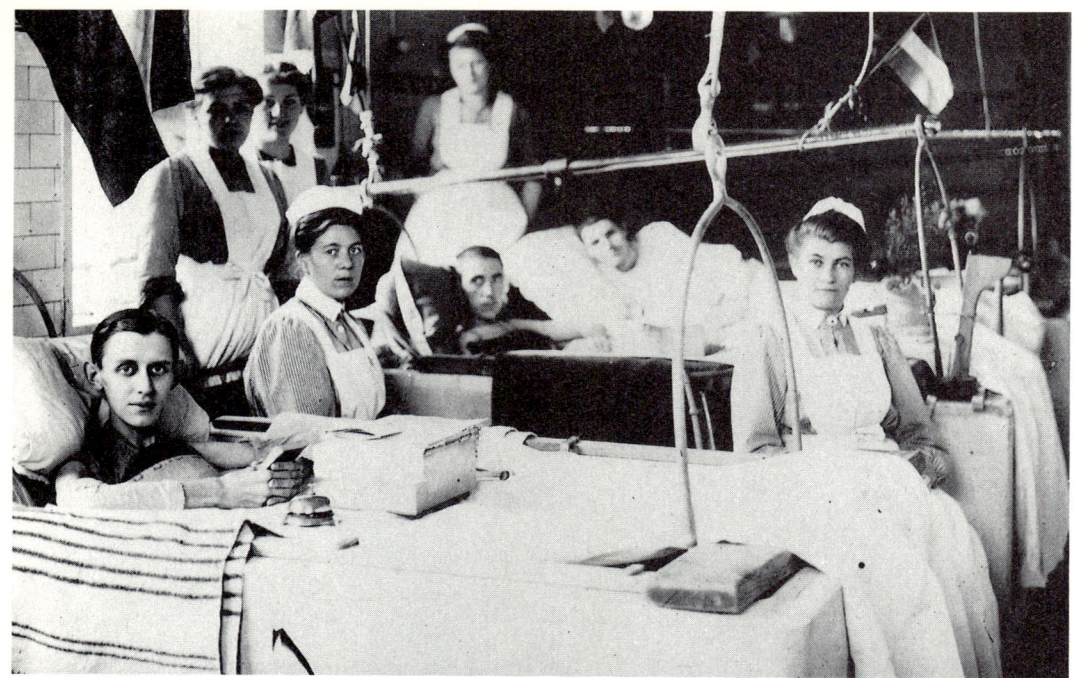

42. *Zwei schwerkranke Patienten im »permanenten Wasserbett«, damals u. a. bei Gefahr eines Durchliegens verordnet. Im Badehaus während der Zeit des 1. Weltkriegs.*

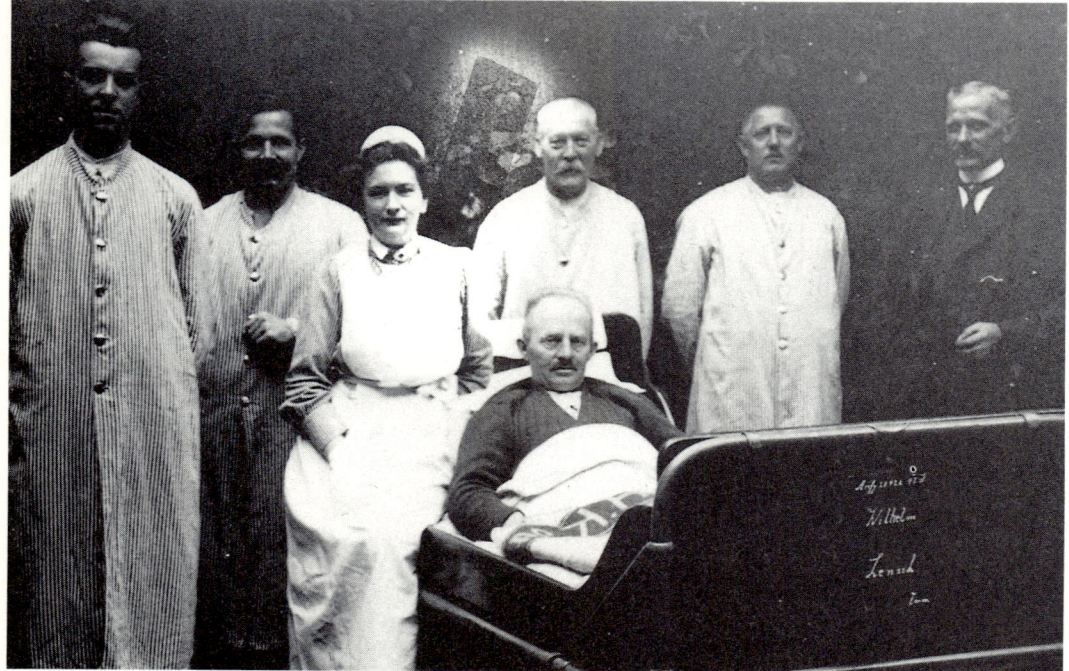

43. *Im Garten vor einem Pavillon 1926. Die Patiententafel am Bett gibt Auskunft über Name, Alter, Aufnahmedatum und Kostform des Kranken. Die vier Kranken im Hintergrund tragen die gestreifte Anstaltskleidung.*

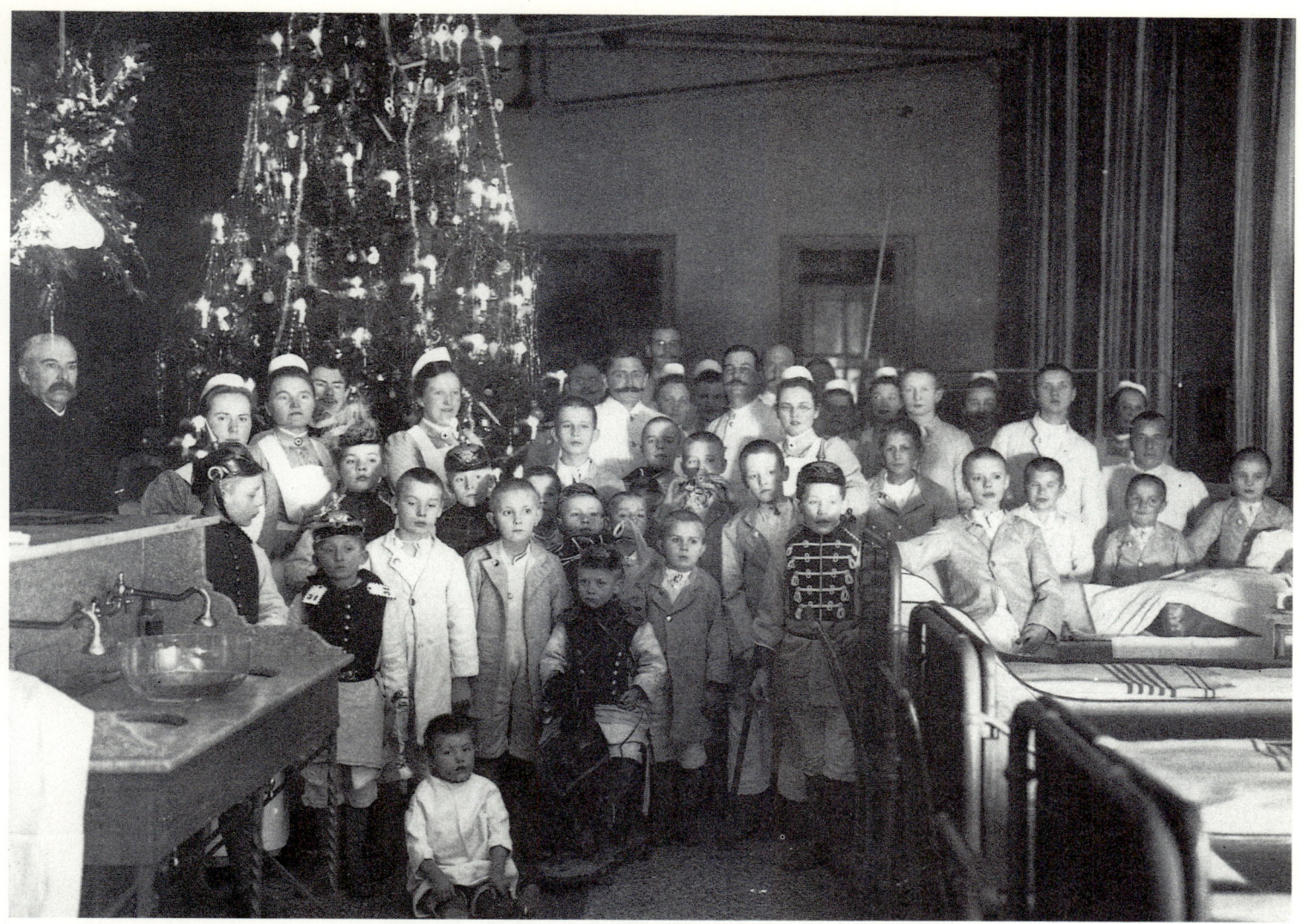

44. *Feier für kranke Kinder, die Weihnachten im Krankenhaus verbringen müssen, um 1900. Die Militarisierung der Gesellschaft erreichte auch die Kinderwelt: Einige der Kinder stellen ihre neuen Uniformen zur Schau.*

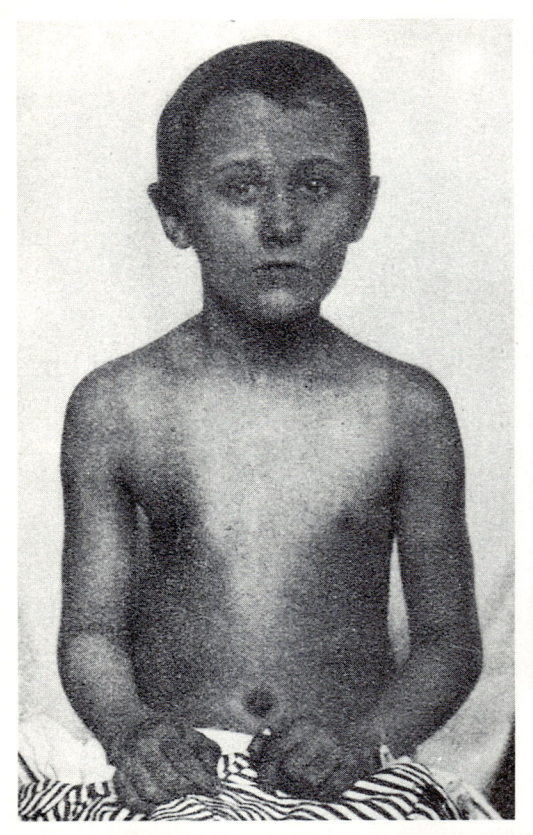

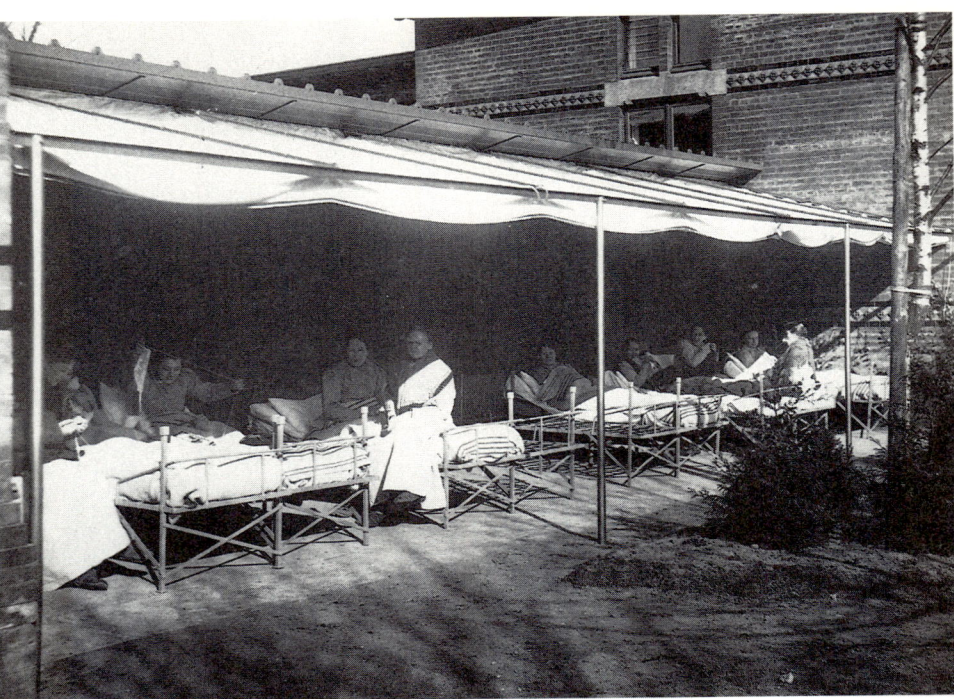

45. »…geheilt entlassen«. Die 9jährige Nanny H. fast 6 Monate nach einer Operation bei Lungenbrand, Februar 1905.

46. Luft und Licht als Therapie. Patientinnen unter der Sonnenmarkise ihres Pavillons, um 1900.

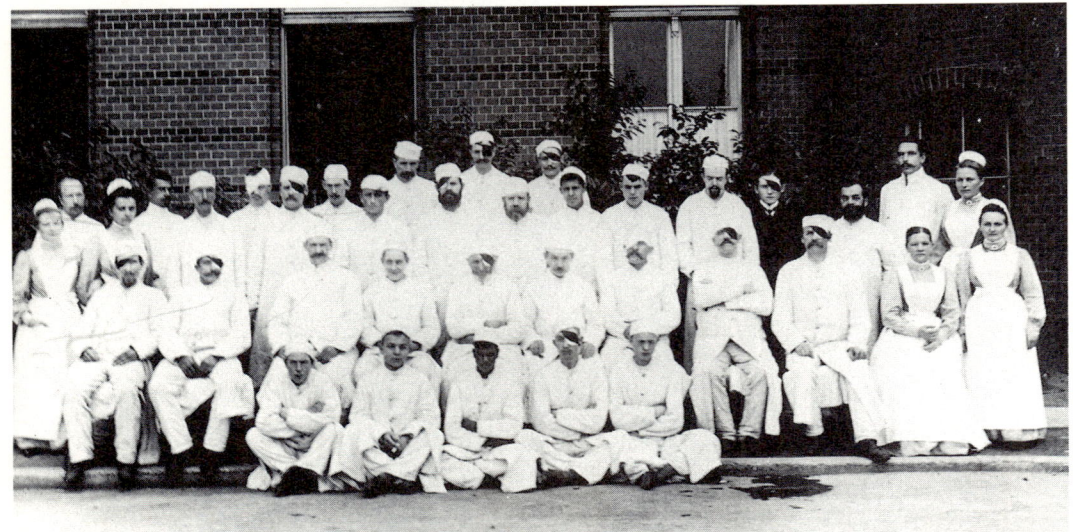

47. Augenkranke Patienten vor der Augenheilanstalt, um 1905.

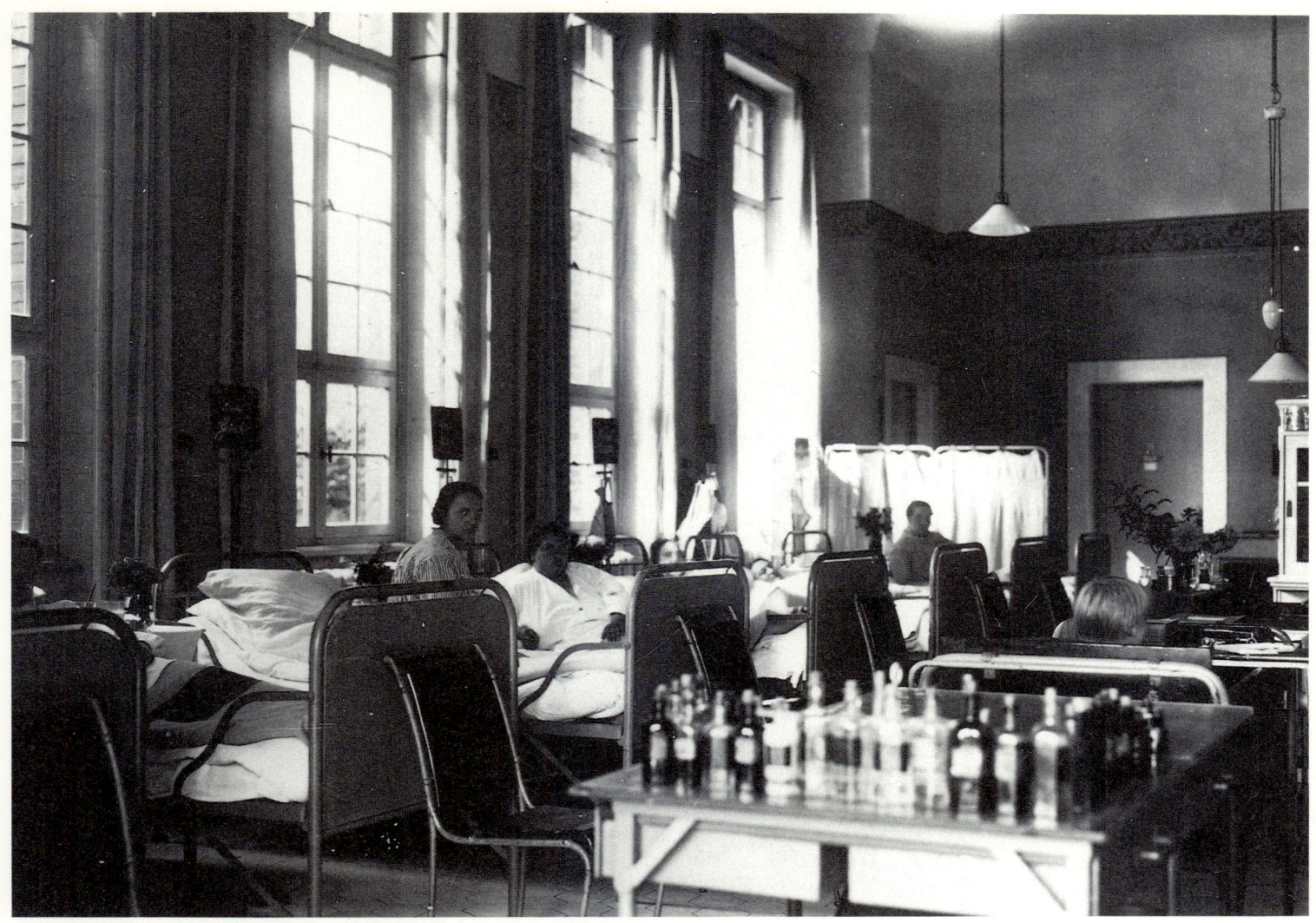

48. *Patientinnen der Stoffwechselabteilung, um 1927. Aus der angeschlossenen Diätküche wurden sie mit den verordneten speziellen Diäten versorgt.*

Die Ärzteschaft

Krankenversorgung und Wissenschaft

Nicht mehr als 25 festangestellte Ärzte – die ersten Ärztinnen wurden erst nach 1918 angestellt – versorgten 1889 die rund 1300 Kranken. Der einzelne Assistenz- bzw. Sekundärarzt betreute auf den ihm zugewiesenen Pavillons etwa 70 Patienten, 1912 waren es immer noch rund 60 bei inzwischen erweiterter Diagnostik und Therapie. Täglich waren drei Visiten vorgeschrieben. Die Vorvisite des Assistenzarztes ab 8 Uhr morgens bereitete die Hauptvisite des Oberarztes drei Stunden später vor. Die Abendvisite galt besonders den Schwerkranken, Operierten und Neuaufgenommenen.

Bereits in den ersten Jahrzehnten wirkten in Eppendorf bedeutende Ärzte, die den Grundstein für seinen hervorragenden wissenschaftlichen Ruf in aller Welt legten. Angesehene Internisten wie Ludolph Brauer – er gehörte zu den führenden Lungenspezialisten seiner Zeit – leiteten das Krankenhaus. Der Chirurg Hermann Kümmell trat als einer der ersten für die Frühoperation bei Blinddarmentzündung ein. Er sorgte auch dafür, daß bereits drei Monate nach der Entdeckung der Röntgenstrahlen, im März 1896, im Eppendorfer Operationshaus eine Röntgenapparatur installiert wurde. Die durch Carl Eisenlohr und Max Nonne vertretene Tradition einer aus der Inneren Medizin entwickelten Neurologie spielte eine Schlüsselrolle bei der Verselbständigung dieses Fachs in Deutschland.

Bildete anfangs die Augenheilkunde die einzige Spezialabteilung, so kam 1899 mit Eröffnung einer Entbindungsanstalt die Frauenheilkunde hinzu. Zunehmend wurden nun Spezialarztstellen geschaffen, und zwar für Hals-Nasen-Ohren-Kranke (1900), für Hautkranke (1908), für Physikalische Therapie (1912), für das Röntgenfach (1912) sowie für Kinderheilkunde (1913). Erstmals in einem Städtischen Krankenhaus wurde unter Hermann Lenhartz die theoretische und experimentelle Medizin durch Einrichtung eigener Abteilungen für die Krankenbehandlung nutzbar gemacht.

Lange vor Gründung der Medizinischen Fakultät wurden in Eppendorf Forschung und Lehre groß geschrieben. Die Ärztliche Hausordnung von 1889 bestimmte: »Die Oberärzte haben sich die weitere wissenschaftliche Ausbildung ihrer Gehülfsärzte angelegen sein zu lassen.« Bereits vor der Jahrhundertwende fanden in Eppendorf regelmäßig Fortbildungskurse für praktische Ärzte und Sanitätsoffiziere statt, ab 1907 in dem eigens errichteten Vorlesungsgebäude. Spezialkurse auf dem Gebiet der Tuberkulose sowie Ferienkurse für Kandidaten der Medizin kamen kurz vor dem 1. Weltkrieg hinzu.

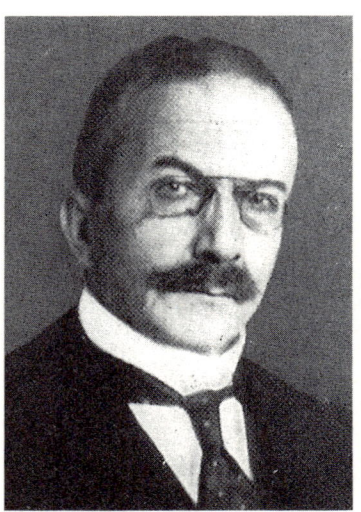 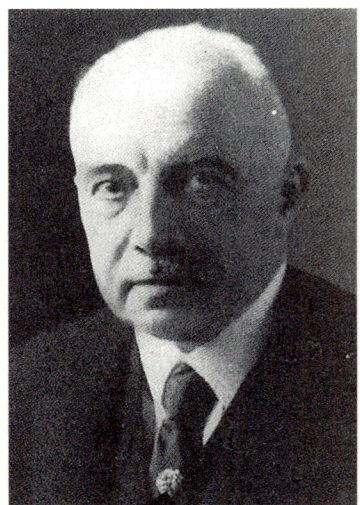

49. *Eugen Fraenkel (1853 bis 1925), Pathologe. Er entdeckte 1893 den Erreger des Gasbrandes, einer schweren Wundinfektion.*

50. *Hugo Schottmüller (1867 bis 1936), Internist. Er erkannte 1900 den Paratyphus als eigenes Krankheitsbild.*

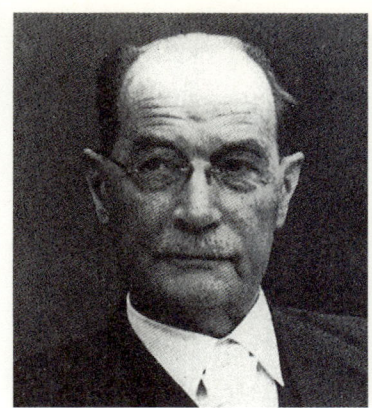

51. Paul Sudeck (1866–1945), Chirurg. Er beschrieb 1900 als erster den Knochenschwund an den Gliedmaßen nach Entzündung und Verletzung (»Sudeck-Syndrom«).

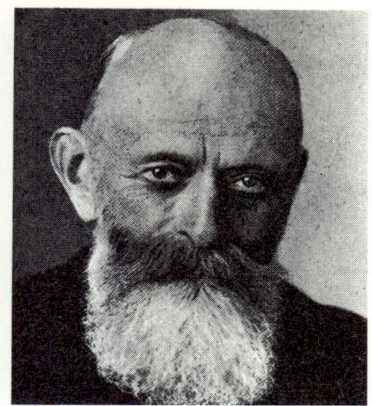

52. Hermann Wilbrand (1851 bis 1935), Augenarzt. Er erforschte wegweisend die Beziehungen der Erkrankungen des Auges zum Nervensystem.

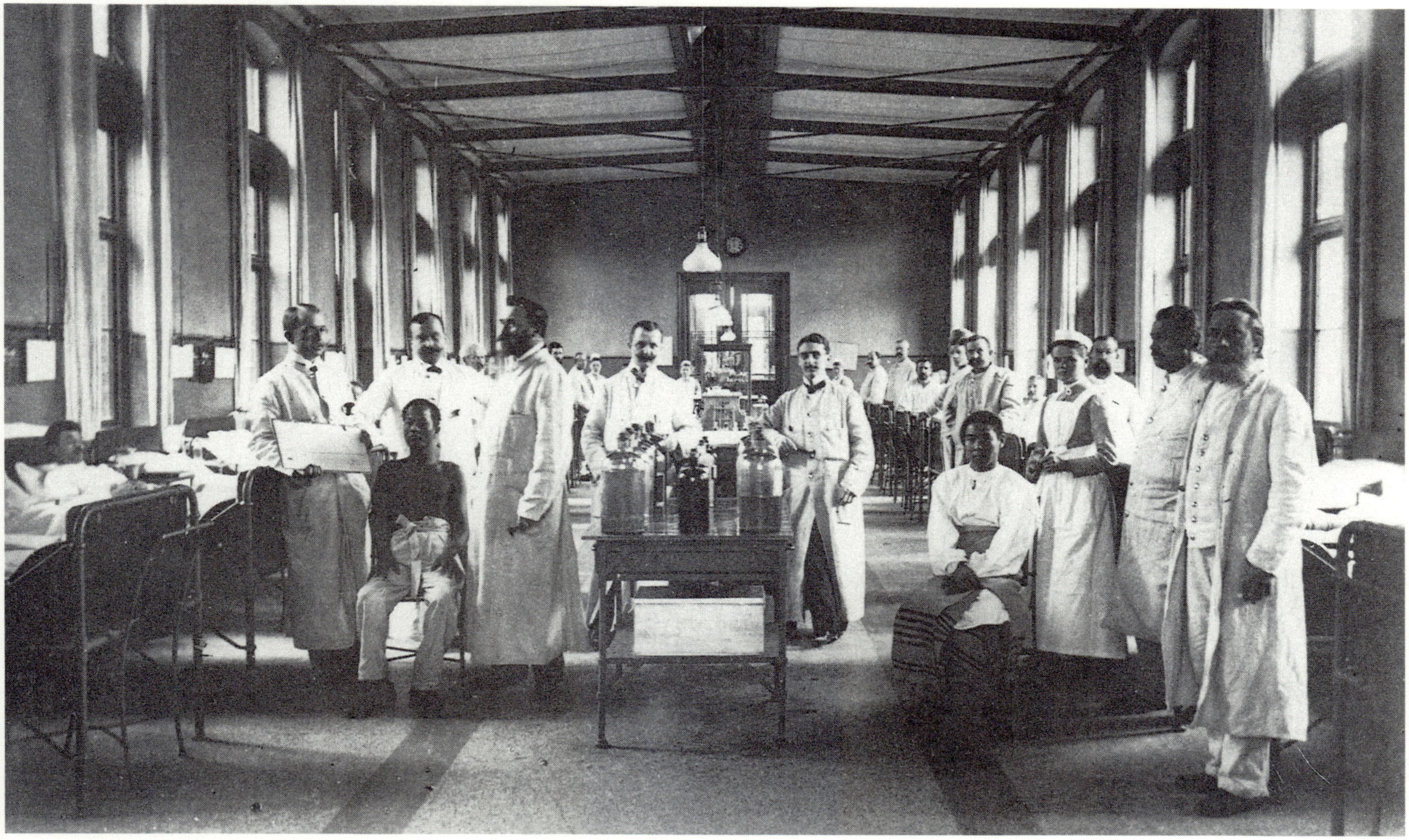

53. Vorstellung eines Patienten während der Visite des Ärztlichen Direktors Prof. Theodor Rumpf (3. Arzt v. li.), um 1900.

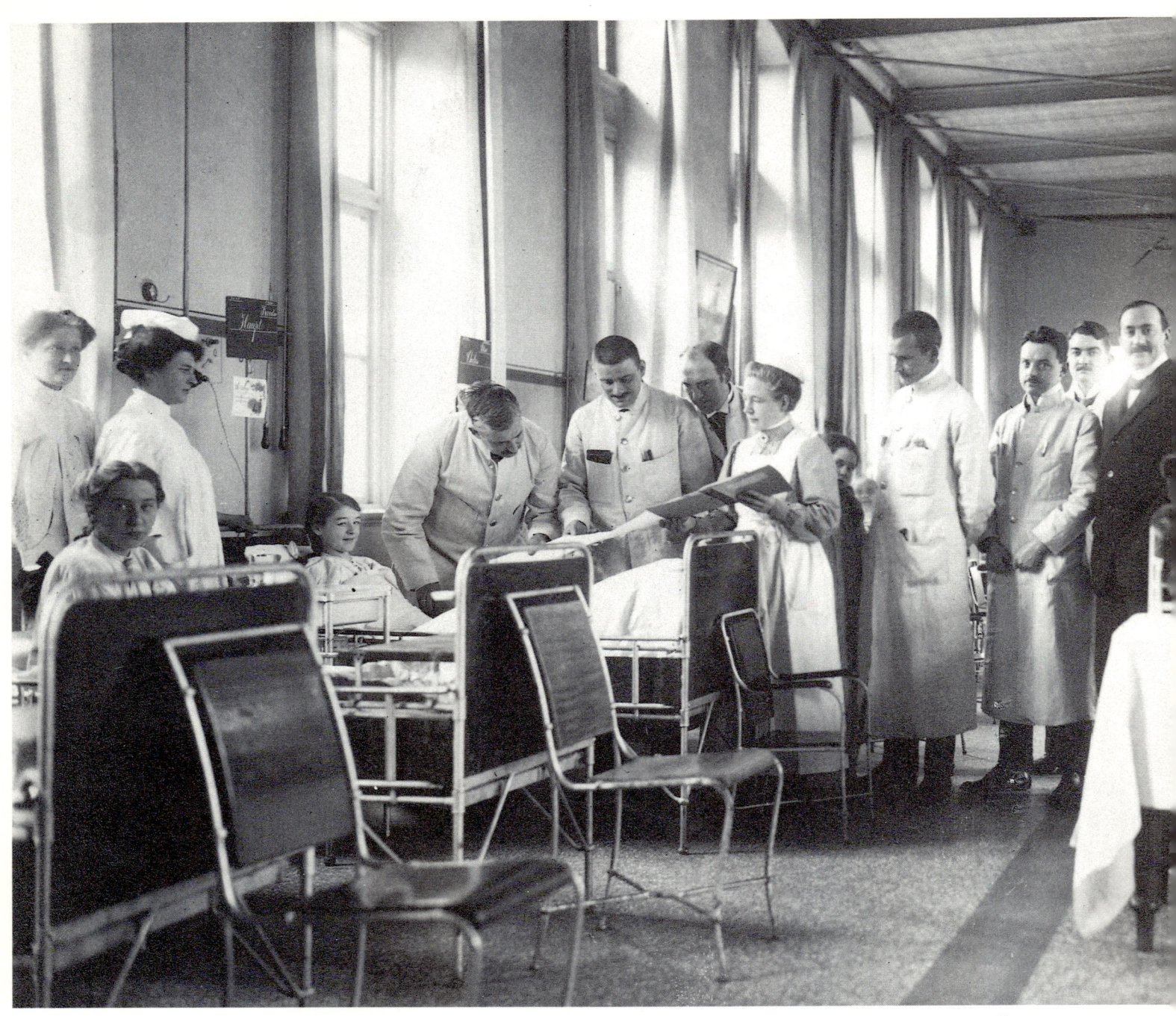

54. *Visite des Ärztlichen Direktors Prof. Ludolph Brauer (li. über die Krankenakte gebeugt) 1912 in einem Kinderpavillon.*

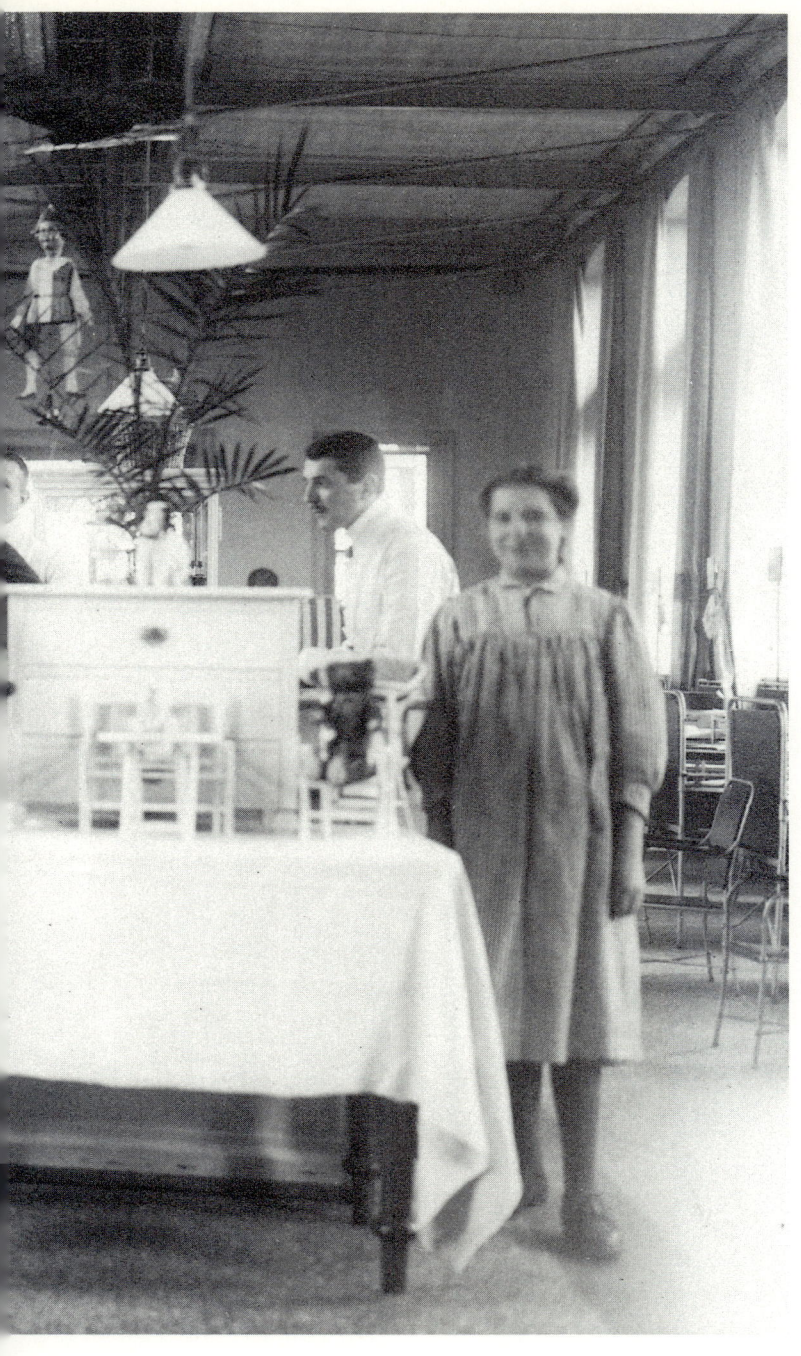

Allgemeines Krankenhaus Eppendorf.

Vorschriften für eintretende Assistenzärzte und Medizinalpraktikanten.

Es wird den eintretenden Herren zur Pflicht gemacht, den nachfolgenden Vorschriften

zu 1. bis 3. am Tage des Dienstantritts,
zu 4. bis 6. im Laufe der nächsten 3 Tage,
zu 7. bis 8. (nur für Assistenzärzte giltig)
  innerhalb der ersten Woche

nachzukommen.

1. Meldung zum Dienstantritt bei dem ärztlichen Direktor.
2. Aufnahme der Personalien, Empfang der Dienstanweisungen sowie eines Verordnungsbuches im Bureau des ärztlichen Direktors.
3. Meldung zum Dienstantritt bei dem zuständigen Oberarzt (Dienstrock).
4. Meldung zum Dienstantritt bei dem Wissenschaftlichen Assistenten der Direktorialabteilung und den Sekundärärzten (Dienstrock).
5. Besuch bei dem Vorsteher des pathologischen Instituts, den Oberärzten und den leitenden Ärzten in deren Dienstzimmer (Dienstrock).
6. Besuch bei dem Verwaltungsdirektor, dem Anstaltsgeistlichen, dem Oberapotheker und dem Chemiker in deren Dienstzimmer (Dienstrock).
7. Meldung auf dem Medizinalamt zwecks Aufnahme in die Matrikel der hamburgischen Ärzte. (Personalpapiere, Approbation und Doktor-Diplom sind vorzulegen). Am Medizinalamt erhält der eintretende Arzt die hamburgische Äerzteordnung ausgehändigt.
8. Besuch bei dem Präses des Krankenhauskollegiums. 10—12 Uhr vormittags.

55. Vorschriften für den Dienstantritt, 1914.

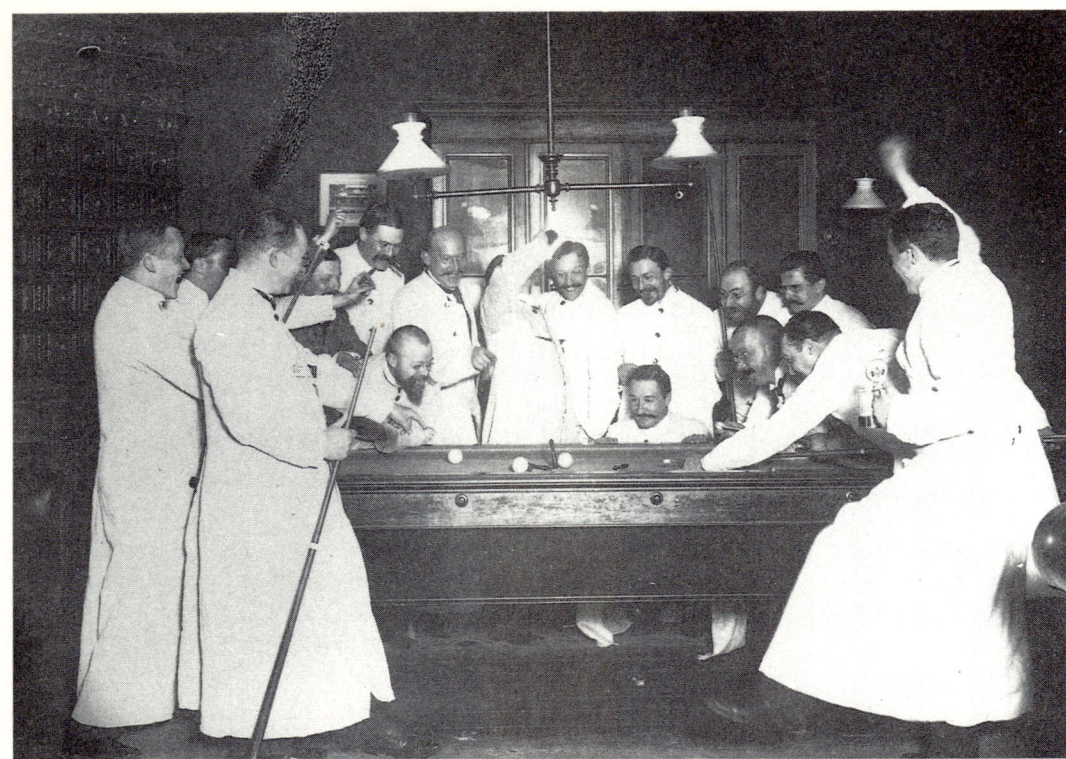

56. Im Ärztekasino um 1900.

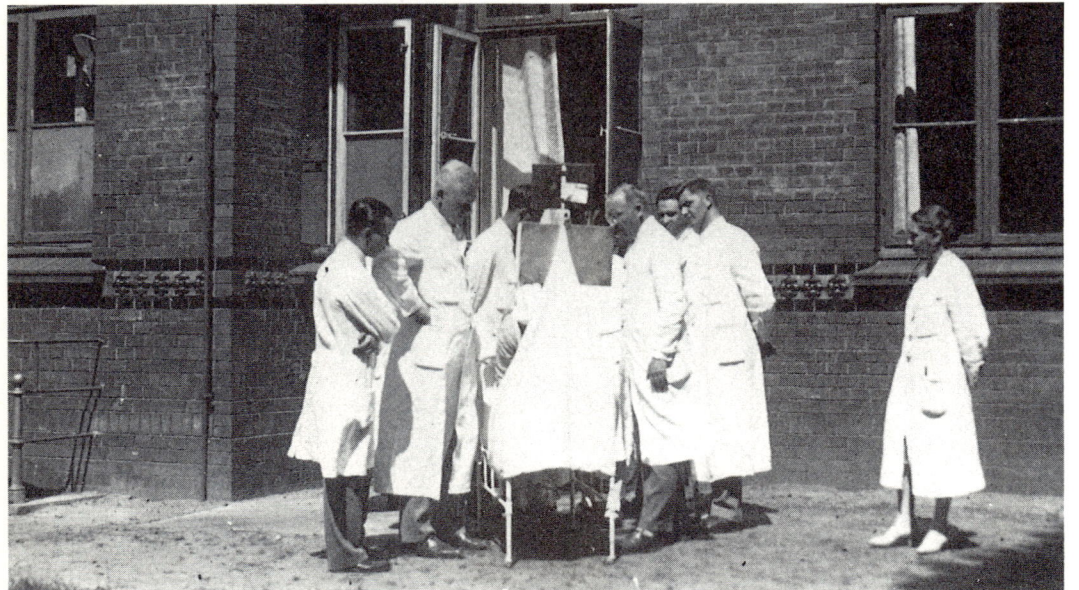

57. Visite im Freien in der Kinderklinik (Prof. Hans Kleinschmidt, 4. v. re.), um 1928. Die einzige Ärztin steht etwas abseits. Im Krankenhaus Eppendorf waren nach 1918 (in Berlin schon 1908) die ersten Ärztinnen angestellt worden, deren Werdegang jedoch auf vielfältige Weise behindert wurde.

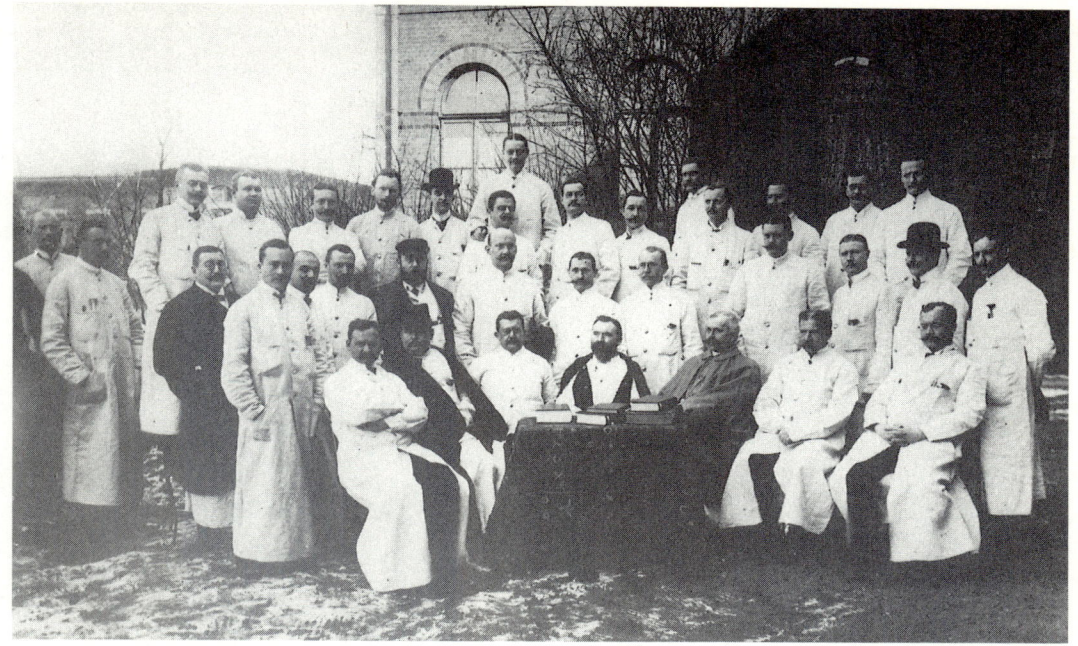

58. Eppendorfer Ärzteschaft, vermutlich im Februar 1901. Vorn sitzend neben dem Ärztlichen Direktor Prof. Rumpf (Mi.) die Abteilungsleiter, darunter Hermann Kümmell (1852–1937, 2.v.re.), Carl Christian Sick (1856–1929, 3.v.li.), Max Nonne (1861–1959, 1.v.li.).

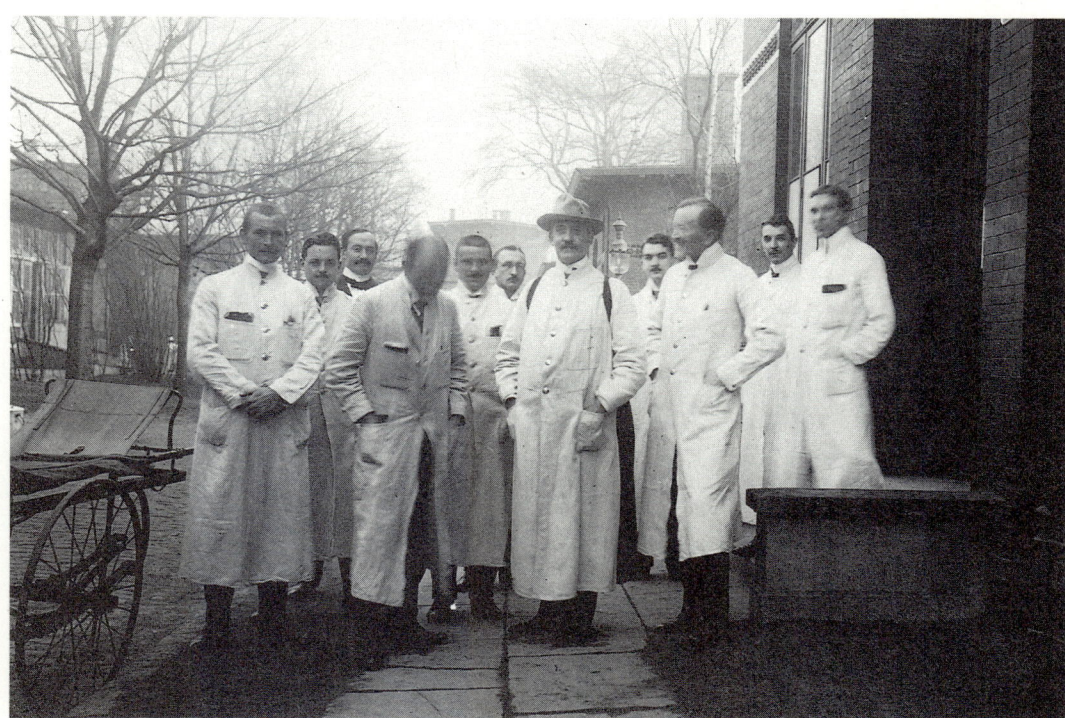

59. Vor dem Gang zum nächsten Pavillon während der Visite, 1912. Rechts neben Prof. Brauer (mit Hut) Oberarzt Theodor Rumpel (1862–1923), der im gleichen Jahr Ärztlicher Direktor des neuerrichteten dritten Allgemeinen Krankenhauses von Hamburg in Barmbek wurde.

60. *Zwei Seiten aus dem Gästebuch der Chirurgischen Abteilung, Eintragungen von 1889 bis 1912. Links u. a. die berühmten Chirurgen Theodor Billroth und August Bier, rechts Charles Horace Mayo und Harvey Cushing.*

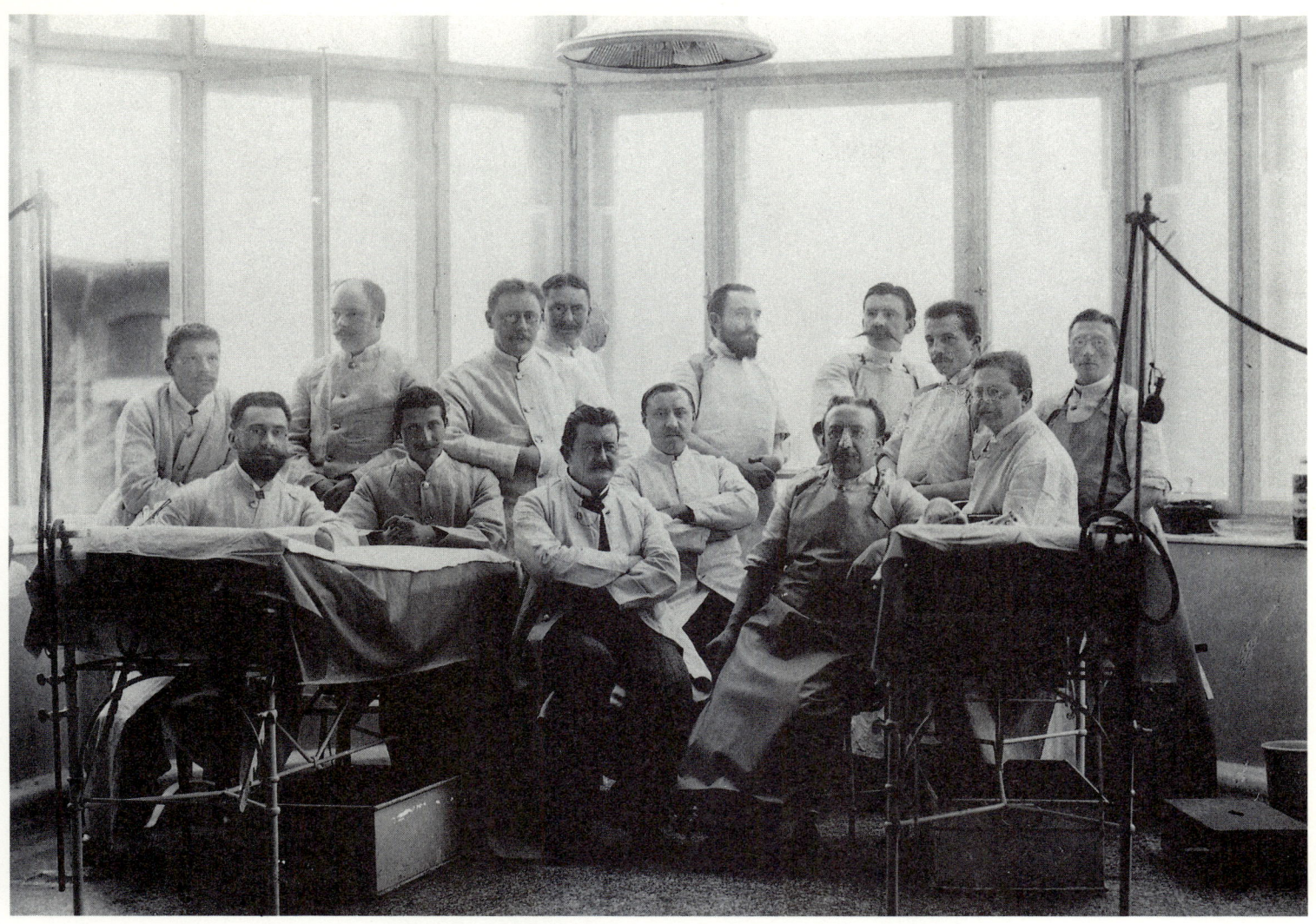

61. *Max Schede (1844–1902, vorn rechts sitzend), Leiter der 1. Chirurgischen Abteilung von 1889 bis 1895, im Kreise seiner Mitarbeiter im »Laparotomiesaal« (Saal für Eingriffe in die Bauchhöhle) des Operationshauses 1894. Direkt hinter ihm stehend der spätere Leiter der Frauenabteilung Walter Rüder (1861–1922) und H. Schottmüller, links neben ihm C. C. Sick. Schede hatte die Operationssäle mit halbkreisförmigen Glaserkern versehen lassen, um die Eingriffe unter optimalen Lichtverhältnissen durchführen zu können.*

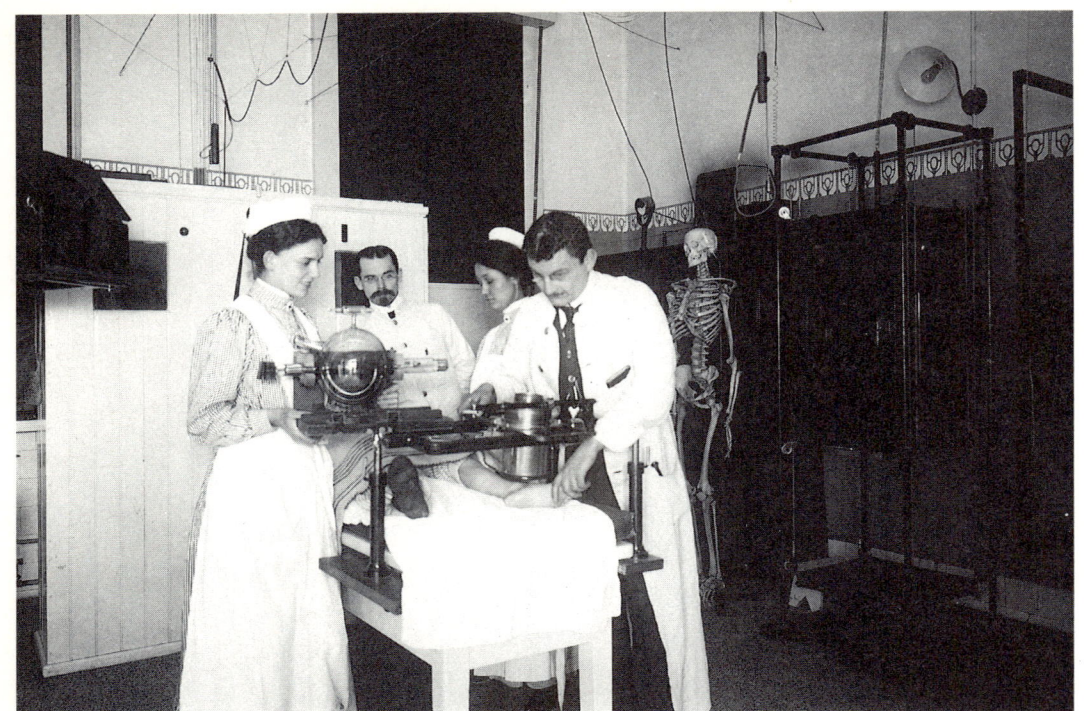

62. *Vorbereitung einer Unterschenkelaufnahme im Allgemeinen Röntgeninstitut in Pav. 47, vermutlich 1921. Vorn rechts Alexander Lorey (1880–1949), Leiter des Instituts seit 1908.*

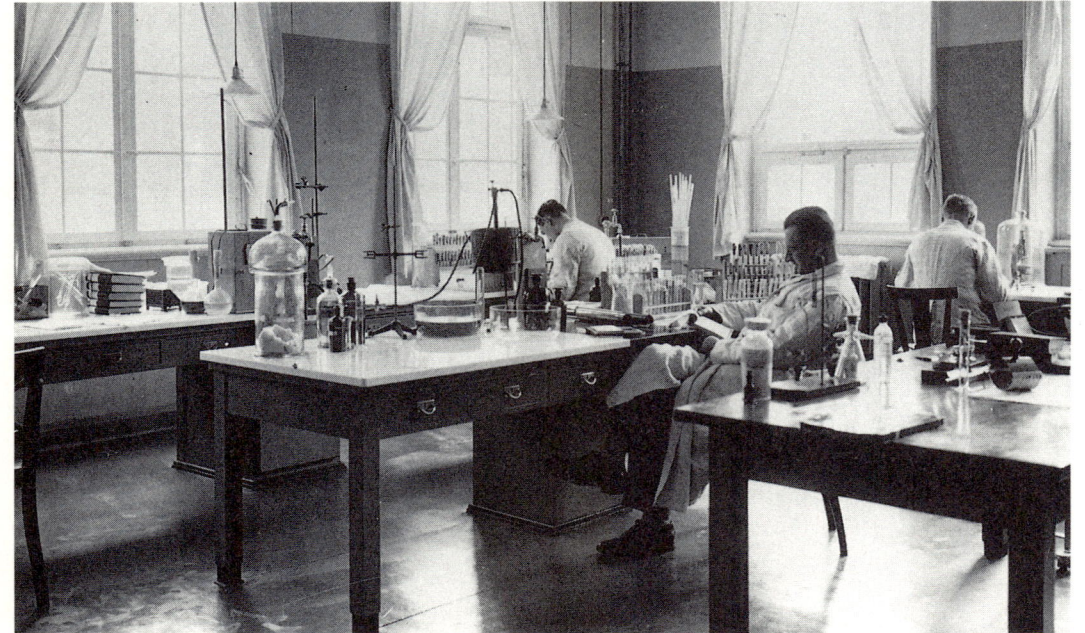

63. *Großes Bakteriologisches Labor in der Abt. für experimentelle Therapie um 1928, die mit zunächst bescheidenen Arbeitsräumen bereits 1907 unter der Leitung des Serologen Hans Much (1880–1932) eingerichtet worden war.*

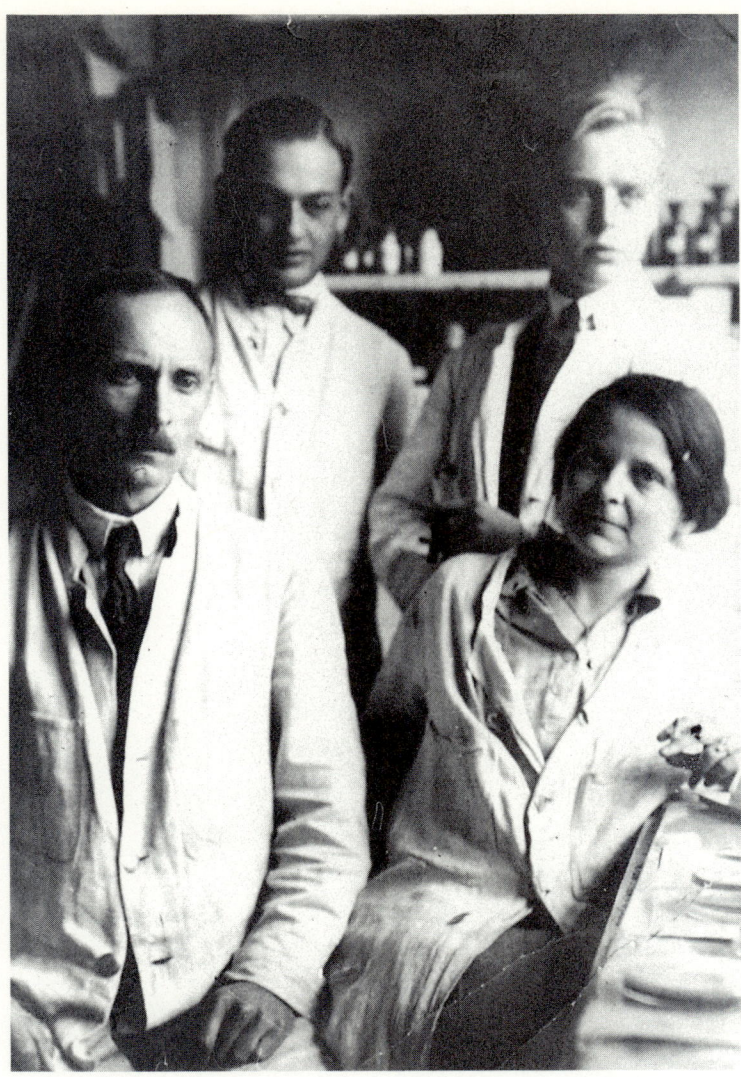

64. *Junge Forschergruppe im Bereich »experimentelle Therapie«,*
vorn links der Bakteriologe Hans Schmidt, hinter ihm Paul Kim-
melstiel. Erste Hälfte 20er Jahre.

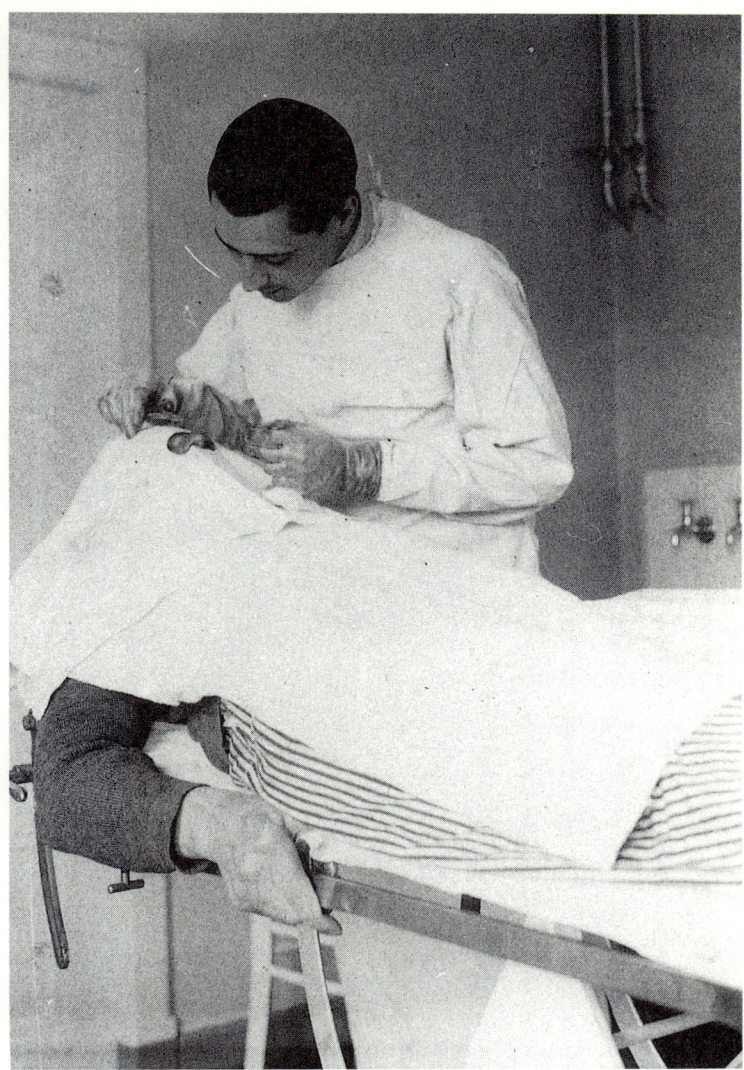

65. *Kleine Operation an der Nase, vermutlich um 1930 in der*
Hautklinik.

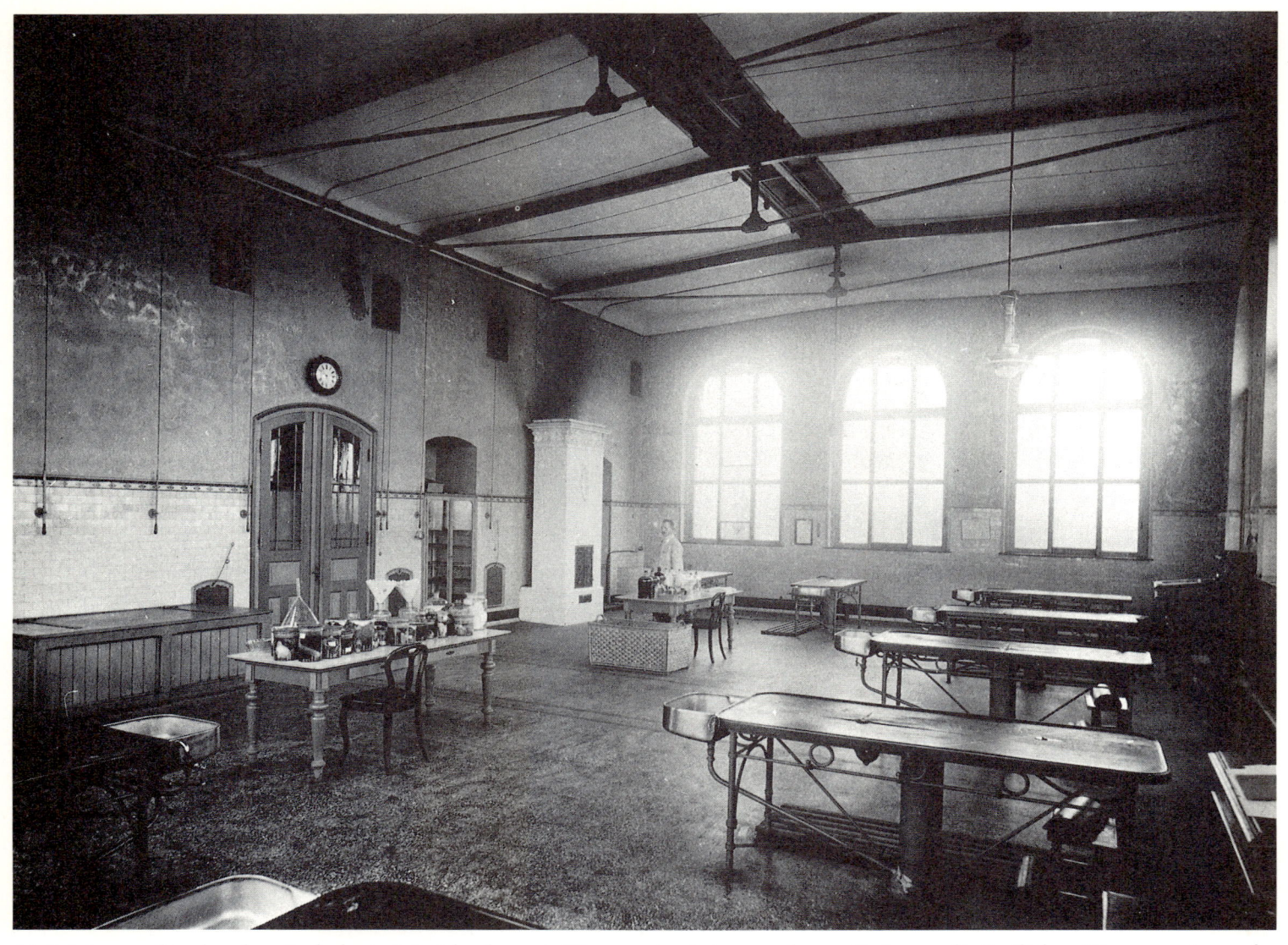

66. *Sektionssaal in der alten Pathologie (»Leichenhaus«). Hier wurden bei verstorbenen Patienten die ärztlichen Diagnosen im nach-hinein überprüft und damit das Wissen über die Entstehung der Krankheiten systematisch erweitert.*

Die Apotheke

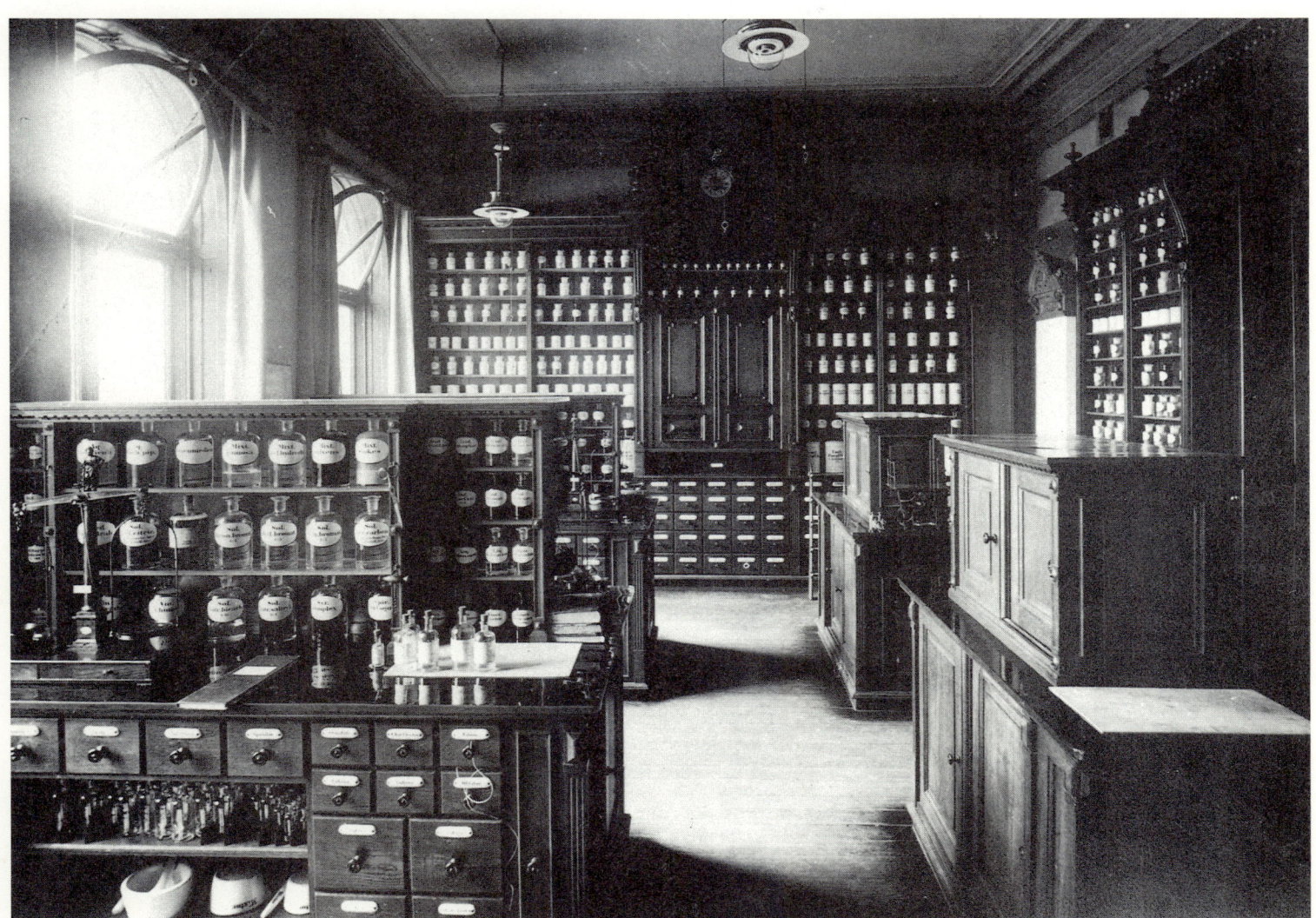

67. Die Apotheke 1890. Sie war im Erdgeschoß des Verwaltungsgebäudes untergebracht.

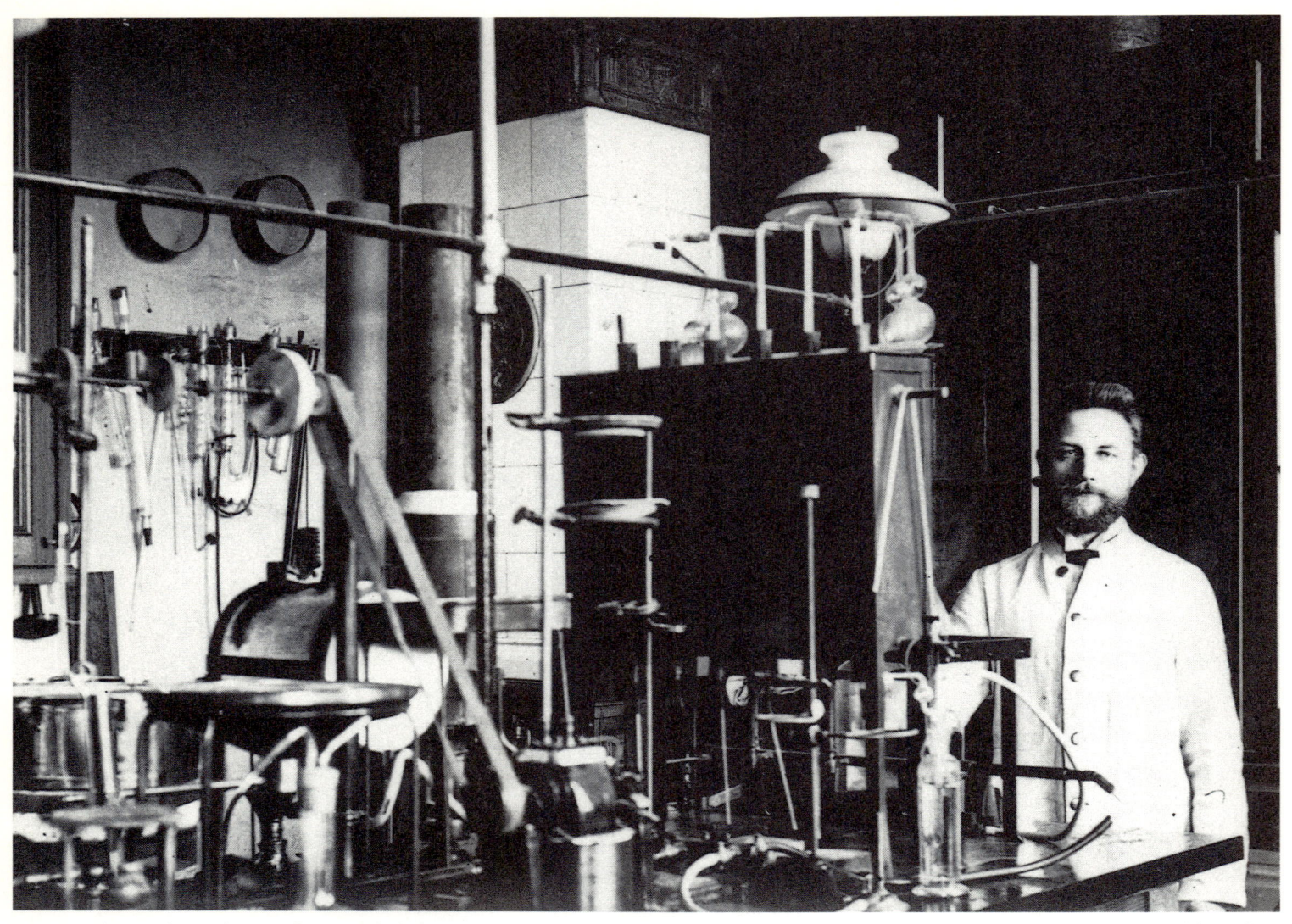

68. Das chemische Labor in der Apotheke um 1900. Der erste Pharmazeut wurde 1898 angestellt. Er fungierte auch als klinischer Chemiker.

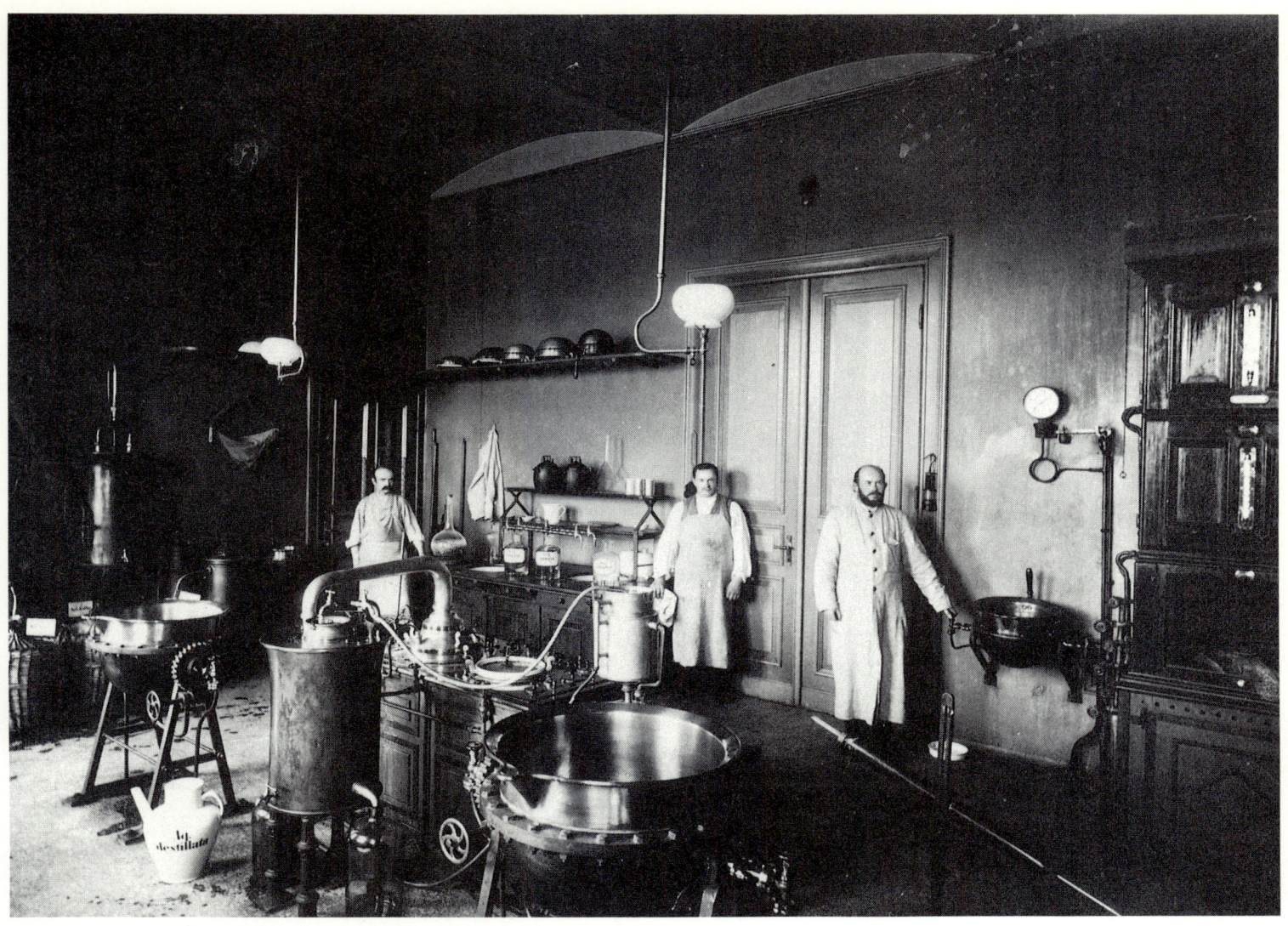

69. Das große Laboratorium der Apotheke 1890.

Die Krankenpflege

Von der Krankenwartung zur Krankenpflege

Während der Anfangsjahre wurde die Krankenpflege von Wärterinnen und Wärtern ohne qualifizierte Ausbildung ausgeübt. Von ihnen wurden als Haupteigenschaften »Kraft, Ausdauer, Dienstwilligkeit und Anspruchslosigkeit« verlangt. Zwei beamtete Stationsinspektoren sorgten für eine fast militärische Dienstüberwachung. Um den Ausbildungsstand des Wartpersonals zu heben, führte der erste Ärztliche Direktor Alfred Kast 1889 spezielle Unterrichtskurse ein. Die viermonatige theoretische wie praktische Schulung in der Krankenpflege wurde mit einer öffentlichen Prüfung abgeschlossen. Sie basierte auf einem von Eppendorfer Ärzten eigens verfaßten »Leitfaden für Unterrichtscurse der Pfleger«.

Besondere Bedeutung für die Weiterentwicklung des Eppendorfer Krankenhauses hatte die Neuorganisation der Krankenpflege. Während der Choleraepidemie hatte sich der Einsatz ausgebildeter Schwestern hervorragend bewährt und ermutigte 1895 den Versuch, einen eigenständigen Hamburger Schwesternverband zu gründen. Entstammten die Wärterinnen und Wärter überwiegend dem Dienstbotenstand, so sollten nunmehr für den Pflegedienst Frauen vorwiegend aus den »gebildeten Ständen« angesprochen werden.

Der zur ersten Oberin gewählten Hedwig von Schlichting gelang es, binnen weniger Monate den »Schwestern-Verein der Hamburgischen Staatskrankenanstalten« zu gründen. Die Anwerbung von Schwestern und Schülerinnen wurde dadurch erleichtert, daß ihnen im Falle der Arbeitsunfähigkeit nach 10jähriger Dienstzeit eine Alterssicherung in Höhe von 800,– bis 1000,– Mark jährlich aus einem Pensionsfond zugesichert werden konnte. Am Ende seines Gründungsjahres 1895 zählte der Schwesternverein bereits 100 Schwestern, 20 Schülerinnen und 50 Volontärinnen. Hedwig von Schlichting, die auch publizistisch die Interessen ihrer Schwesternschaft zu vertreten wußte, trat erfolgreich für günstige Urlaubsregelungen, Erholungseinrichtungen und Entlastung der Schwestern von Nachtwachen ein.

Um einen Stamm ausgebildeter Wärter im Krankenhaus zu halten, hatten gleichzeitig mit der Gründung des Schwesternvereins die langjährig tätigen Oberwärter und sogenannten Funktionswärter, wie der Anatomie- und Laboratoriumsdiener, der Bademeister, der Desinfektor und der Aufseher der »Bandagen-Fabrik«, eine feste Anstellung erhalten.

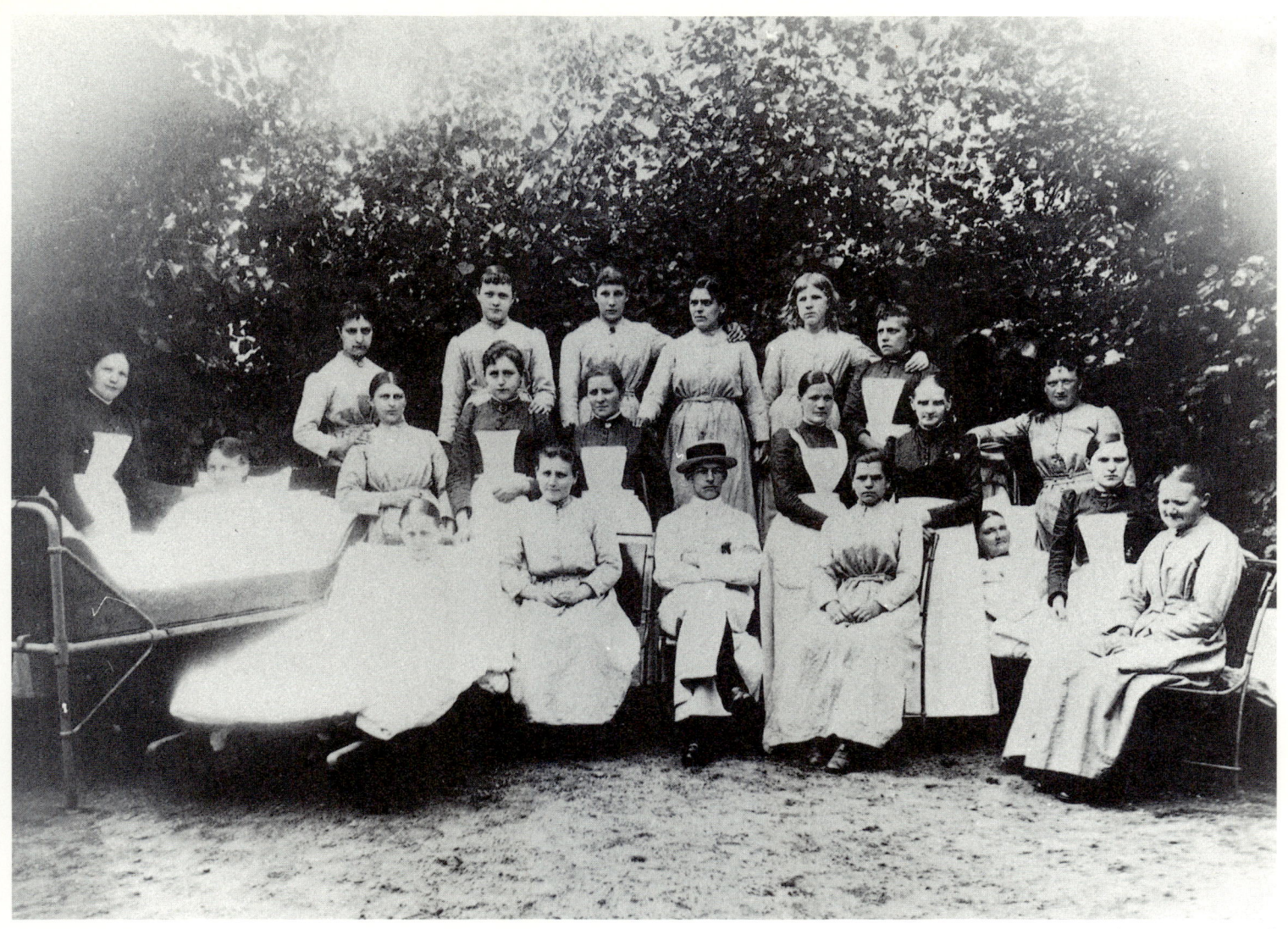

70. *Krankenwärterinnen mit Patientinnen 1890, in der Mitte vermutlich der Stationsinspektor der Frauenseite. Für das Wartpersonal wurden 1889 Unterrichtskurse eingerichtet.*

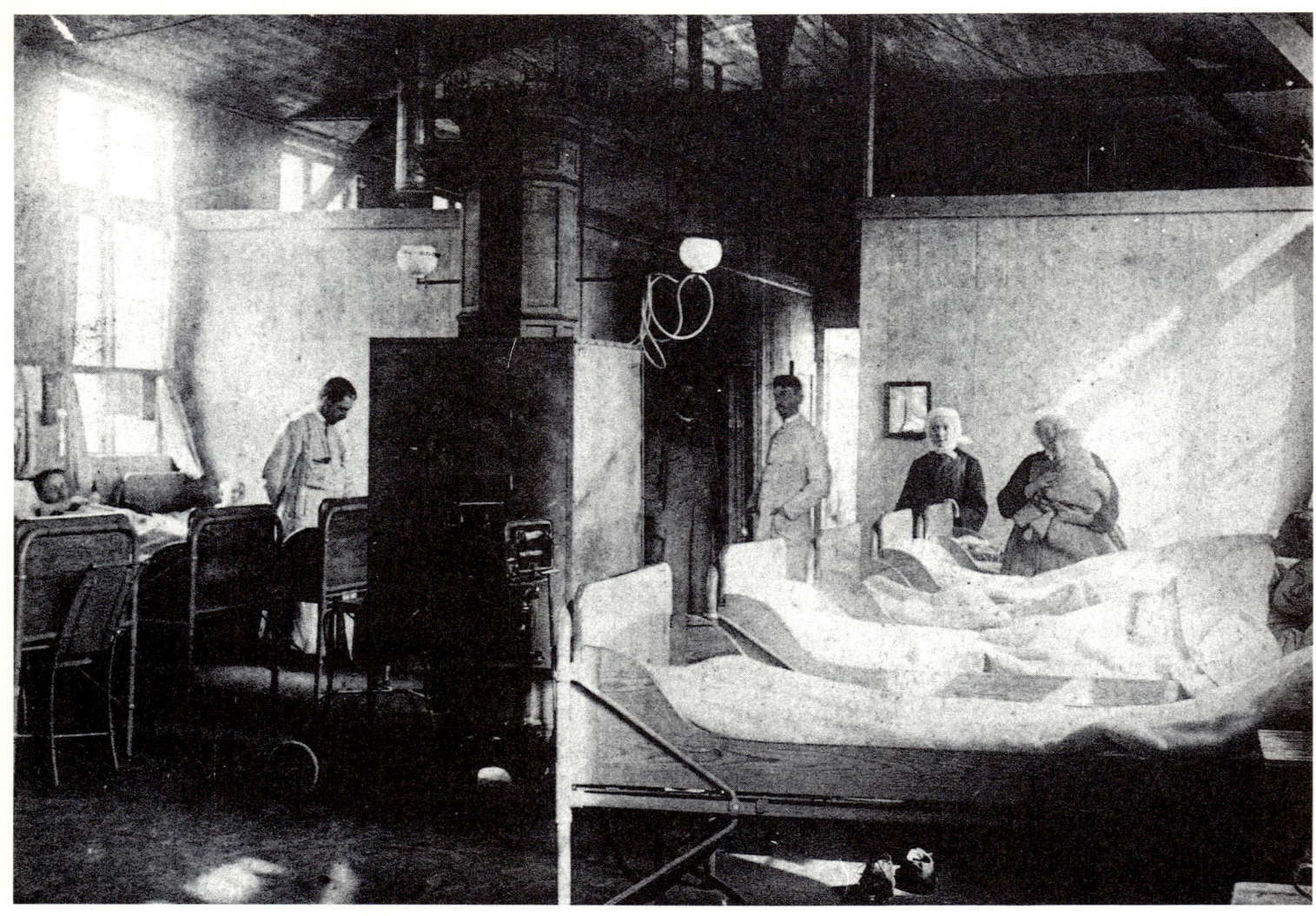

71. *In einer Cholerabaracke der »Station Erica« (errichtet an der Ericastraße, heute Schottmüllerstraße) während der Epidemie von 1892: Diakonissen pflegen Cholerakranke.*

Schwestern-Verein.

NB. Dieser Bogen ist ausgefüllt an die Oberin H. v. SCHLICHTING zurückzusenden.

1. Name und jetzige Wohnung?

2. Unverheiratet oder Witwe?
   Wenn Witwe, Namen und Stellung
   des verstorbenen Mannes und Zahl
   der Kinder:

3. Alter: Wann und wo geboren?

4. Wo haben Sie Ihren Schulunterricht genossen?

5. Welche Konfession?

6. Name und Adresse eines Geistlichen,
   der Sie kennt, oder sonstige Referenzen:

7. Sind Sie gesund und kräftig?
   Was für Krankheiten haben Sie schon gehabt?
   Name und Adresse Ihres Arztes:

8. Womit haben Sie sich während der
   letzten 4 Jahre beschäftigt?
   Waren Sie schon in der Krankenpflege
   (Privat- und Krankenhauspflege) thätig?

9. Sind Sie in Stellung gewesen?
   Wo und als was?

10. Name, Adresse und Stand Ihres Vaters
    oder, falls derselbe verstorben ist, Ihrer
    lebenden nächsten Angehörigen, event.
    Ihrer Vormünder?

11. Wann möchten Sie eintreten?

   Ich bescheinige, dass obige Fragen von mir selbst der Wahrheit gemäss
beantwortet sind:

   Datum: Name der Bewerberin:

*72. Bewerbungsfragebogen, verwendet 1895 bei der Anwerbung
der ersten Eppendorfer Schwestern und Schwesternschülerinnen.*

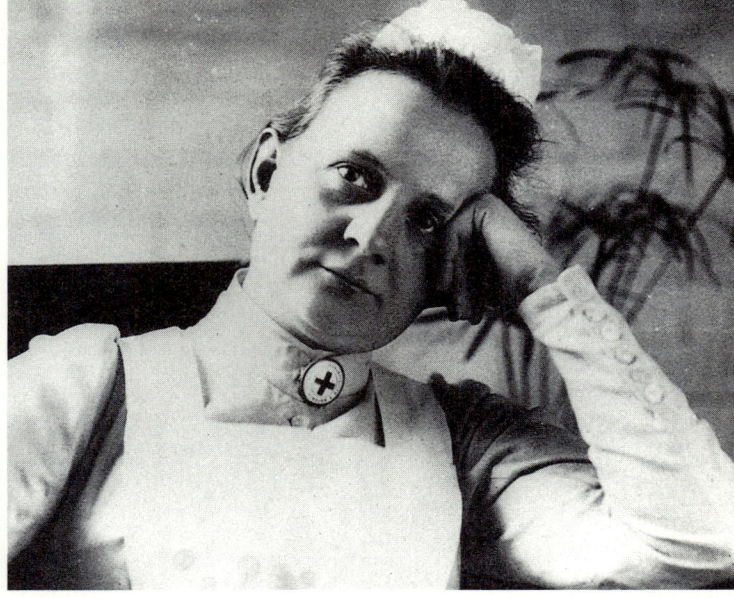

*73. Der 1895 berufenen Oberin Hedwig von Schlichting
(1861–1924) gelang innerhalb kurzer Zeit der Aufbau eines
hamburgischen Schwesternvereins und die Einführung der
Schwesternpflege am NAK.*

61

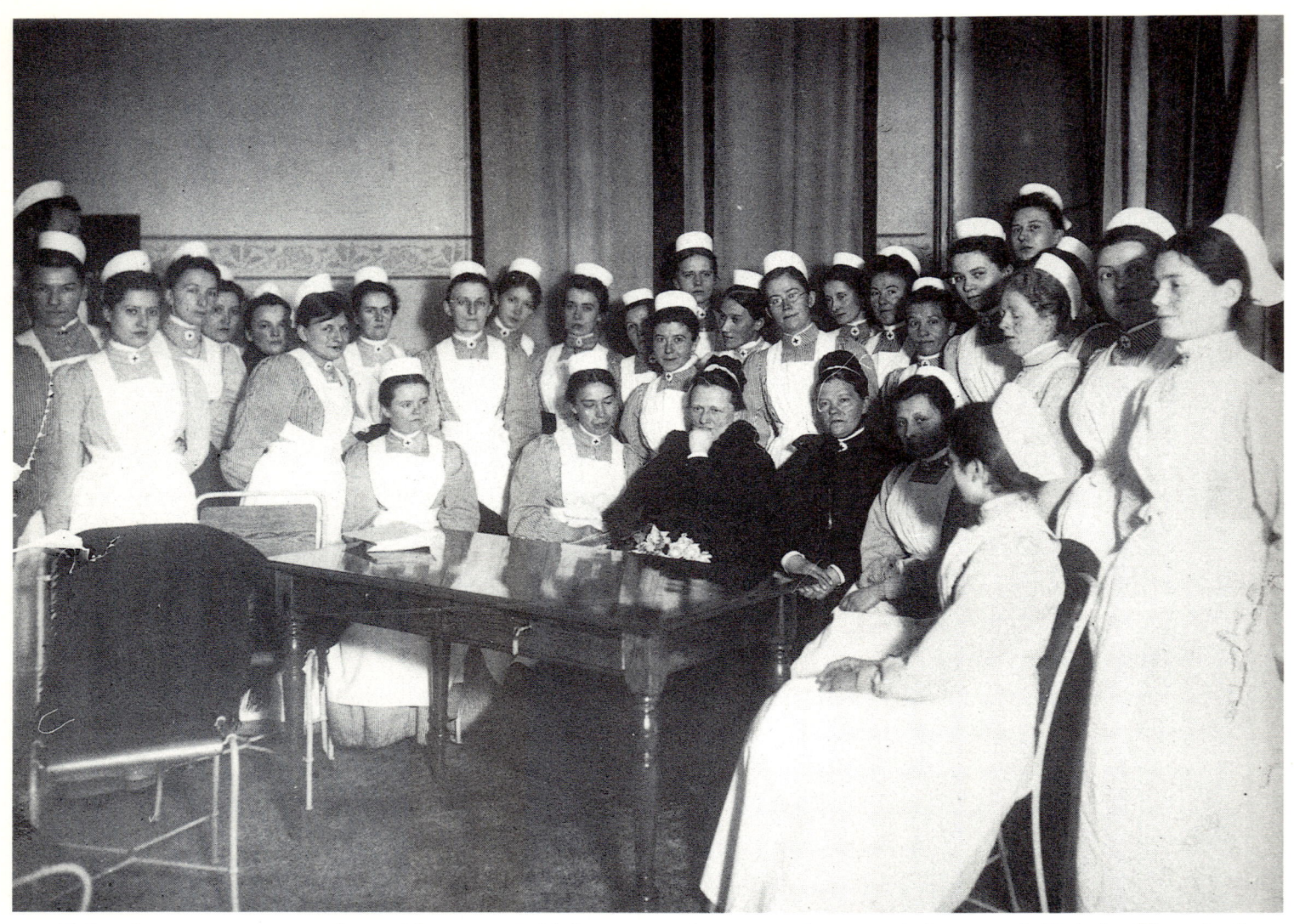

74. »Erikaschwestern« versammelt um Oberin von Schlichting (mit Blumenstrauß), vermutlich 1902 anläßlich der Übergabe ihres Amtes an Magdalena Elisabeth von Klass (geb. 1860).

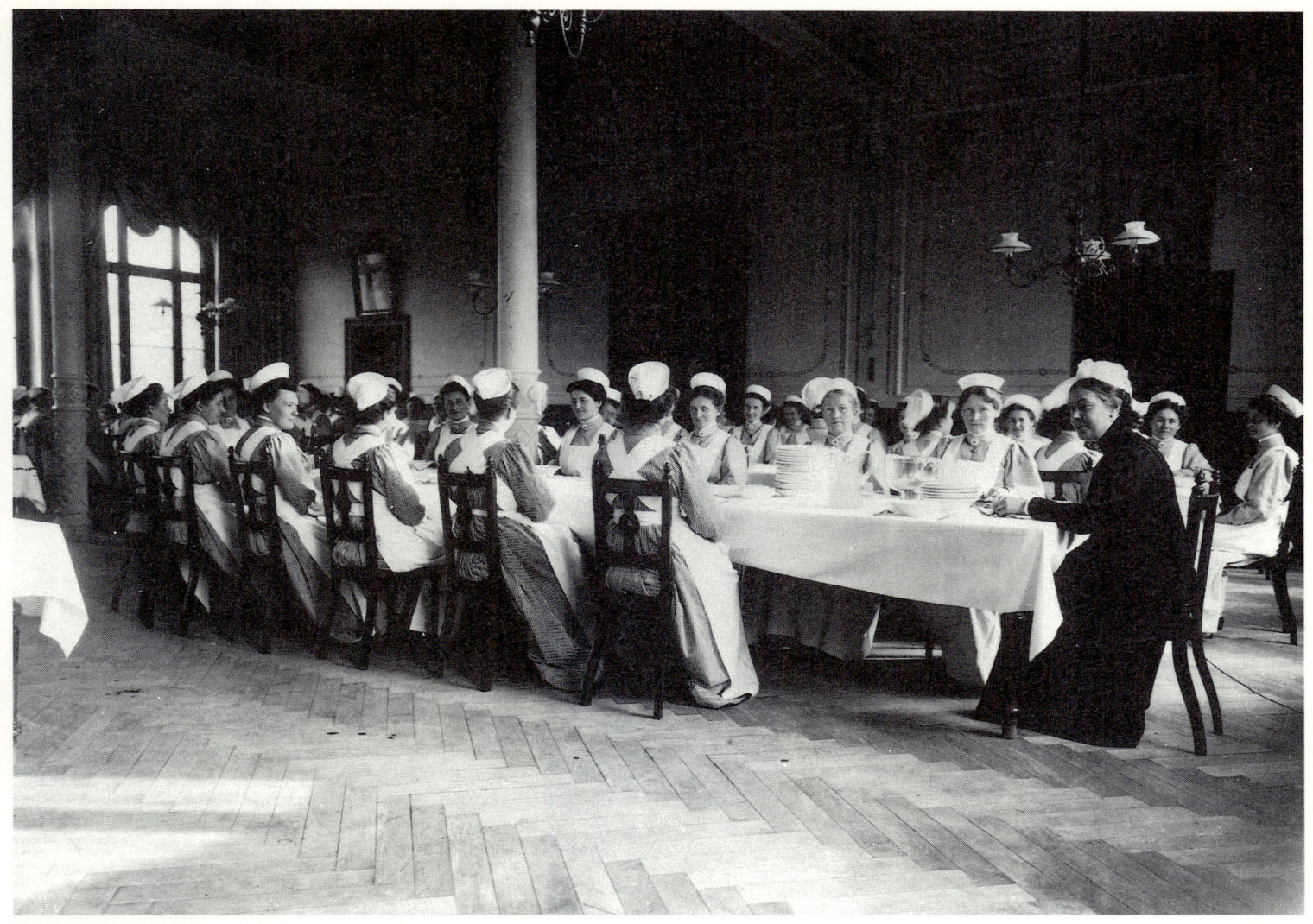

75. *Erikaschwestern beim gemeinsamen Mittagstisch mit Oberin Elise Dietrich (geb. 1863, re.) im damaligen Schwesternhaus, dem heutigen Ärztekasino, um 1912.*

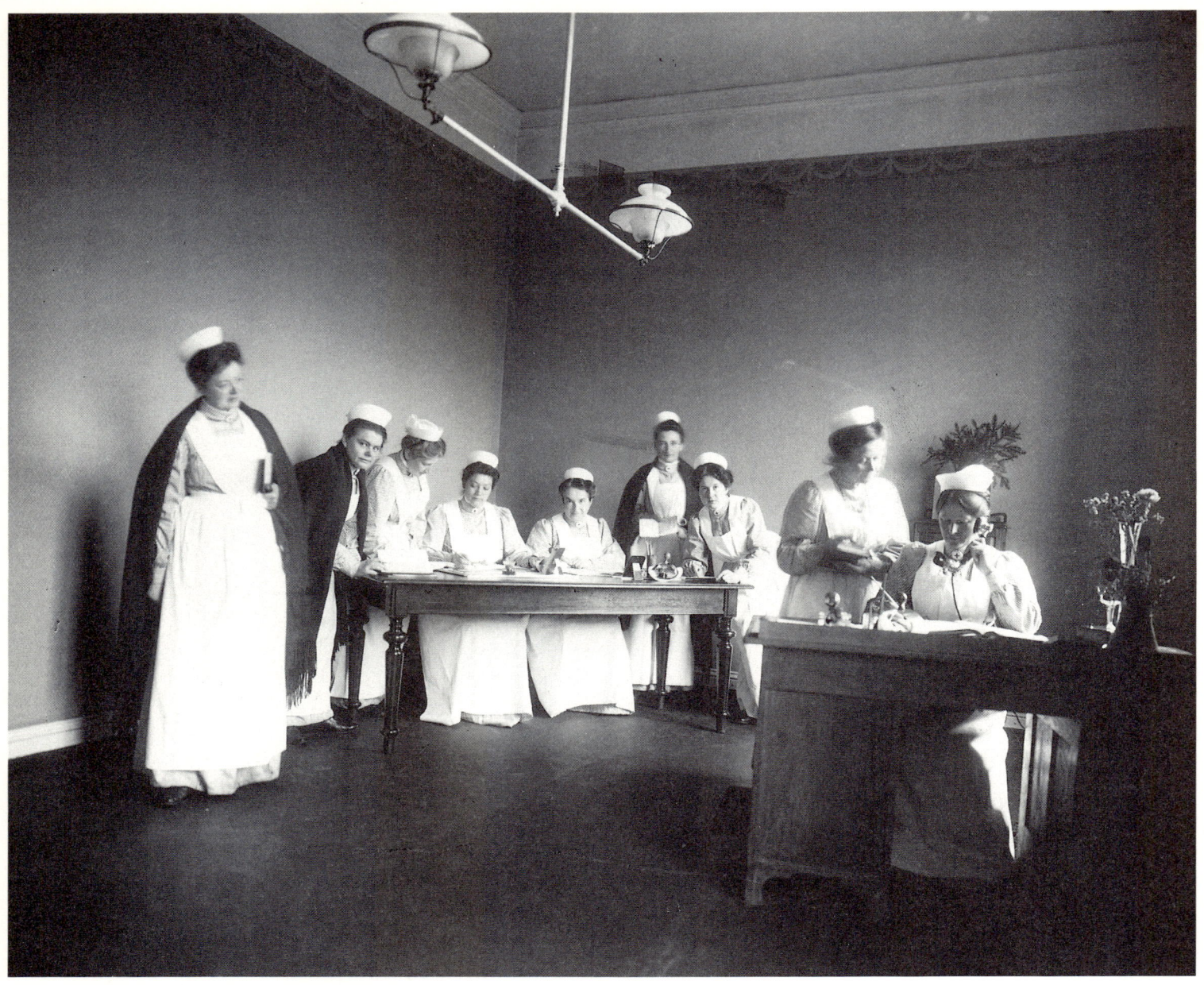

76. Im Dienstzimmer der Leitenden Oberschwester 1913. Diese 1902 neugeschaffene Funktion im Pflegedienst nahm seit 1907 Dora Fleischhauer (am Telefon) wahr.

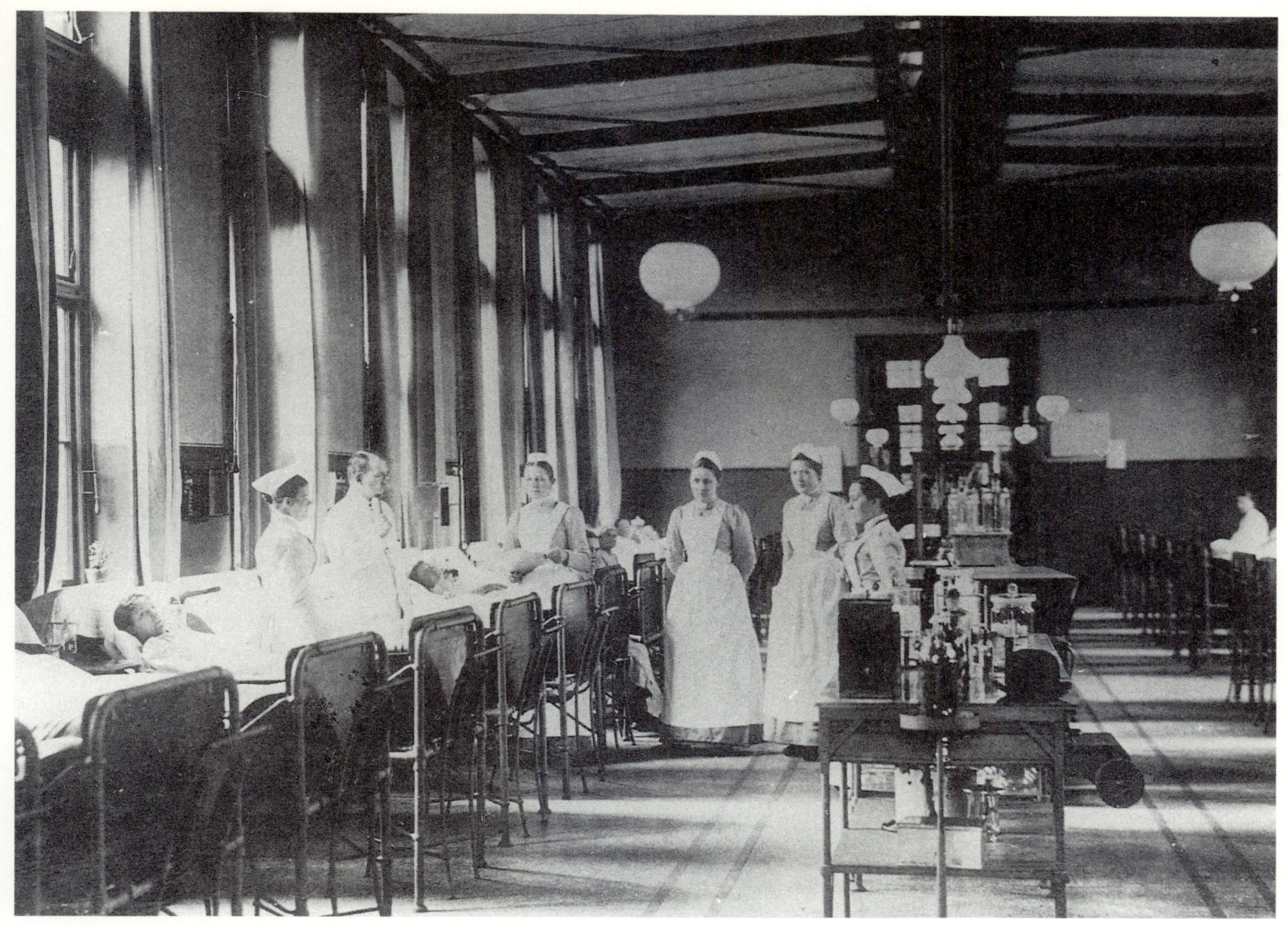

77. *In einem großen Krankenpavillon um 1910. Neben den examinierten Schwestern nahmen auch die Schwesternschülerinnen an der Arztvisite teil.*

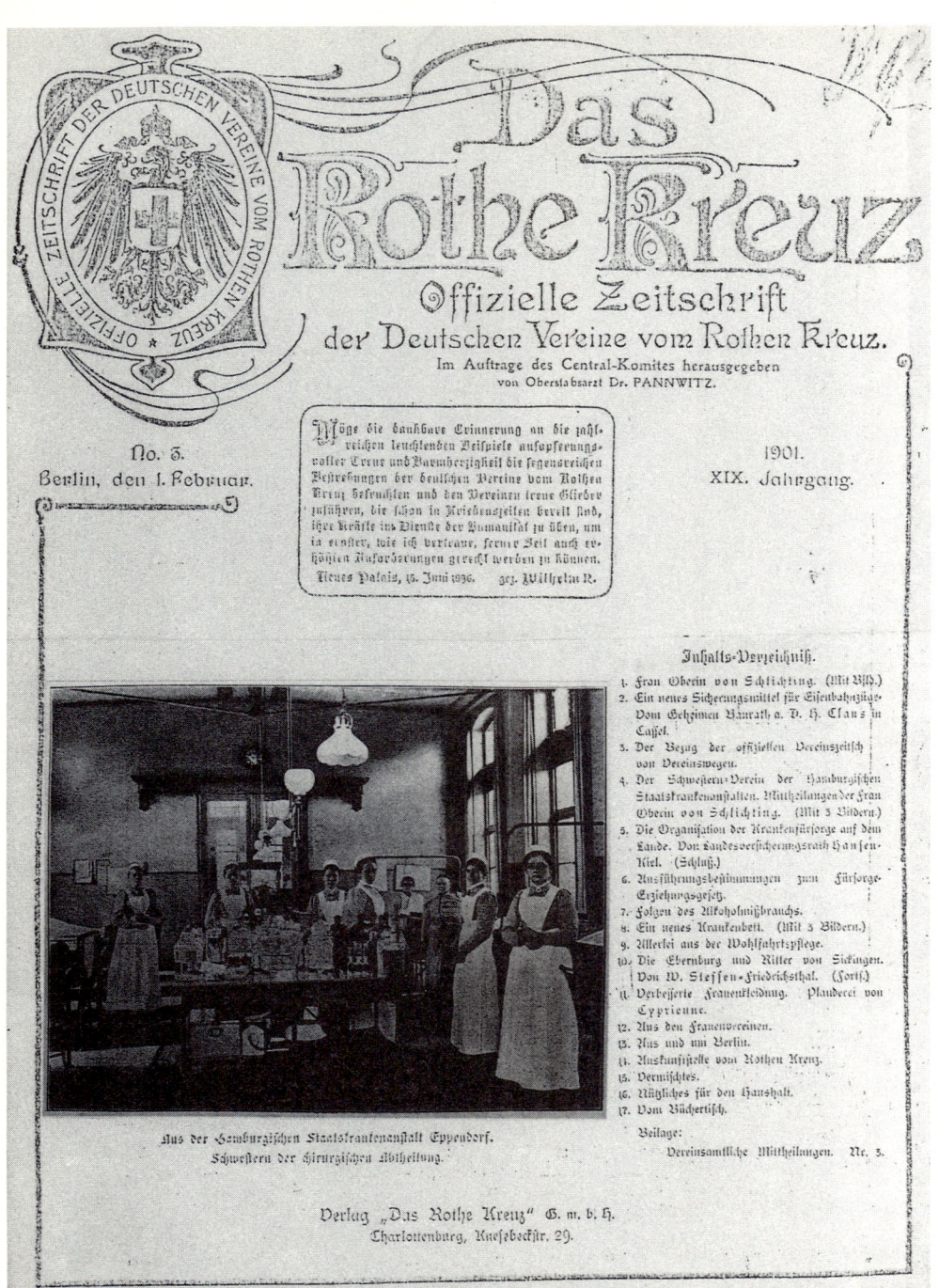

Das Rothe Kreuz

Offizielle Zeitschrift
der Deutschen Vereine vom Rothen Kreuz.

Im Auftrage des Central-Komites herausgegeben
von Oberstabsarzt Dr. PANNWITZ.

No. 3.
Berlin, den 1. Februar.

Möge die dankbare Erinnerung an die zahlreichen leuchtenden Beispiele aufopferungsvoller Treue und Barmherzigkeit die segensreichen Bestrebungen der deutschen Vereine vom Rothen Kreuz befruchten und den Vereinen treue Glieder zuführen, die schon in Friedenszeiten bereit sind, ihre Kräfte im Dienste der Humanität zu üben, um in ernster, wie ich vertraue, ferner Zeit auch evhöhten Anforderungen gerecht werden zu können.
Neues Palais, 15. Juni 1896.   gez. Wilhelm R.

1901.
XIX. Jahrgang.

Inhalts-Verzeichniß.

1. Frau Oberin von Schlichting. (Mit Bild.)
2. Ein neues Sicherungsmittel für Eisenbahnzüge. Vom Geheimen Baurath a. D. h. Claus in Cassel.
3. Der Bezug der offiziellen Vereinszeitschrift von Vereinswegen.
4. Der Schwestern-Verein der Hamburgischen Staatskrankenanstalten. Mittheilungen der Frau Oberin von Schlichting. (Mit 3 Bildern.)
5. Die Organisation der Krankenfürsorge auf dem Lande. Von Landesversicherungsrath Hansen-Kiel. (Schluß.)
6. Ausführungsbestimmungen zum Fürsorge-Erziehungsgesetz.
7. Folgen des Alkoholmißbrauchs.
8. Ein neues Krankenbett. (Mit 3 Bildern.)
9. Allerlei aus der Wohlfahrtspflege.
10. Die Ebernburg und Ritter von Sickingen. Von W. Steffen-Friedrichsthal. (Forts.)
11. Verbesserte Frauenkleidung. Plauderei von Cyprienne.
12. Aus den Frauenvereinen.
13. Aus und um Berlin.
14. Auskunftsstelle vom Rothen Kreuz.
15. Vermischtes.
16. Nützliches für den Haushalt.
17. Vom Büchertisch.

Beilage:
Vereinsamtliche Mittheilungen.   Nr. 3.

Aus der Hamburgischen Staatskrankenanstalt Eppendorf.
Schwestern der chirurgischen Abtheilung.

Verlag „Das Rothe Kreuz" G. m. b. H.
Charlottenburg, Knesebeckstr. 29.

Preis der einzelnen Nummer 30 Pf. Einzel-Abonnement durch Post und Buchhandel 6 Mk. jährlich. Vereins-Abonnement, entweder durch Post - Bestellung kann vom Verlag bewirkt werden - oder durch direkte Kreuzbandsendung: mindestens 10 Exemplare 50 Mk., mindestens 20 Exemplare 60 Mk. dazu Postbestellgeld oder Versandporto.

78. Für bessere Arbeitsbedingungen der Krankenschwestern setzte sich Oberin von Schlichting auch im Fachblatt des Roten Kreuzes ein.

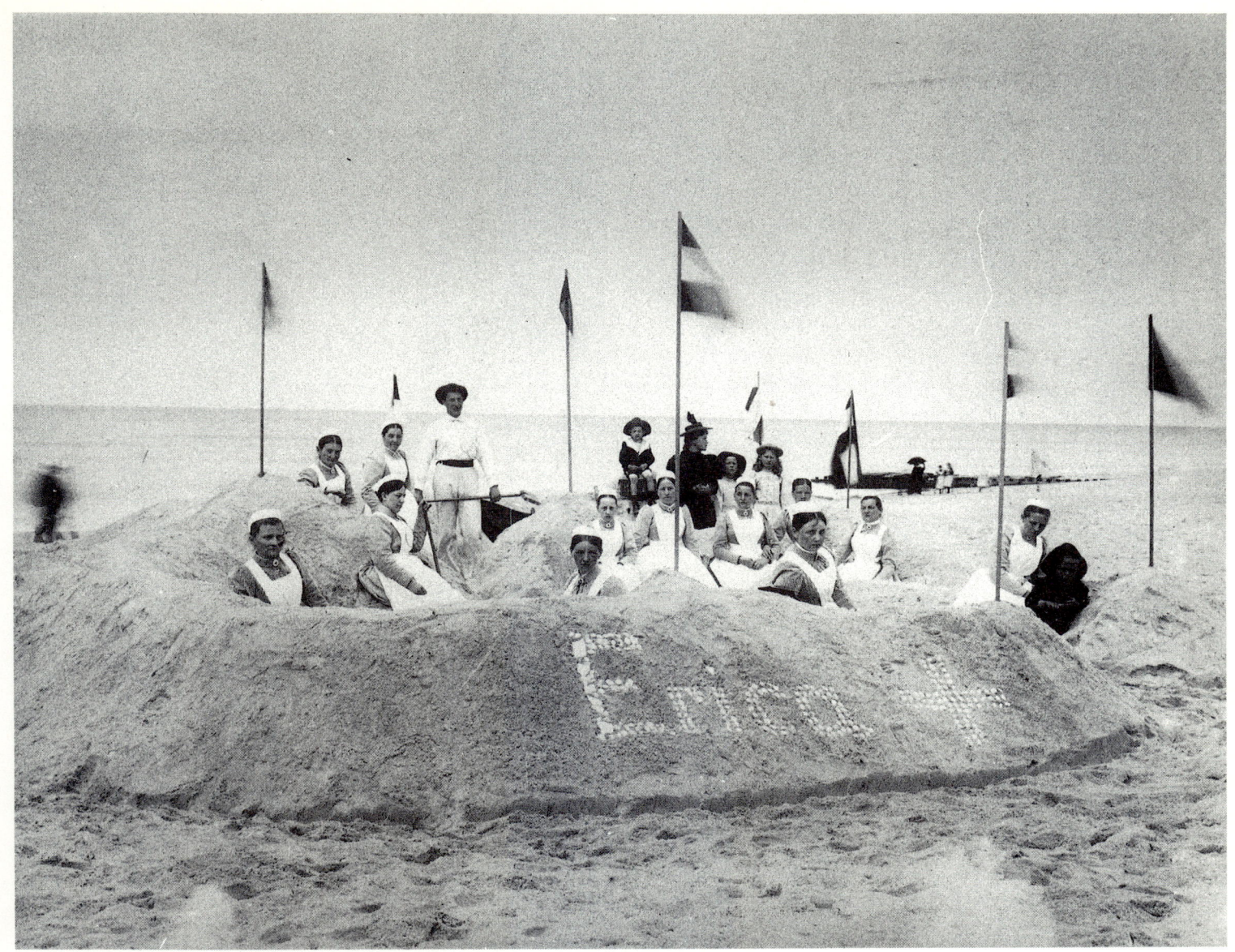

79. *Erikaschwestern während ihres Erholungsurlaubs im Ostseebad Heiligenhafen um 1910.*

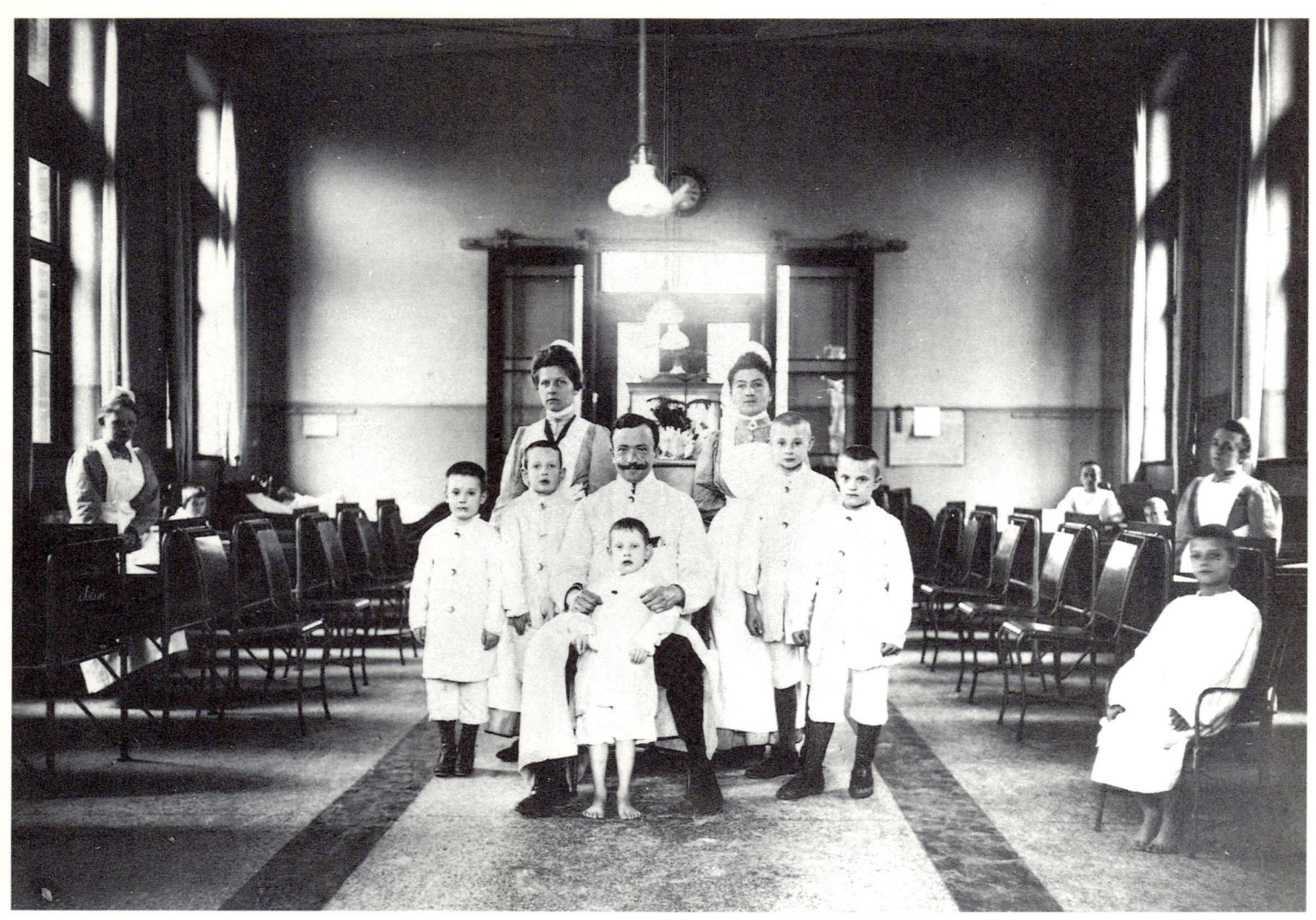

80. *In einem Kinderpavillon um 1900. Dank der Fußbodenheizung mußten Schwestern und Ärzte eine Erkältung der barfußlaufenden Kinder nicht befürchten.*

81. *Schwestern im Operationsdienst um 1900. Durch das Sterilisieren der Instrumente wurde die Luft im Operationsraum reichlich mit Wasserdampf gefüllt.*

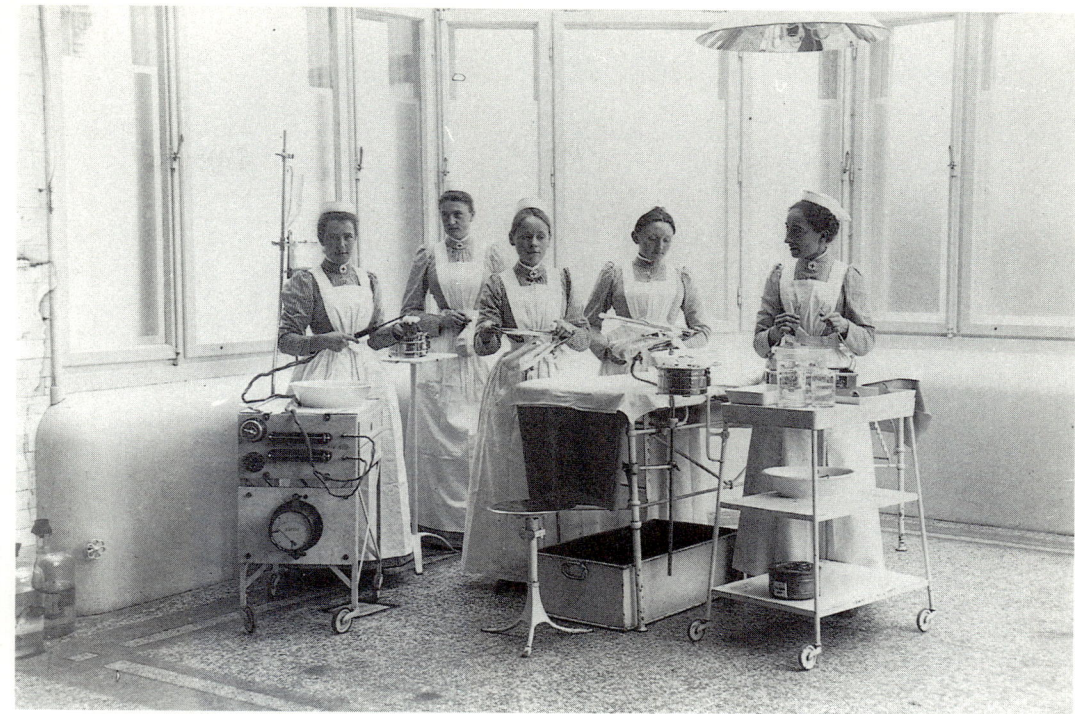

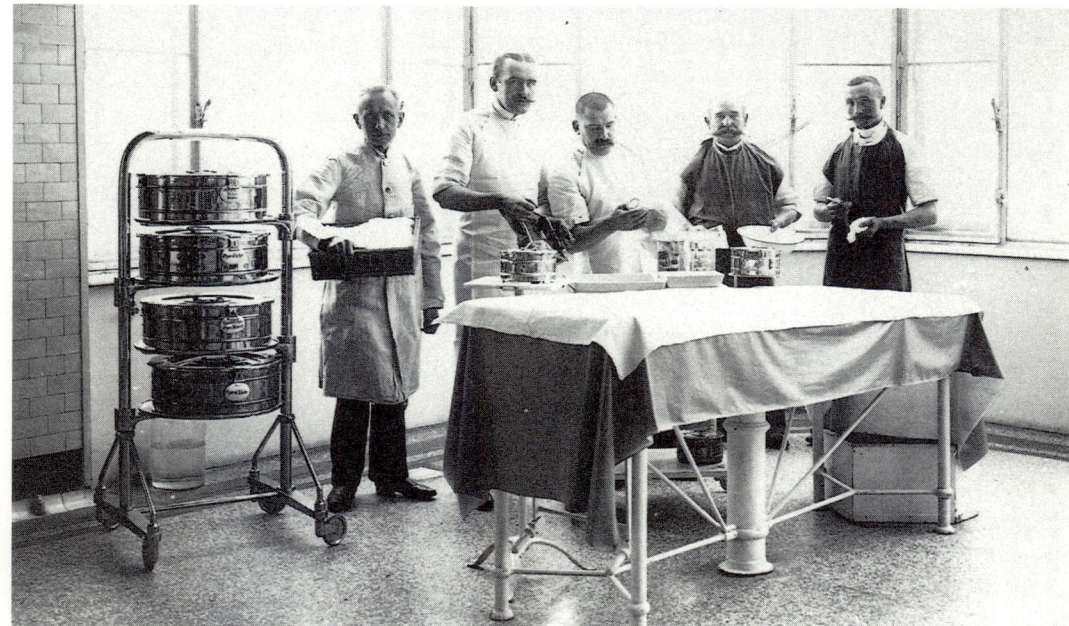

82. *Gruppe von Operationswärtern um 1900, vorn links Trommeln mit sterilisierten Operationstüchern und -mänteln.*

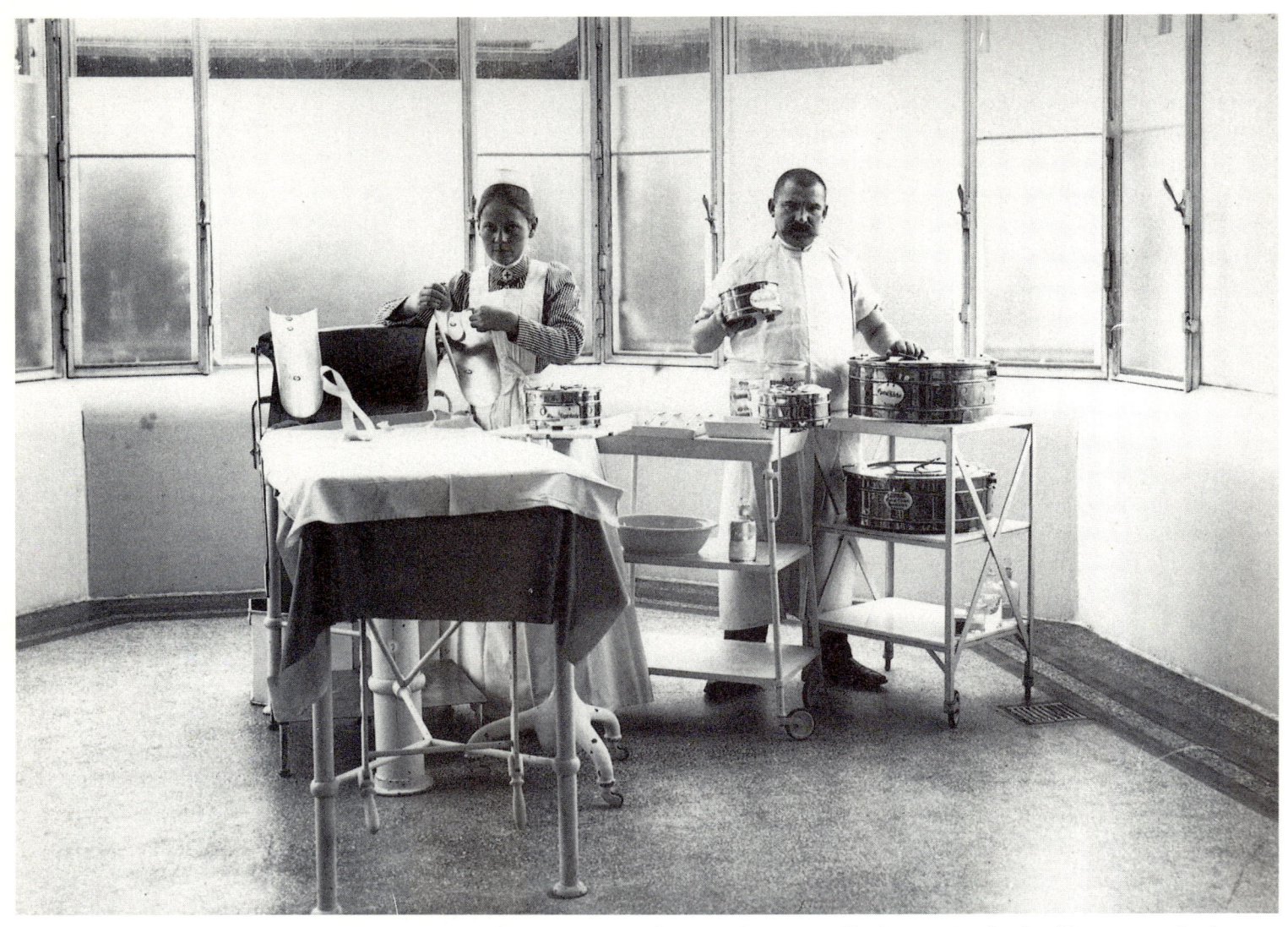

83. *Schwester mit Operationswärter um 1900: Vorbereitung eines chirurgischen Eingriffs, der eine Beckenhochlagerung erforderte.*

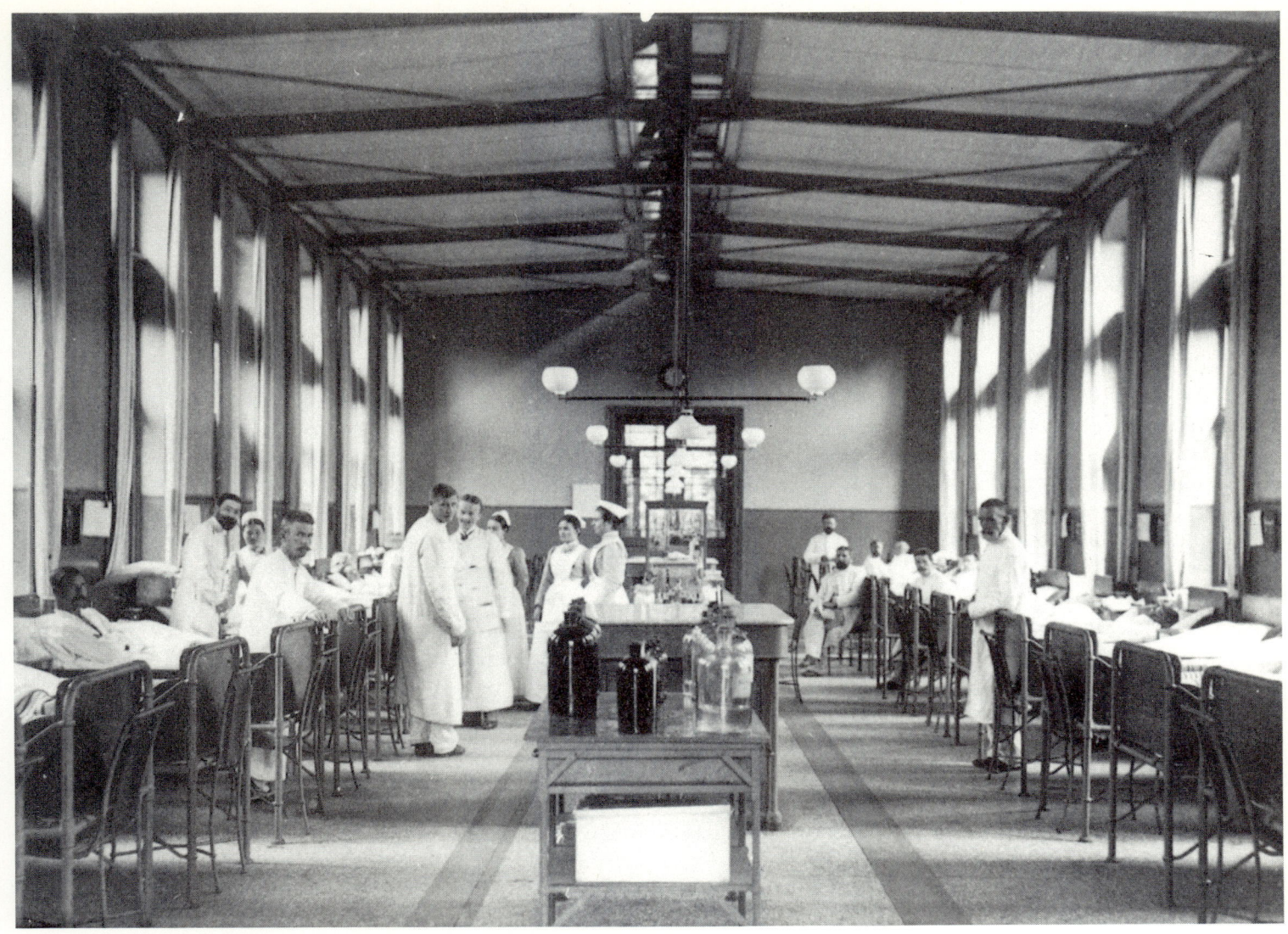

84. *Blick in einen großen Krankenpavillon mit 30 Betten während der ärztlichen Visite, um 1900. Ungeachtet öffentlicher Angriffe pflegten die Krankenschwestern auch die männlichen Patienten.*

Spezialisierung in der Krankenpflege

Ausbildung und neue Fachgebiete

Die Gründung des Schwesternvereins war mit der Einrichtung einer Krankenpflegeschule verbunden, die im Schwesternhaus Ericastraße Nr. 1 untergebracht war. Die Ausbildung der Schülerinnen dauerte 1 Jahr. Nach 3monatiger praktischer Unterweisung auf verschiedenen Stationen erfolgte zusätzlich theoretischer und praktischer Unterricht durch die Sekundärärzte der Anstalt.

Bis 1900 hatten bereits 80 Schülerinnen die Schule durchlaufen. Elise Dietrich wurde 1911 die erste Oberin, die dem jungen Schwesternverband selbst entstammte. Die Eppendorfer Pflegeausbildung genoß bald ein international hohes Ansehen.

Entsprechend der zunehmenden Ausweitung von Diagnostik und Therapie bildeten sich in der Krankenpflege besondere Aufgabenbereiche heraus. So wirkten Schwestern als Assistentinnen bei der frühzeitig in Eppendorf eingeführten Röntgendiagnostik. Andere betreuten bereits die Herstellung von Diätspeisen, bevor in Eppendorf die Ausbildung zur Diätassistentin geschaffen wurde. Nach Eröffnung der Entbindungsanstalt 1899 übernahmen speziell ausgebildete Schwestern dort auch die Hebammentätigkeit.

Mit Ausweitung der Labormedizin wuchs die Zahl der im medizinisch-technischen Bereich tätigen Assistentinnen und Assistenten.

Krankentransport

Eine Lösung des in der Planungsphase mehrfach vertagten Problems des Krankentransports in die neue, damals am äußersten Stadtrand gelegene Anstalt stand auch im Eröffnungsjahr noch aus. Erst im Mai 1890 schaffte der Senat vier besondere Krankenkutschen an. Insgesamt nur sechs Krankenträger bildeten bis zum Ausbruch der Cholera 1892 die »Sanitätskolonne« von Hamburg, das damals bereits rund 600000 Einwohner zählte. Erst nach der Epidemie wurde das Hamburger Krankentransportwesen grundlegend reorganisiert und erheblich ausgebaut.

Innerhalb der Eppendorfer Anlage war eine eigene Wärtergruppe für den Transport der Kranken zuständig. Hochrädrige Karren mit einem Verdeck aus Segeltuch dienten zur Beförderung. Bei Wind und Wetter war der Transport oft wenig angenehm für die Patienten, bisweilen auch risikoreich – besonders beim Transport nach einer Operation.

85. Schwesternschülerinnen beim
Massageunterricht um 1900.

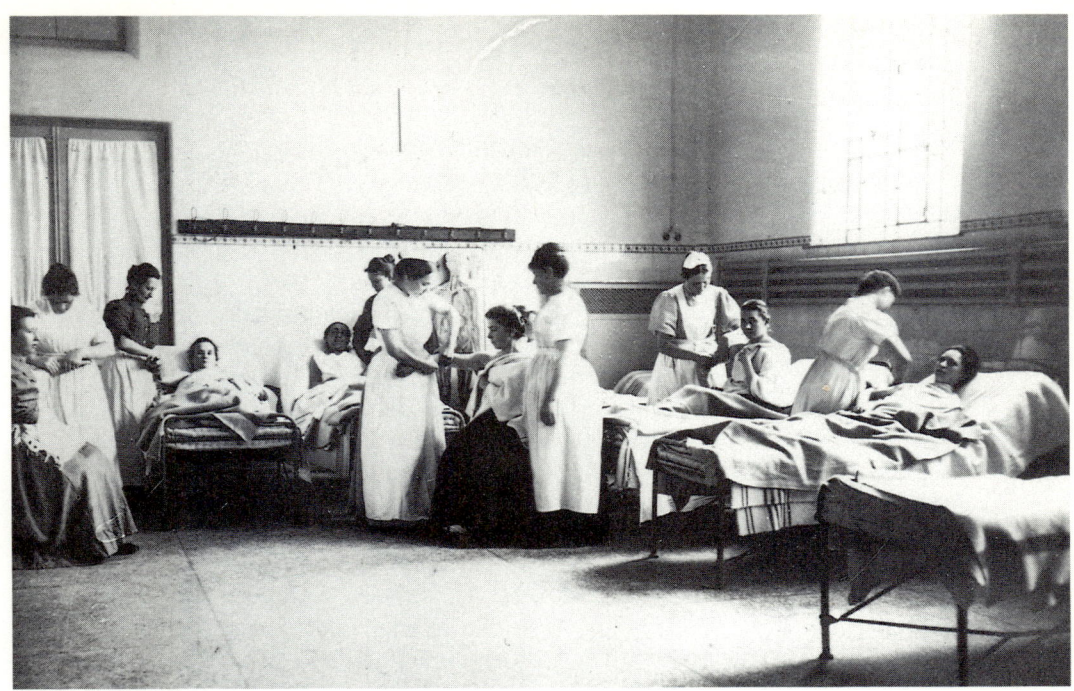

86. Schwestern betreuen Kinder und
Erwachsene bei einer Warminhala-
tions-Therapie im Ambulatorium
für Hals-Nasen-Ohrenkranke.

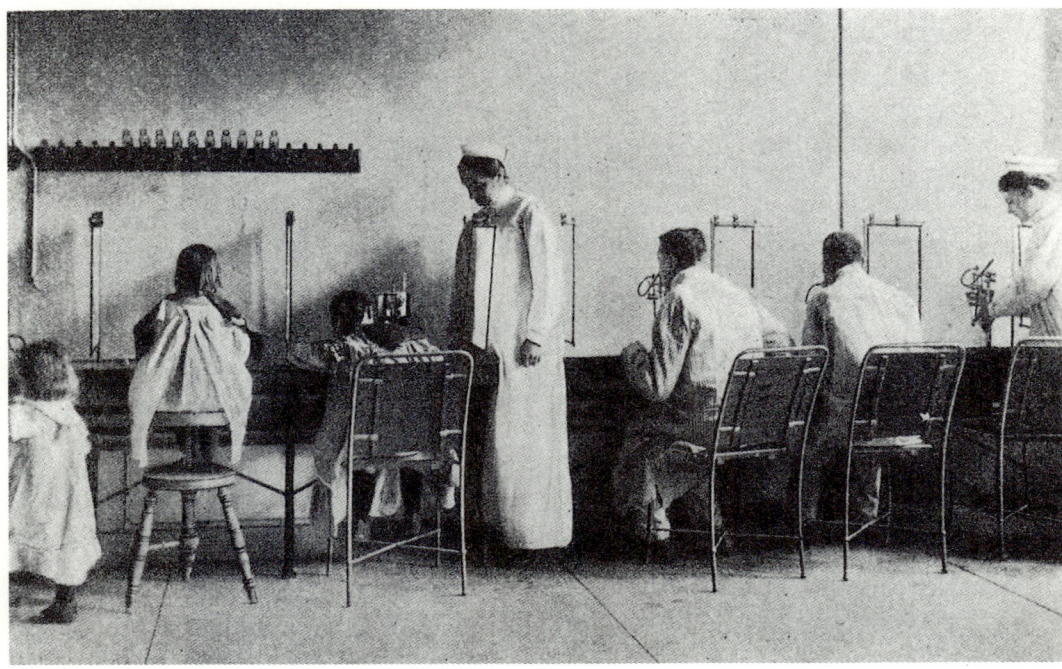

73

Specieller Ausbildungsplan
für die Pflegerinnenschule „Erica".

1. <u>Die Ausbildung</u> der in die Pflegerinnenschule Aufgenommenen <u>dauert ein Jahr.</u>
2. Die Ausbildung geschieht auf Grund des nachfolgenden Planes:

    a. Während der ersten drei Monate werden die Schülerinnen unter persönlicher Anleitung der Oberin bezw. der Oberschwestern in allen innerhalb der Krankenräume vorkommenden häuslichen Arbeiten (<u>Putzen, Scheuern, Bett-machen</u> u. s. w.) und den in der Krankenpflege alltäglich vorkommenden Handreichungen praktisch unterwiesen. Zu dem Zwecke werden sie einem Pavillon zugeteilt und sind hier der Oberschwester bezw. der ältesten Schwester des betreffenden Pavillons besonders unterstellt.

    Unterricht wird ihnen während dieser Zeit nicht erteilt, doch werden sie von der Oberin oder deren Vertreterin in einer wöchentlich ab-zuhaltenden Instruktionsstunde mit allen Einzelheiten der Dienstinstruktion genau bekannt gemacht. — <u>An den ärztlichen Visiten nehmen die Schülerinnen von Anfang an Teil.</u>

    b. Während der nächsten drei Monate absolvieren die Schülerinnen einen <u>theoretischen Unterrichtskursus,</u> den ein Anstaltsarzt abhält. Die Oberin oder eine Oberschwester wohnen diesem Unterricht stets bei und über-wachen die für diesen zu liefernden schriftlichen Arbeiten. Im übrigen sind die Schülerinnen auf den Abteilungen thätig in gleicher Weise wie während der ersten drei Monate.

    c. Während der übrigen sechs Monate absolvieren die Schülerinnen einen <u>praktischen Unterrichtskursus</u> des Anstaltsarztes, fangen auch an, selbst an. der Krankenpflege in den Pavillons Teil zu nehmen. Sie müssen ins-besondere während dieser sechs Monate sämtliche Abteilungen der medi-cinischen und chirurgischen Station kennen lernen, und zwar auf der medicinischen die <u>Kinderpflege</u>, die <u>Wochenpflege</u> und die <u>Pflege der Infektionskrankheiten</u>, auf der chirurgischen Station <u>Diphtheriepflege, Wund-krankenpflege</u> und den <u>Dienst im Operationssaal</u>. — Zu dem Zwecke wird ein regelmässiger Wechsel von der chirurgischen zur medicinischen Ab-teilung und umgekehrt stattfinden, derart, dass darauf gesehen wird, dass jede Schülerin die Hälfte der Zeit auf jeder dieser Abteilungen zubringt.
3. Über jede Schülerin wird ein <u>Führungsbuch</u> angelegt, worin der Arzt und die Oberschwester die Brauchbarkeit, Fähigkeit und Führung der Schülerin bezeugen, welches dann, der Oberin zugestellt, weitergeführt und von dieser jedes Vierteljahr dem Direktor vorgelegt wird.

    Diese Zeugnisse sind mitentscheidend für die definitive Anstellung der Schülerin.
4. Das Lehrjahr schliesst mit einer öffentlichen <u>Prüfung</u> durch den Anstaltsarzt.

87. Ausbildungsplan der »Pflege-rinnenschule« (Schwesternschule) 1895. Die Ausbildung der Eppen-dorfer Schwestern wurde Vorbild vieler Krankenpflegeschulen.

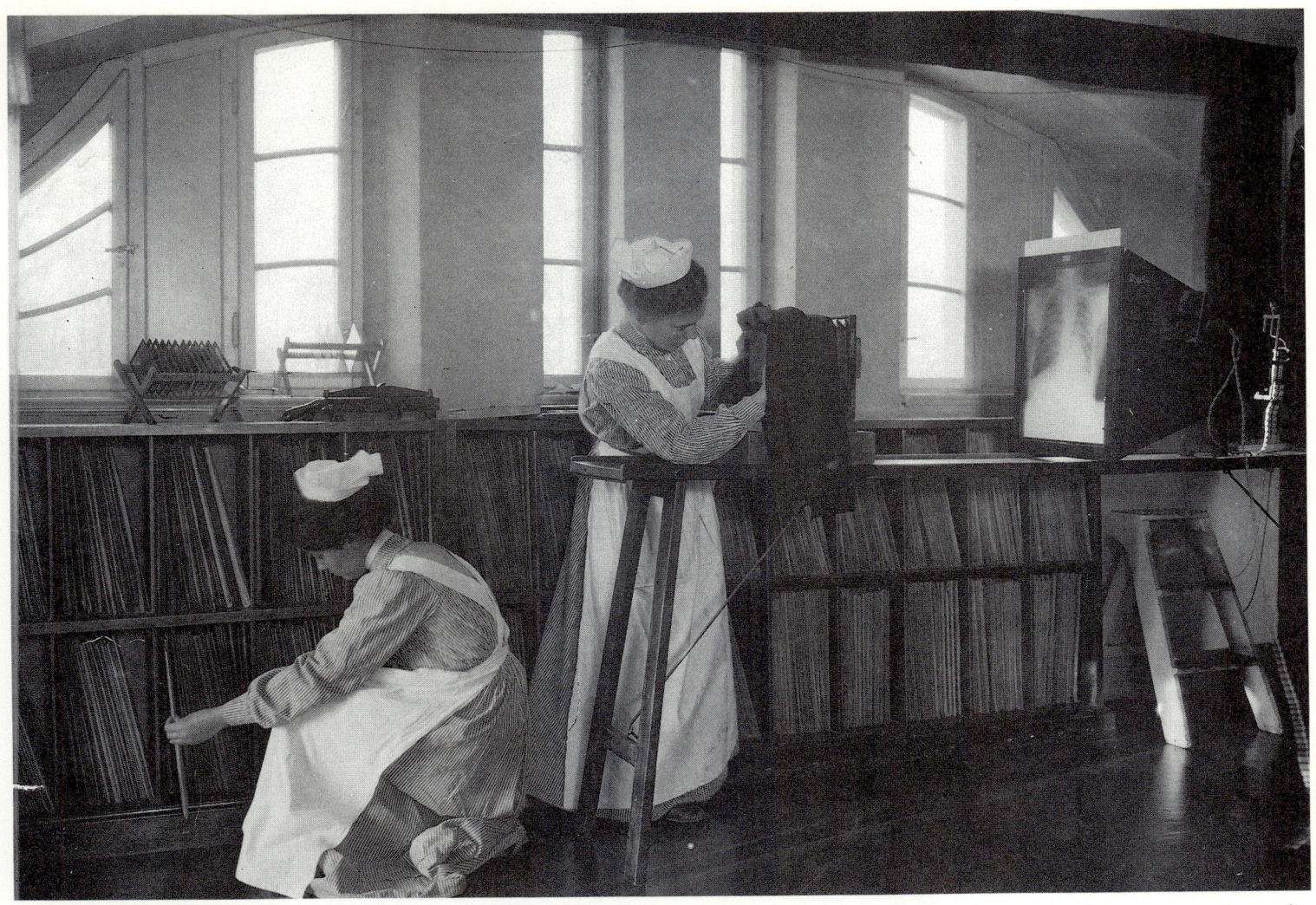

88. Im Archiv des Röntgeninstituts der Chirurgischen Abteilung im Obergeschoß des Operationshauses. Vorbereitung zur Betrachtung von Röntgenplatten, um 1913.

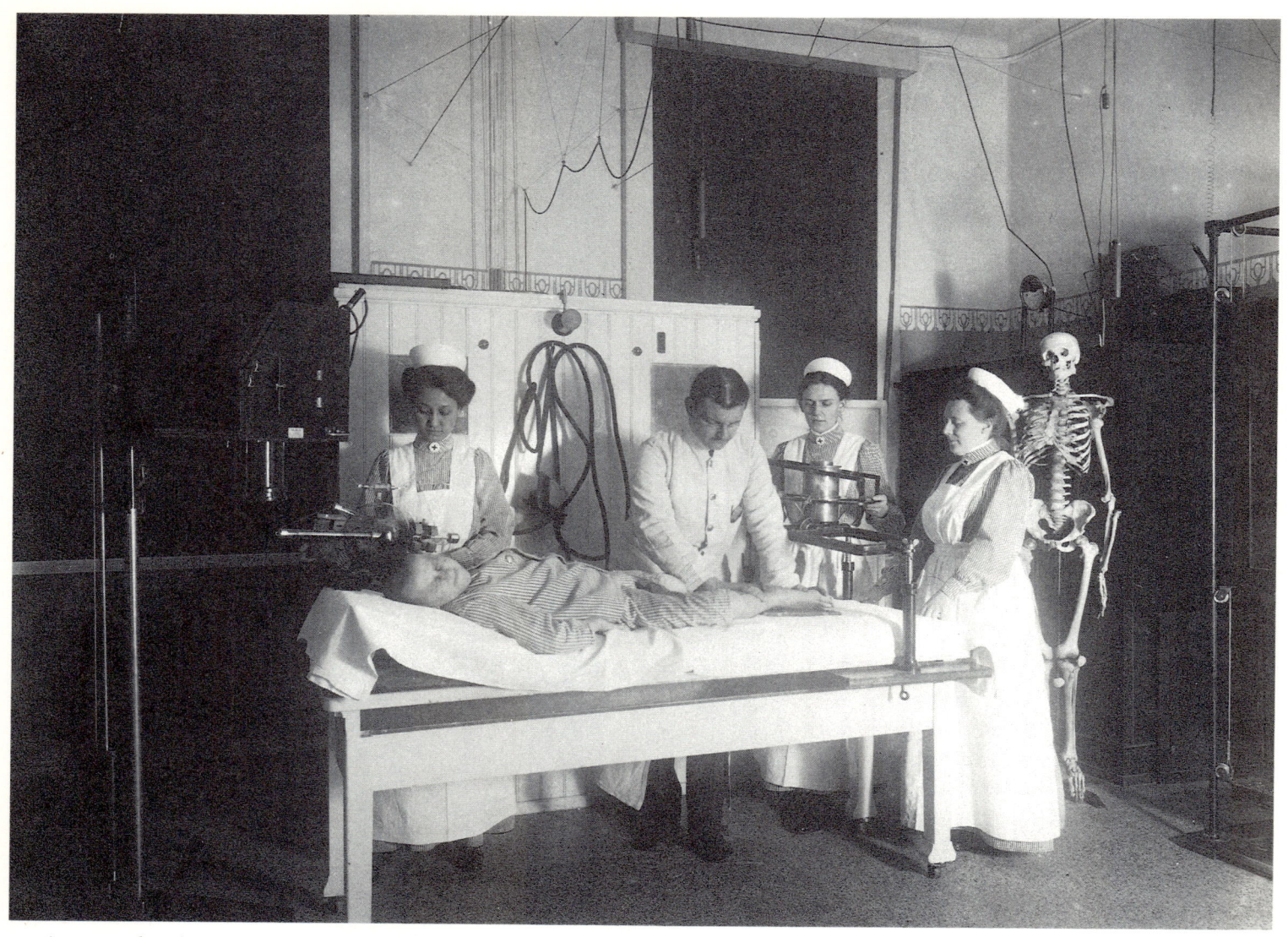

89. *Assistenz bei der Röntgendiagnostik, vermutlich frühe 20er Jahre. Die blanken Hochspannungsleitungen hängen frei im Raum, die Röntgenröhre (vorn li.) ist unabgeschirmt.*

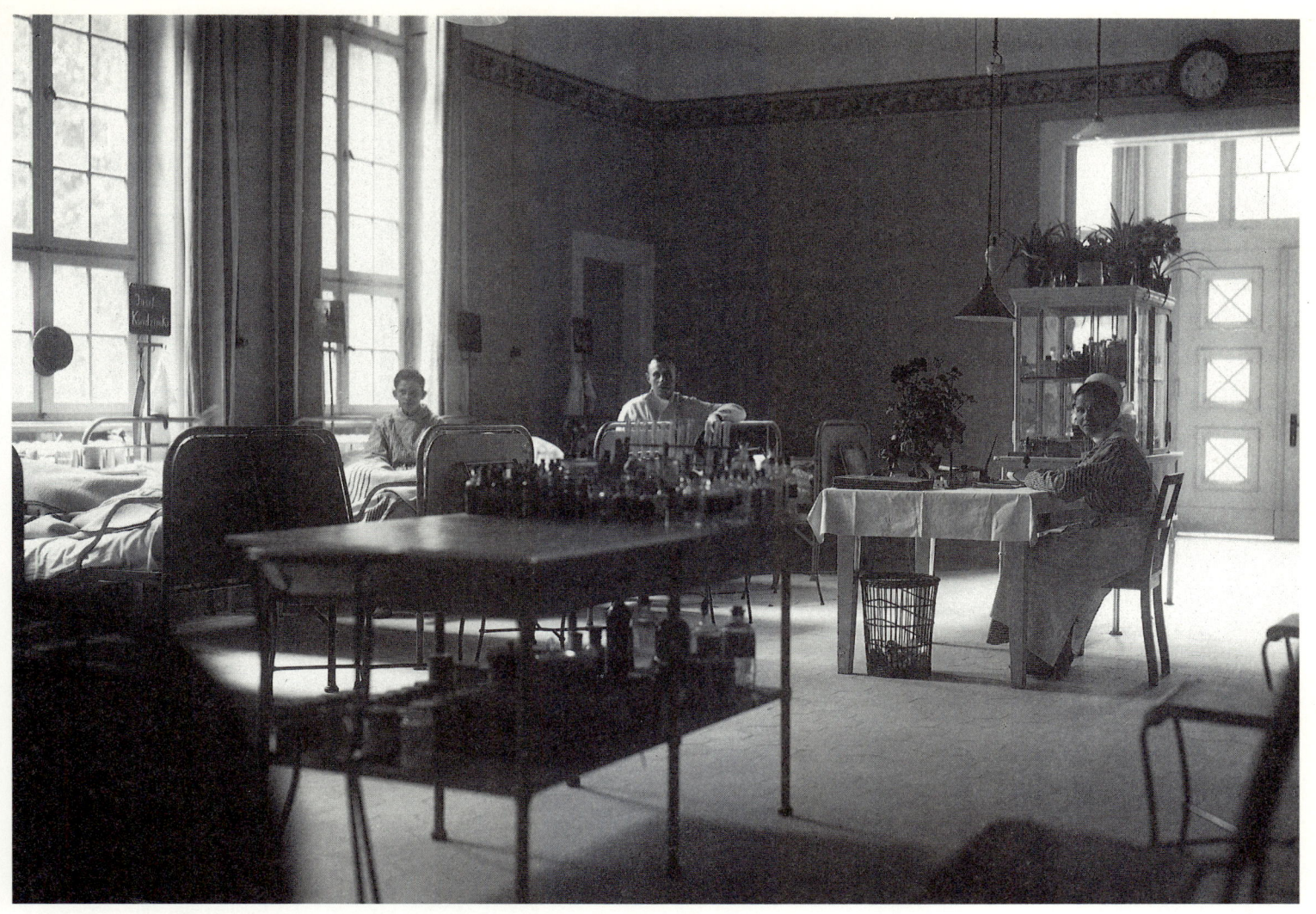

90. *In einem Krankensaal der Stoffwechselabteilung um 1927. Die dort tätigen Schwestern waren speziell in der diätetischen Kranken-versorgung ausgebildet.*

91. *Auszug aus dem Geburtenbuch der Entbindungsanstalt vom April 1903. Eingetragen sind der Verlauf von Geburt und Wochenbett und die dabei beobachteten Komplikationen. Die Angaben zum sozialen Stand (u.a. Dienstmädchen, Arbeiterin, Ewerführerfrau) lassen erkennen, daß Frauen aus dem Bürgertum zu dieser Zeit die Entbindungsanstalt nicht in Anspruch nahmen.*

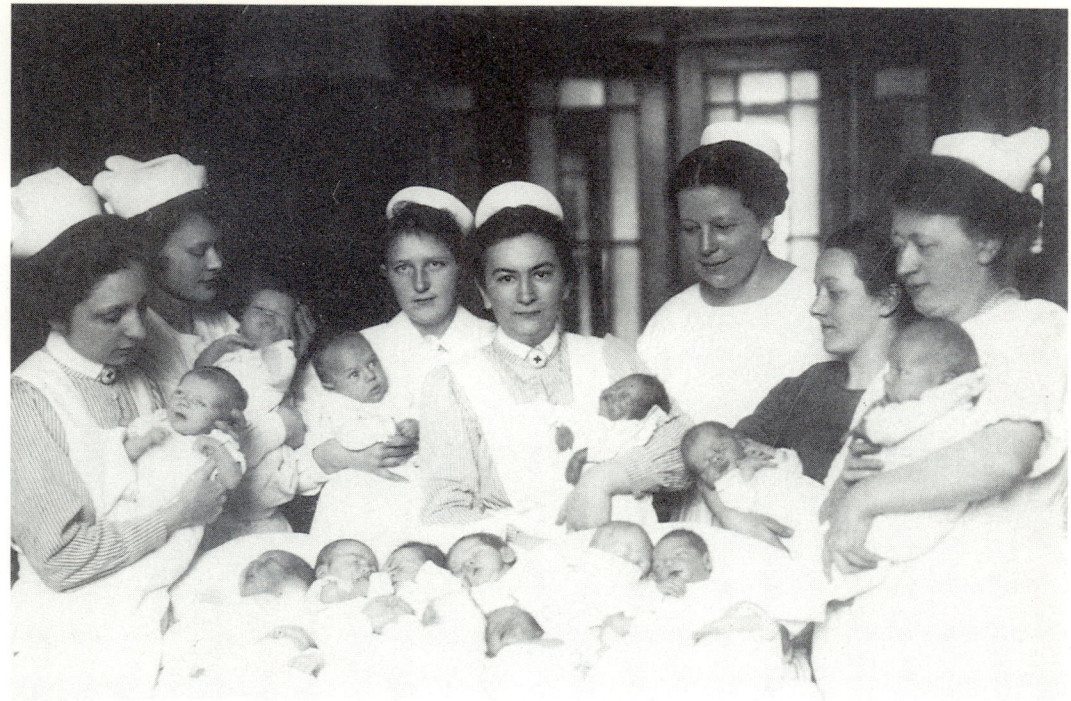

92. Schwestern (li. Amanda Stolze) und Pflegerinnen auf der Neugeborenenstation vor 1920. Bereits vor Eröffnung der Entbindungsanstalt im November 1899 wurden Eppendorfer Schwestern zu Hebammen ausgebildet.

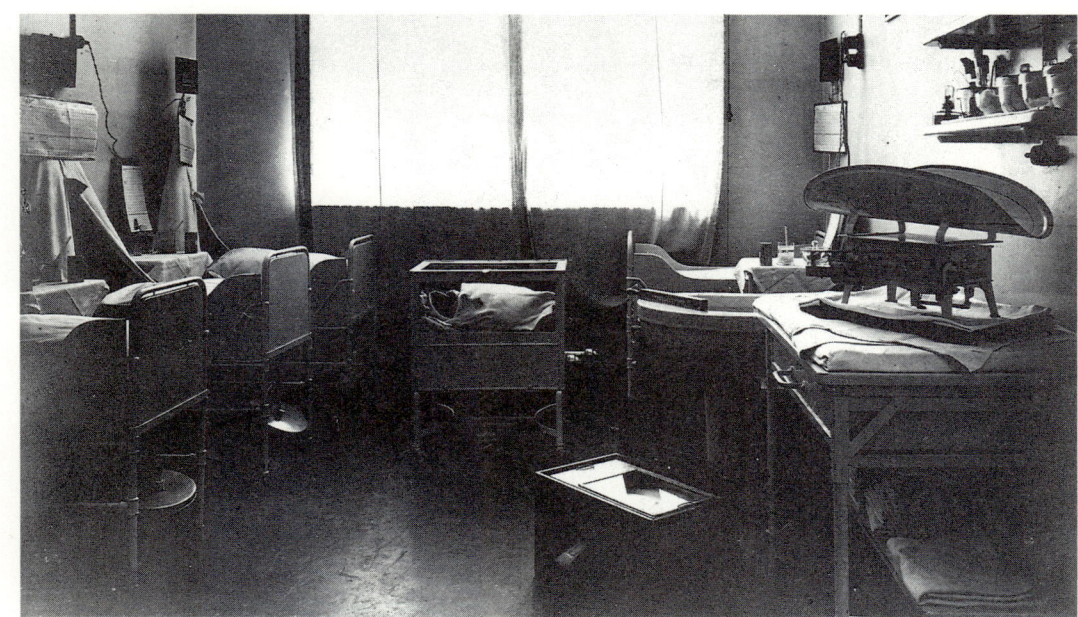

93. Blick in die Säuglings- und Kleinkinderstation 1926 mit Wärmebett (am Fenster) und Säuglingskasten (vorn re.). 1927 wurde der erste Kurs für Säuglings- und Kleinkinderpflege eingerichtet.

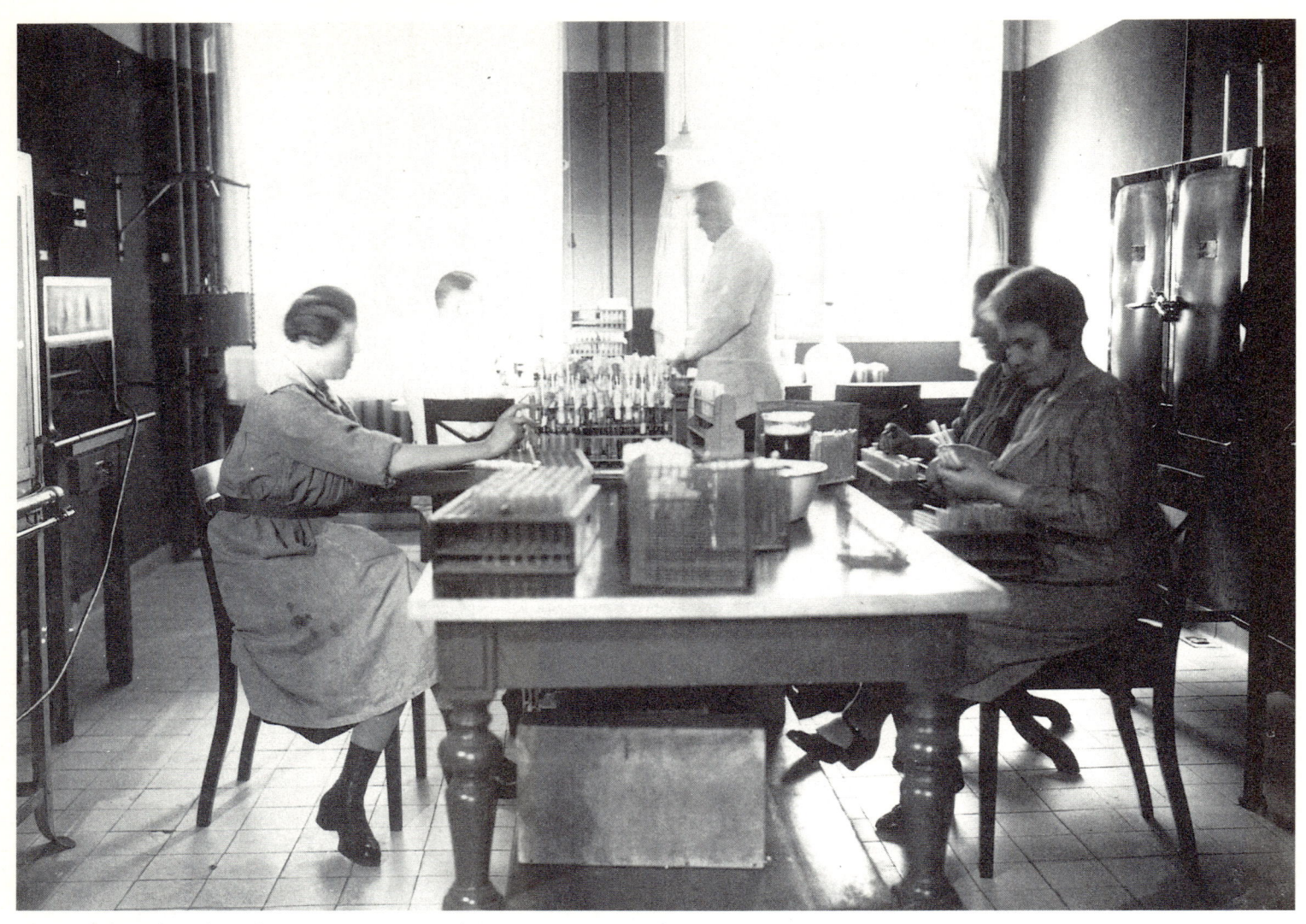

94. *Medizinisch-technische Assistentinnen und Assistenten, 20er Jahre.*

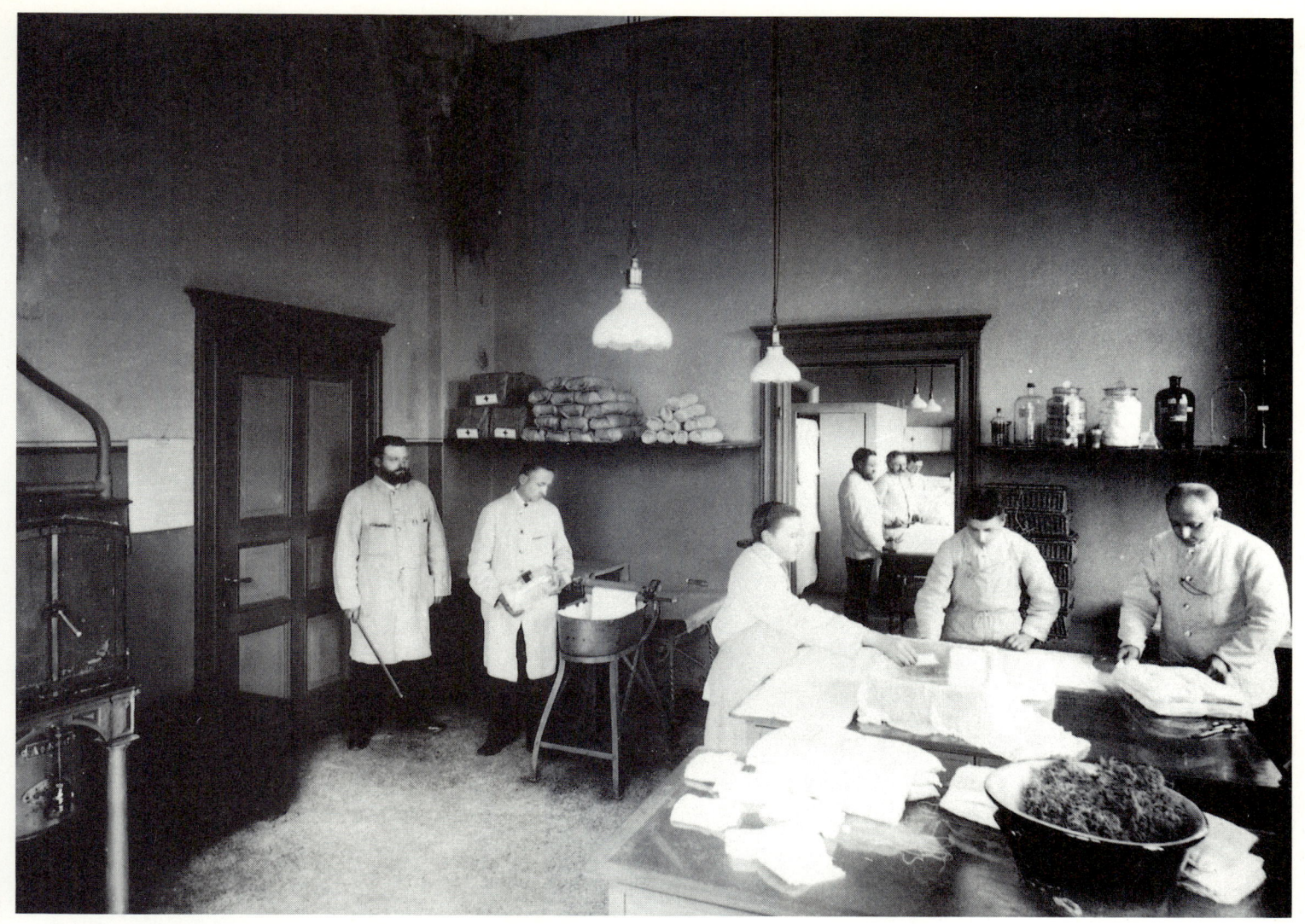

95. *Verbandstoffherstellung im Operationshaus 1890. Die Wanne rechts im Vordergrund enthält Torfmull.*

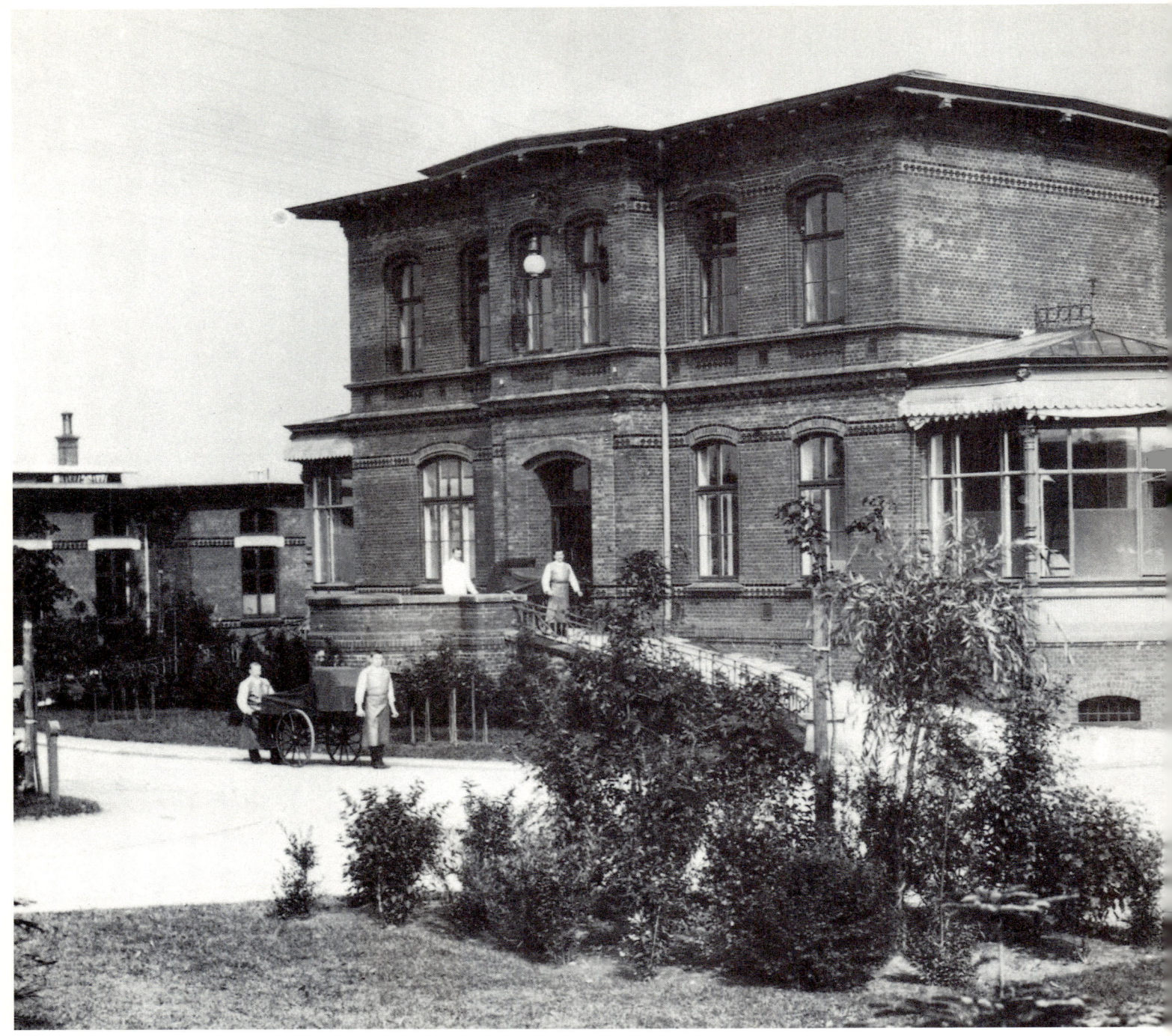

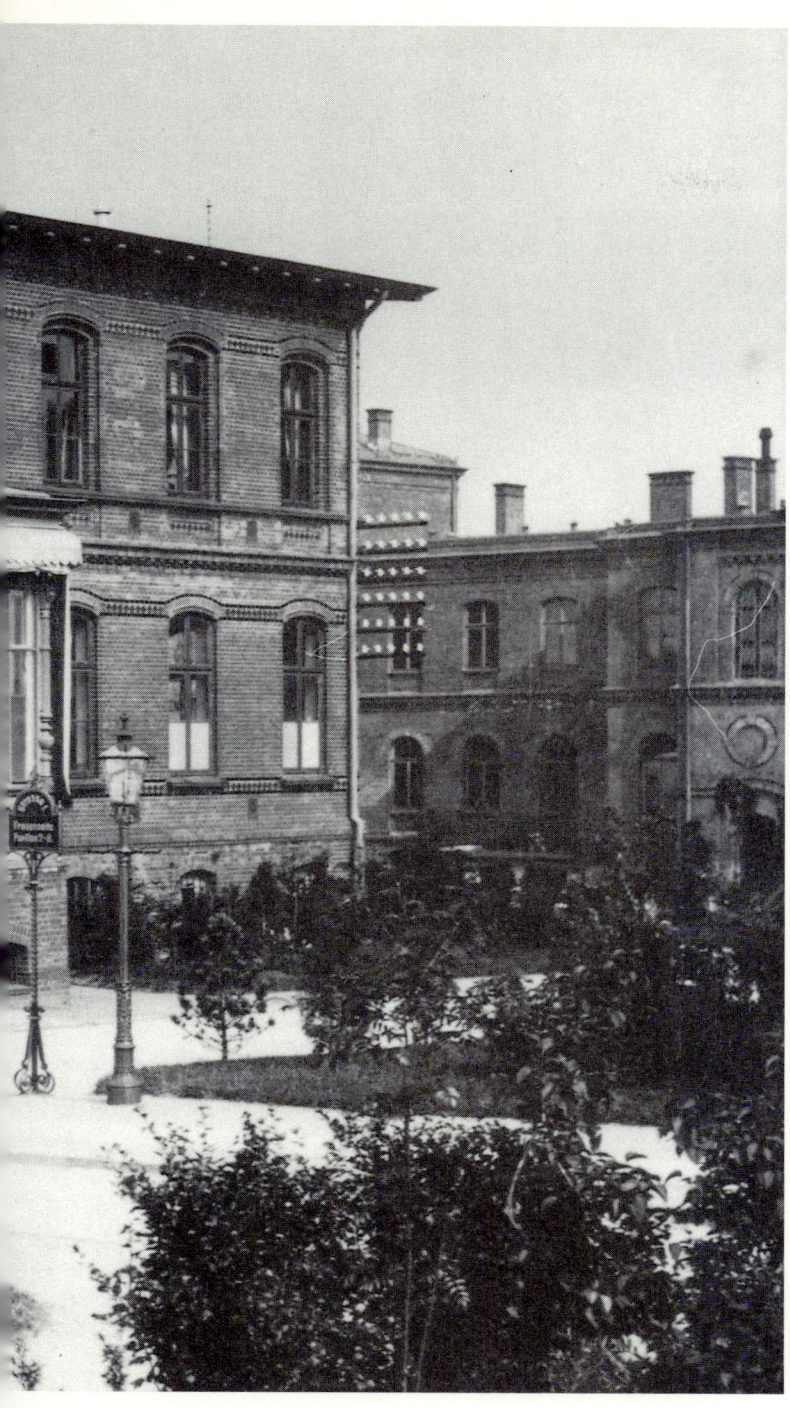

96. Für den Krankentransport innerhalb der weitläufigen Pavillonanlage war eine eigene Wärtergruppe zuständig. An- und Abtransport von Patienten über den Rampeneingang des Operationshauses 1890.

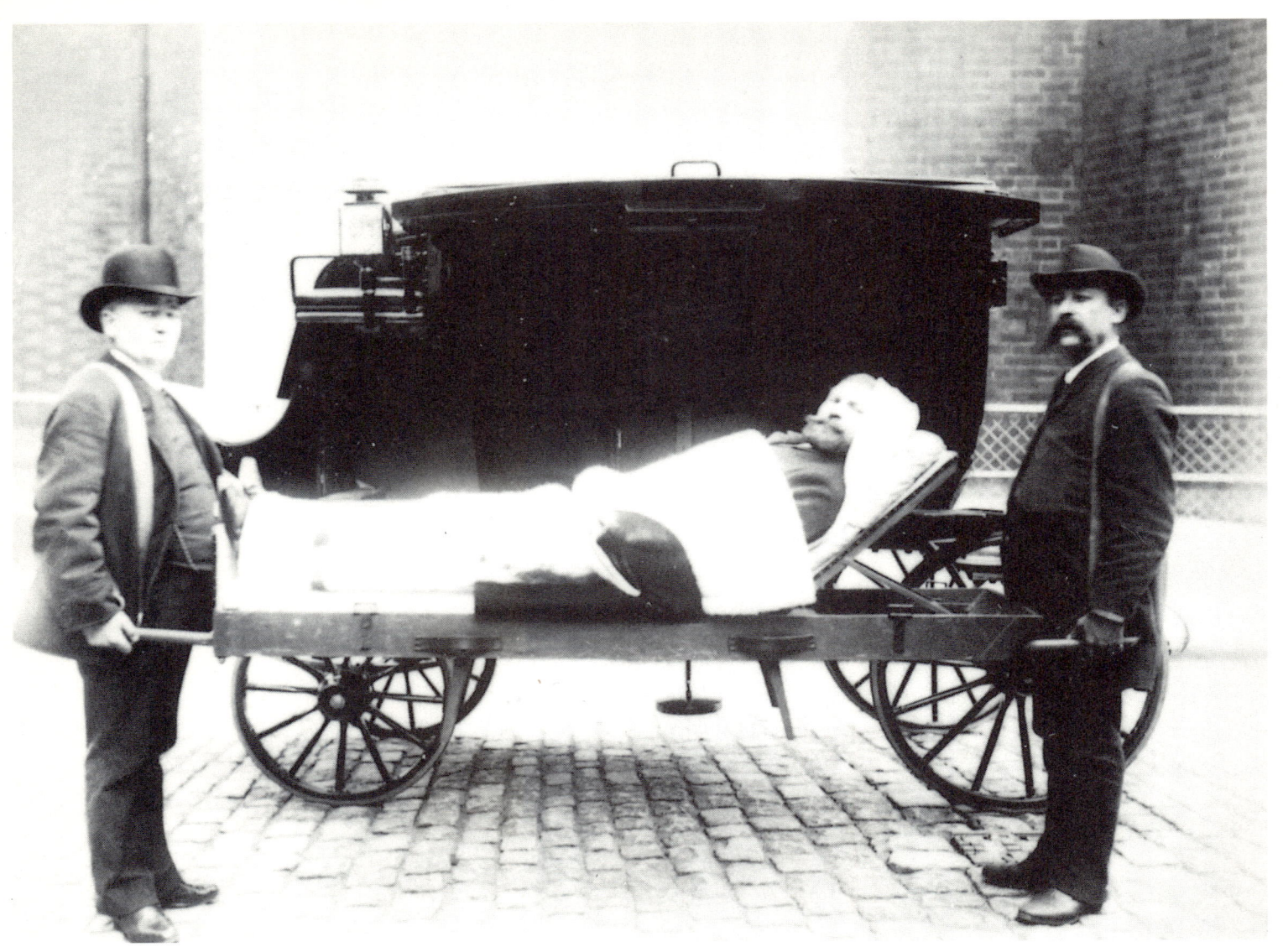

97. *Krankenträger der Hamburger Sanitätskolonne im »Cholerajahr« 1892. Bis zur großen Choleraepidemie 1892 standen für das gesamte Stadtgebiet nur 4 Krankenkutschen zur Verfügung.*

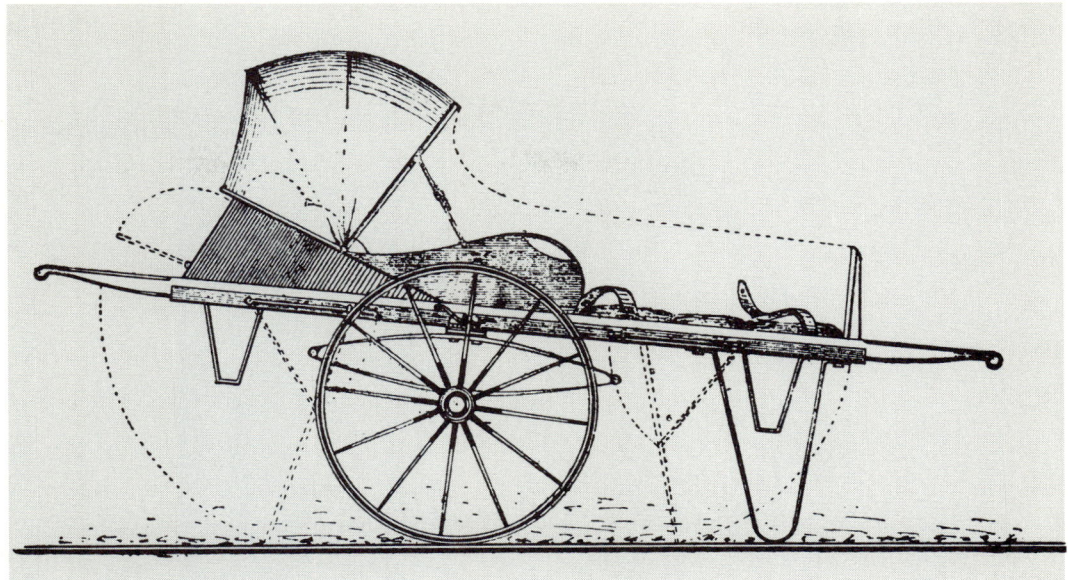

98. *Krankentransportkarre mit hoch-klappbarem Verdeck. Sie wurde über Jahrzehnte in Eppendorf verwendet.*

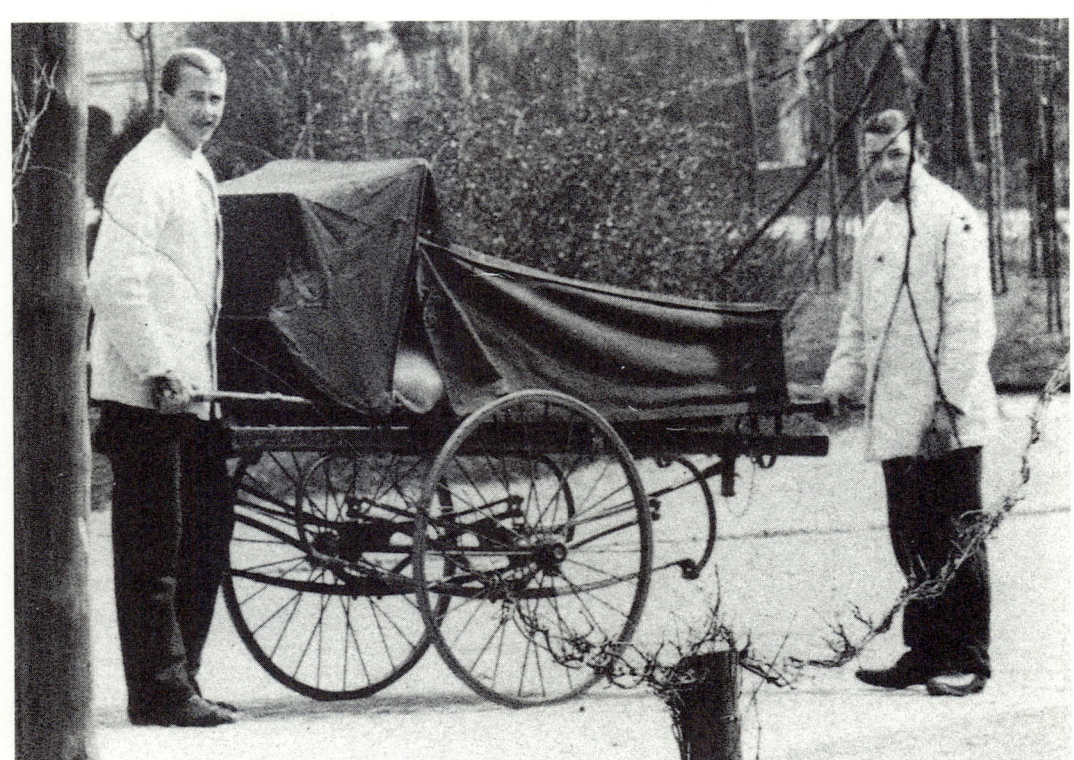

99. *Wärter im Krankentransport-dienst um 1900. Die Beförderung besonders der Schwerkranken bei Kälte und Regen blieb ein Problem.*

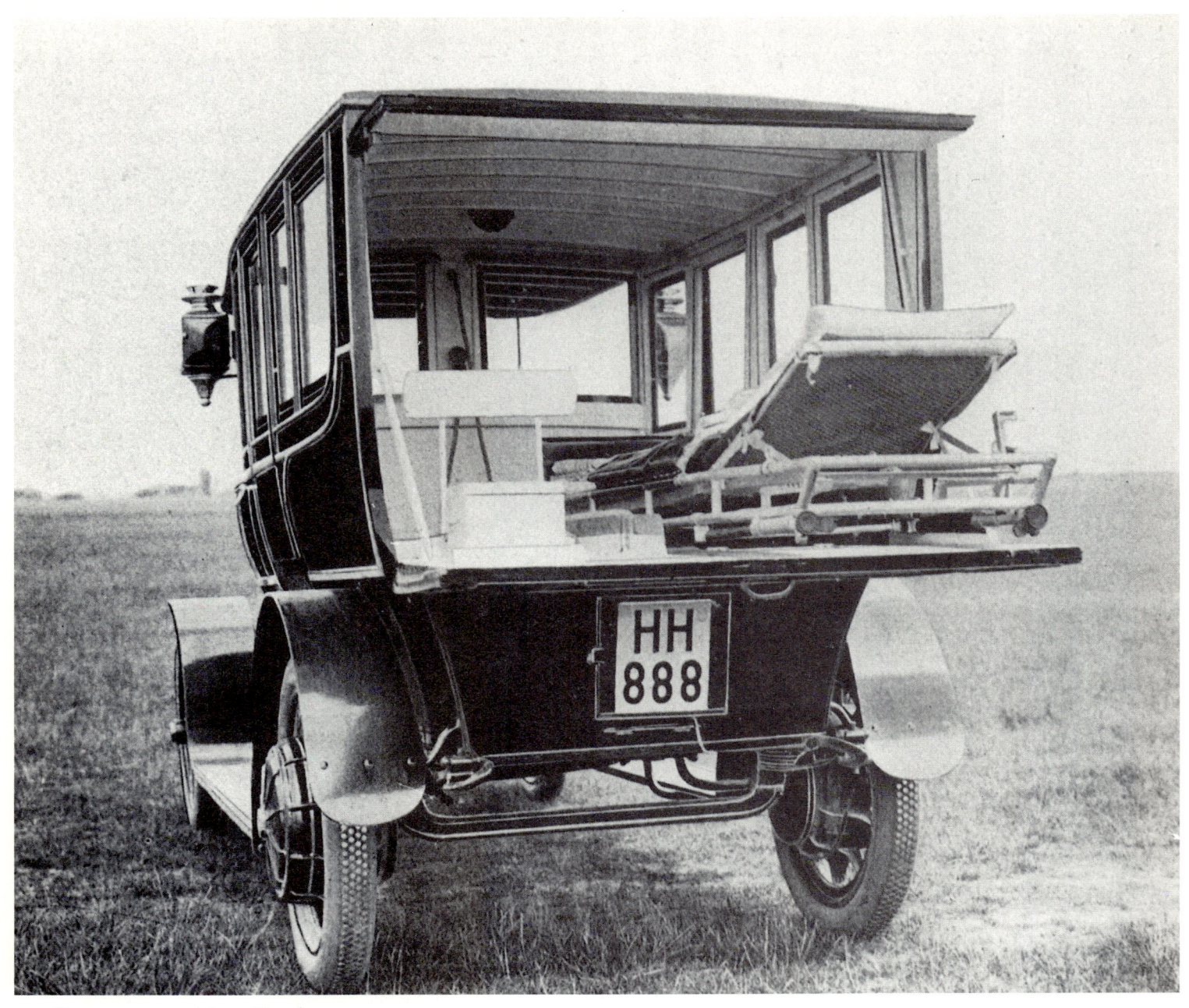

100. Der erste motorisierte Krankentransportwagen 1907.

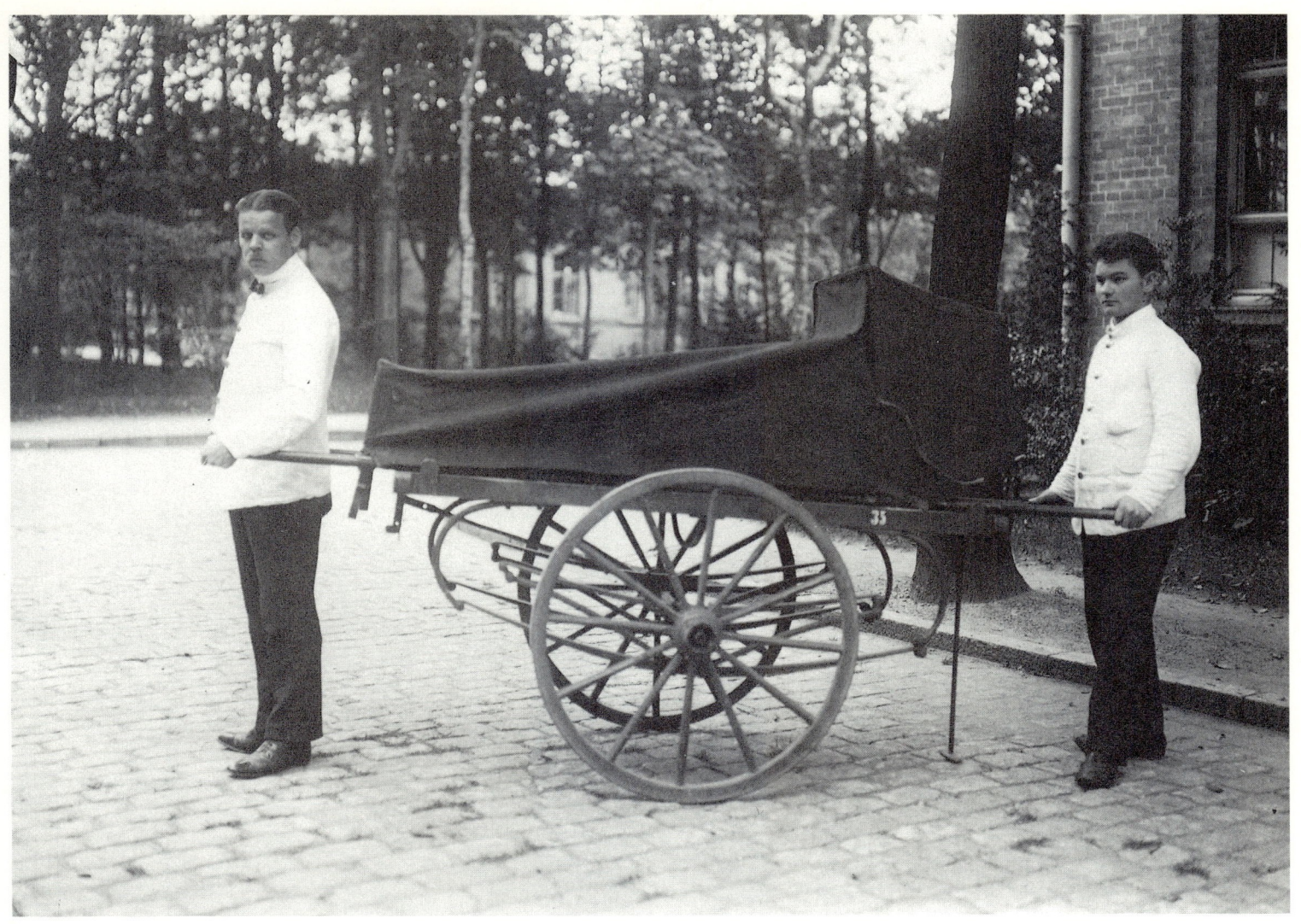

101. *Krankentransport auf dem Eppendorfer Gelände, 20er Jahre.*

Das Krankenmobiliar

Das Mobiliar der Eppendorfer Pavillons – Krankenbett, Nachttisch und Stuhl – wurde nach Angaben von Heinrich Curschmann hergestellt. Ein wichtiges Kriterium für die Wahl der Materialien und die Gestaltung war die leichte Desinfizierbarkeit. Die Rahmen bestanden aus graugrün gestrichenem Eisenrohr, die Seitenteile des Bettes sowie Sitz und Lehne des Stuhls aus lackiertem Tannenholz. Beim Nachttisch sollten offene Fächer und eine gläserne Abdeckplatte die hygienische Kontrolle des Arztes erleichtern. Das Krankenlager bestand aus Bandeisengurten (später Federrahmenmatratzen), Wollmatratze mit Roßhaarkissen, Unterleintuch und wollener Decke in einem Leinenüberzug.

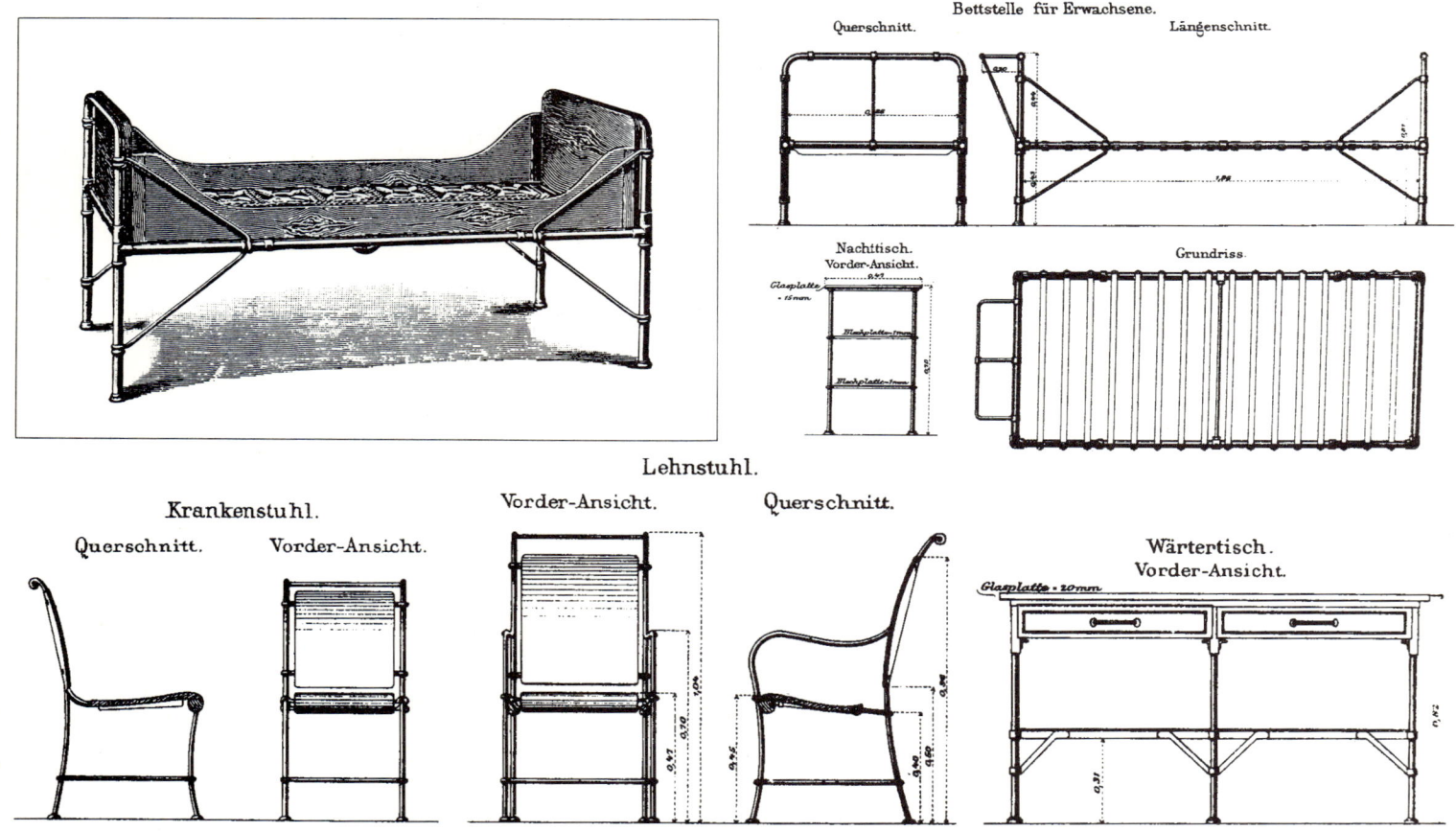

102. (Seite 88–91) Konstruktionszeichnungen für das Mobiliar der Krankenpavillons und für die Einrichtung des Badehauses 1892.

Wasserbett.

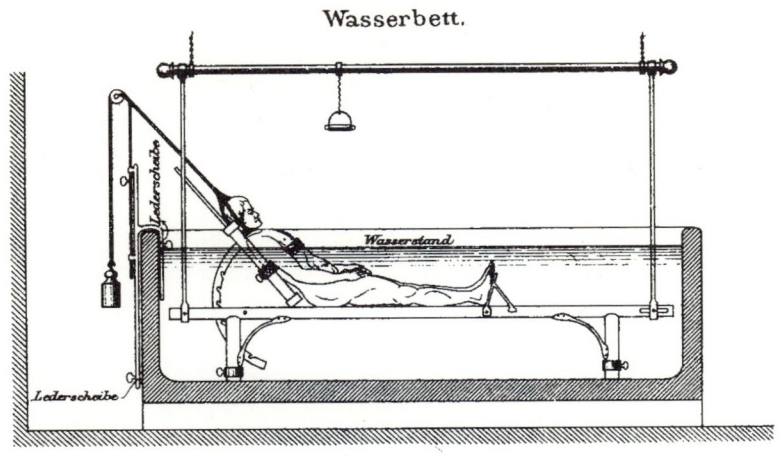

Hebewerk für die Wasserbetten.
Perspectivische Innenansicht.

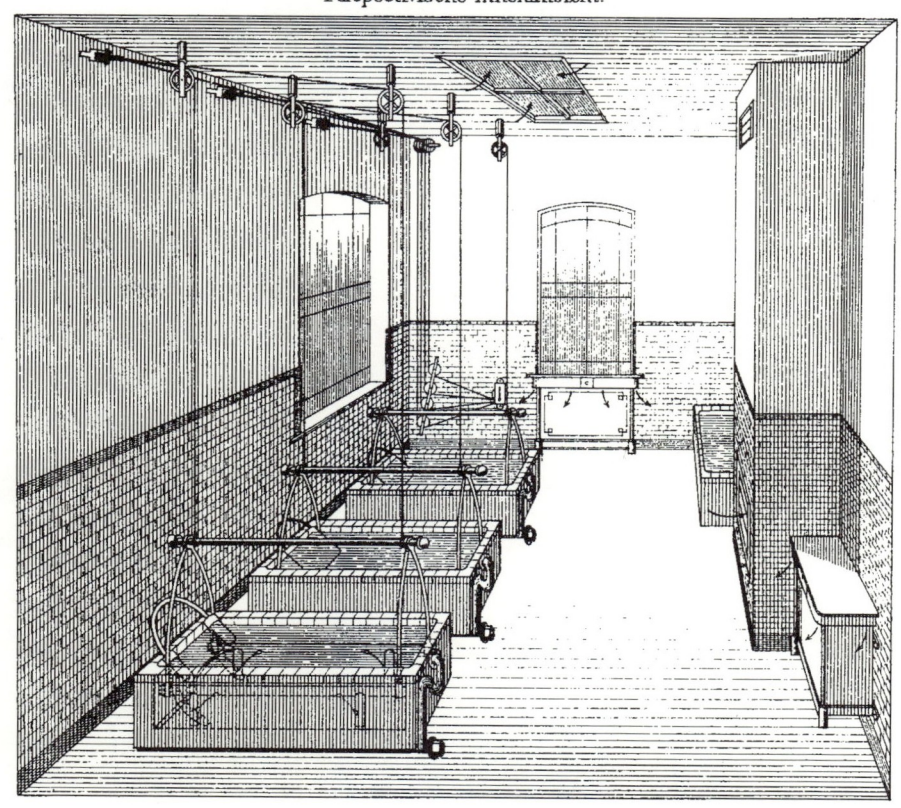

Medizinschrank.

Seitenansicht.

0,60

Glasplatte

Vorder-Ansicht.

1,00

0,85

0,87

1,485

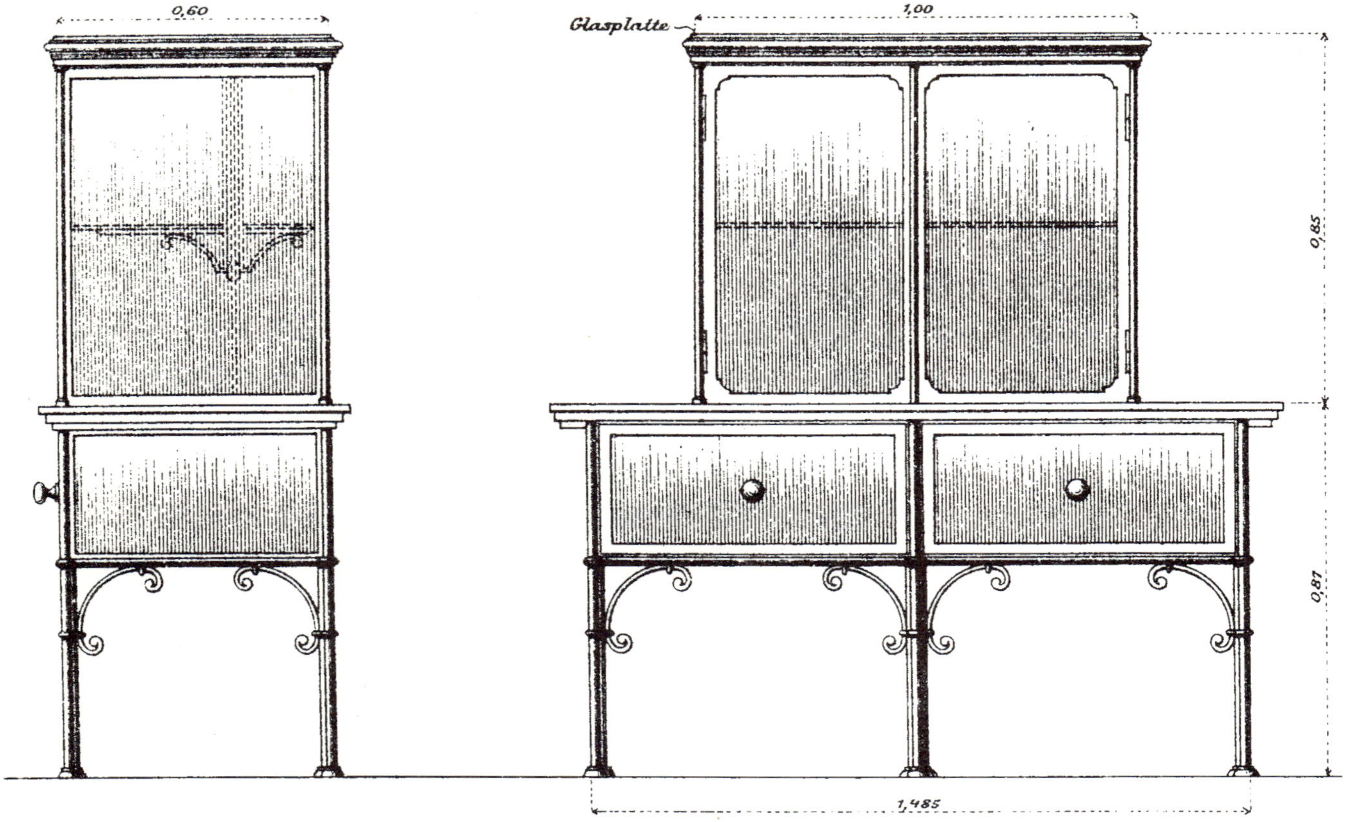

Untersuchungstisch.

Querschnitt.

0,60

25mm

13mm

Seitenansicht.

1,90

0,38

0,10

13mm

25mm

0,755

0,17

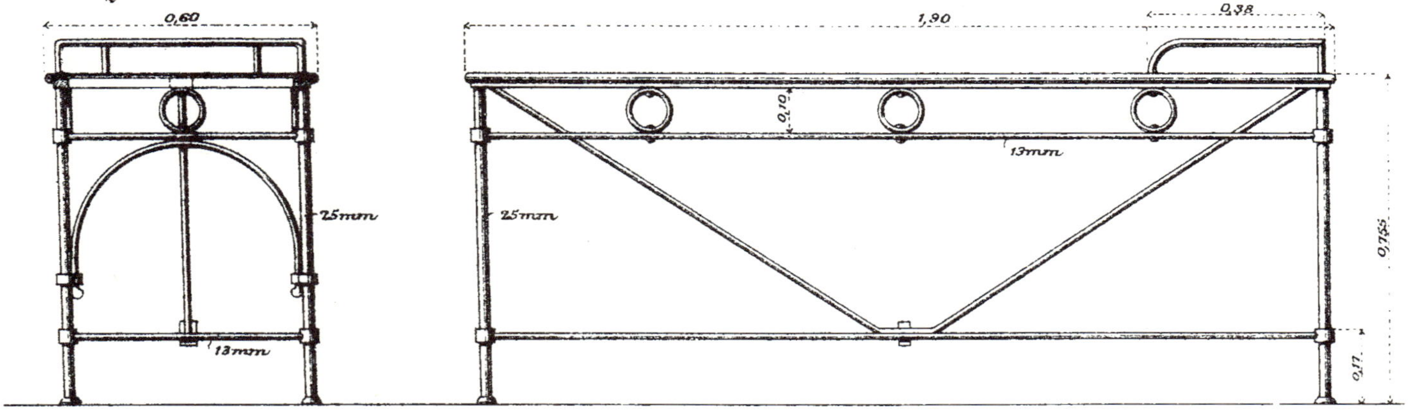

Zweiständiger Waschtisch.

Querschnitt.

Vorder-Ansicht.

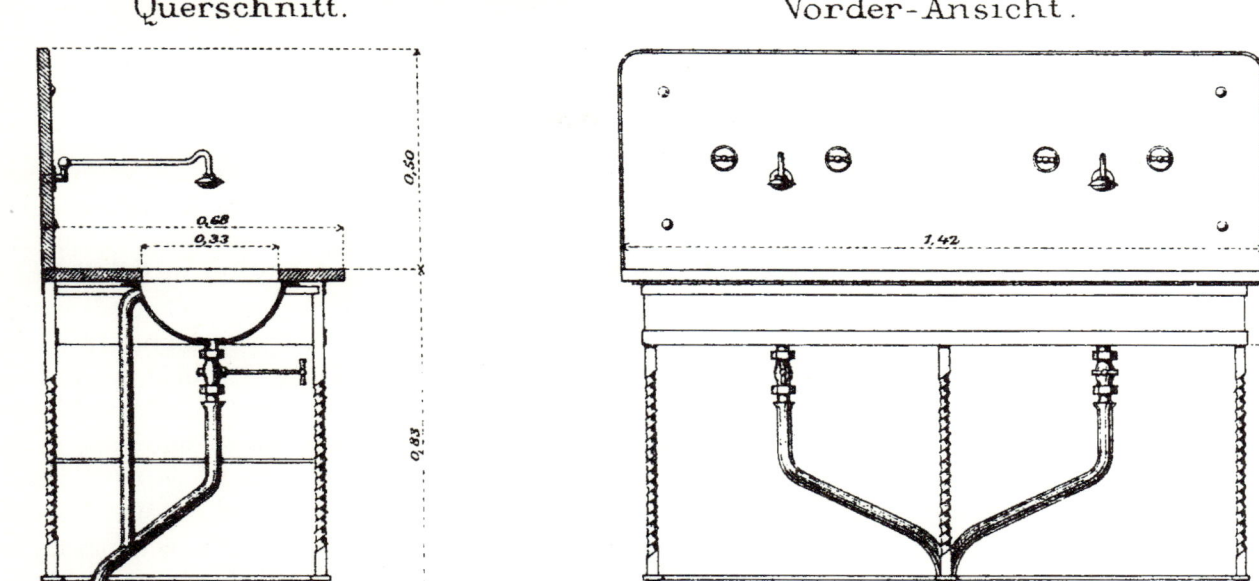

0.50

0.68

0.33

0.83

1.42

0.18

Ansicht des Waschtisches.

Schreib- und Waschtisch.

Querschnitt.

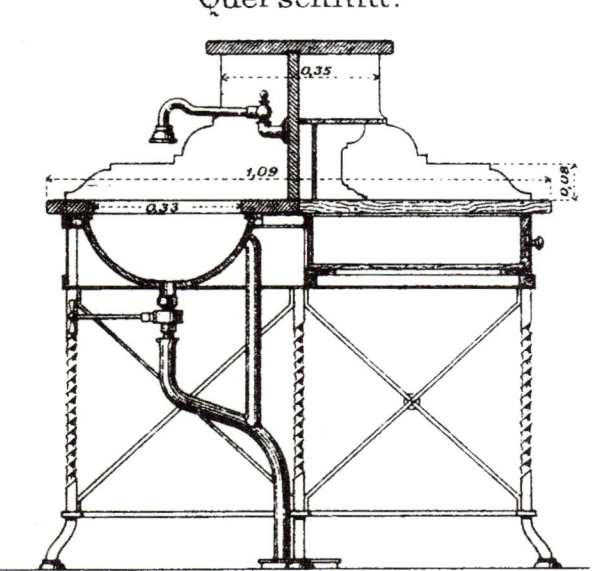

Marmorplatte 25 mm   1.50

Marmorplatte 25 mm

0.36

0.195

0.51

0.14

0.35

1.09

0.33

0.08

Ökonomie und Technik

Bewirtschaftung des Krankenhauses

Die ursprüngliche »Oekonomie-Abtheilung« für die weitgehende Selbstversorgung der Krankenhausstadt bestand aus Kesselhaus, Küchen-, Wasch- und Eishaus sowie dem Wirtschaftsgebäude mit Werkstätten und Schuppen. Sie lag wegen des günstigen Verkehrsanschlusses über den Blumenweg am Westrand des Geländes. So konnte die Anlieferung der Waren ohne Störung der Kranken erfolgen, und die etwas erhöhte Lage begünstigte den mit Handkarren durchgeführten Transport von Essen und Wäsche zu den Pavillons. Durch die vorherrschende Windrichtung Westost kam es allerdings zu Geruchsbelästigungen auf dem Krankenhausgelände.

Das Kesselhaus lieferte den Dampfdruck zum Antrieb der Maschinen, versorgte die nahegelegene Küche und Wäscherei mit Heißdampf und die Krankenräume wie auch den Operationssaal mit Elektrizität; andere Einrichtungen wurden bis um 1900 noch mit Gas beleuchtet. Während ursprünglich jeder Pavillon über eine eigene Feuerungsanlage verfügte, wurde 1906 ein zweites Kesselhaus für die zentrale Ferndampfbeheizung mehrerer Pavillonreihen errichtet.

Die Dampf- und Bratküche stellte die Verpflegung der Kranken und des Personals auf der Grundlage einer täglichen Speisebedarfsplanung sicher. Die Feuerung der Bratherde erfolgte ab 1907 durch Gas. Die im selben Jahr angeschafften Dampfkochkessel »aus gutem Nickel« wurden im 1. Weltkrieg bereits wieder beschlagnahmt. Trotz der isolierten Transportgefäße war die Warmhaltung der Speisen bei der Verteilung über das weite Gelände problematisch. Eine vorbildliche Diätküche wurde Ende 1924 in Betrieb genommen.

Die Aufteilung der Funktionsräume im Waschhaus folgte dem Prinzip, daß »schmutzige Wäsche der reinen nie wieder begegnet«. Die in Netzen verplombte Schmutzwäsche der Infektionsabteilung ging zunächst durch die gesonderte Desinfektion. Wegen des hohen Wertes der Textilien erfolgte bei jeder Wäscheübergabe eine penible Buchführung: 1905 durchliefen 3 262 798 Wäschestücke das Waschhaus.

Die Mitarbeiterinnen und Mitarbeiter des Wirtschafts-, Versorgungs- und technischen Dienstes stellten bis in die 60er Jahre neben dem Pflegepersonal die größte Personalgruppe des Krankenhauses.

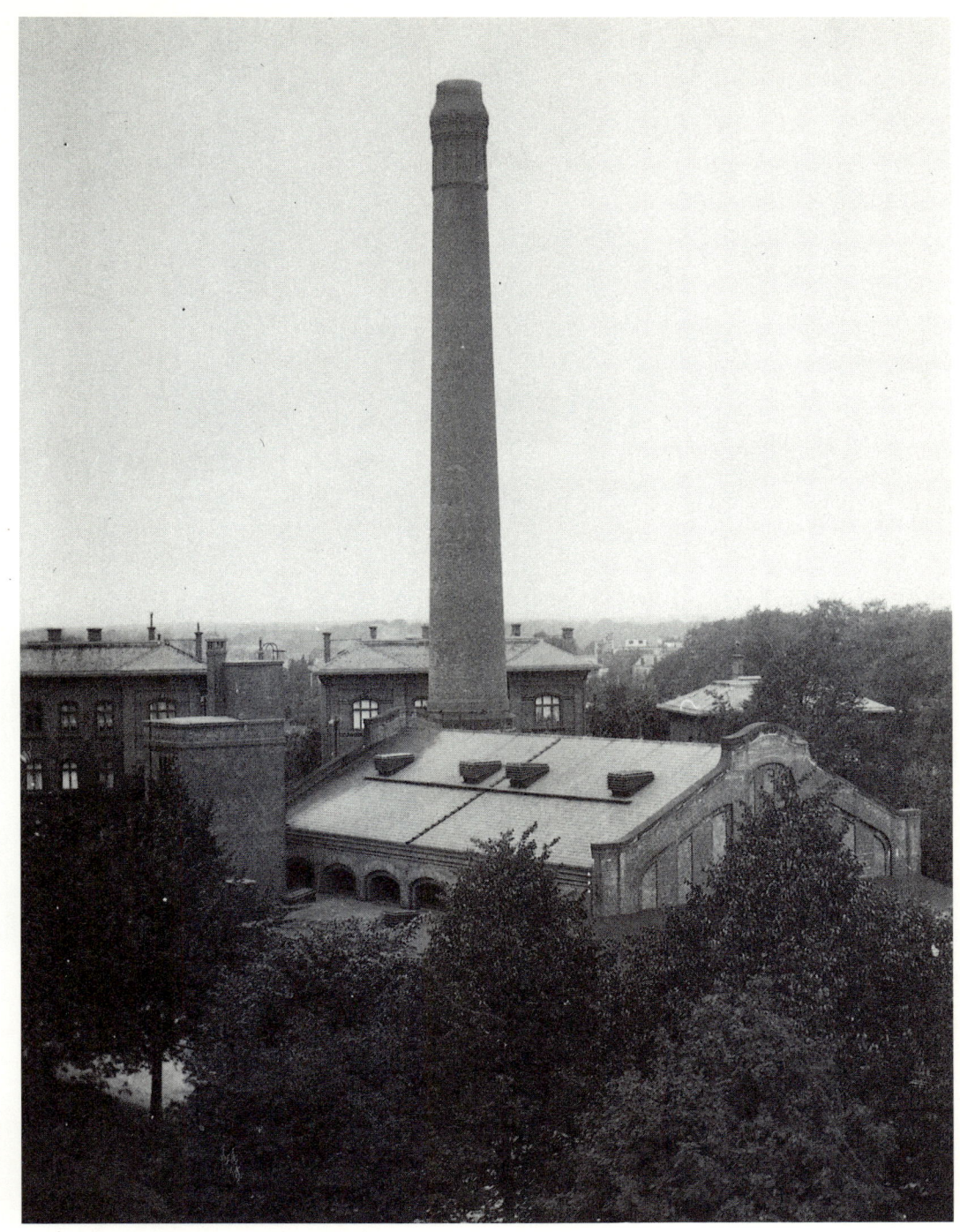

103. Das 1907 fertiggestellte große Kesselhaus zentralisierte die Energieversorgung eines Teils der Pavillons. Es blieb bis 1961 in Betrieb.

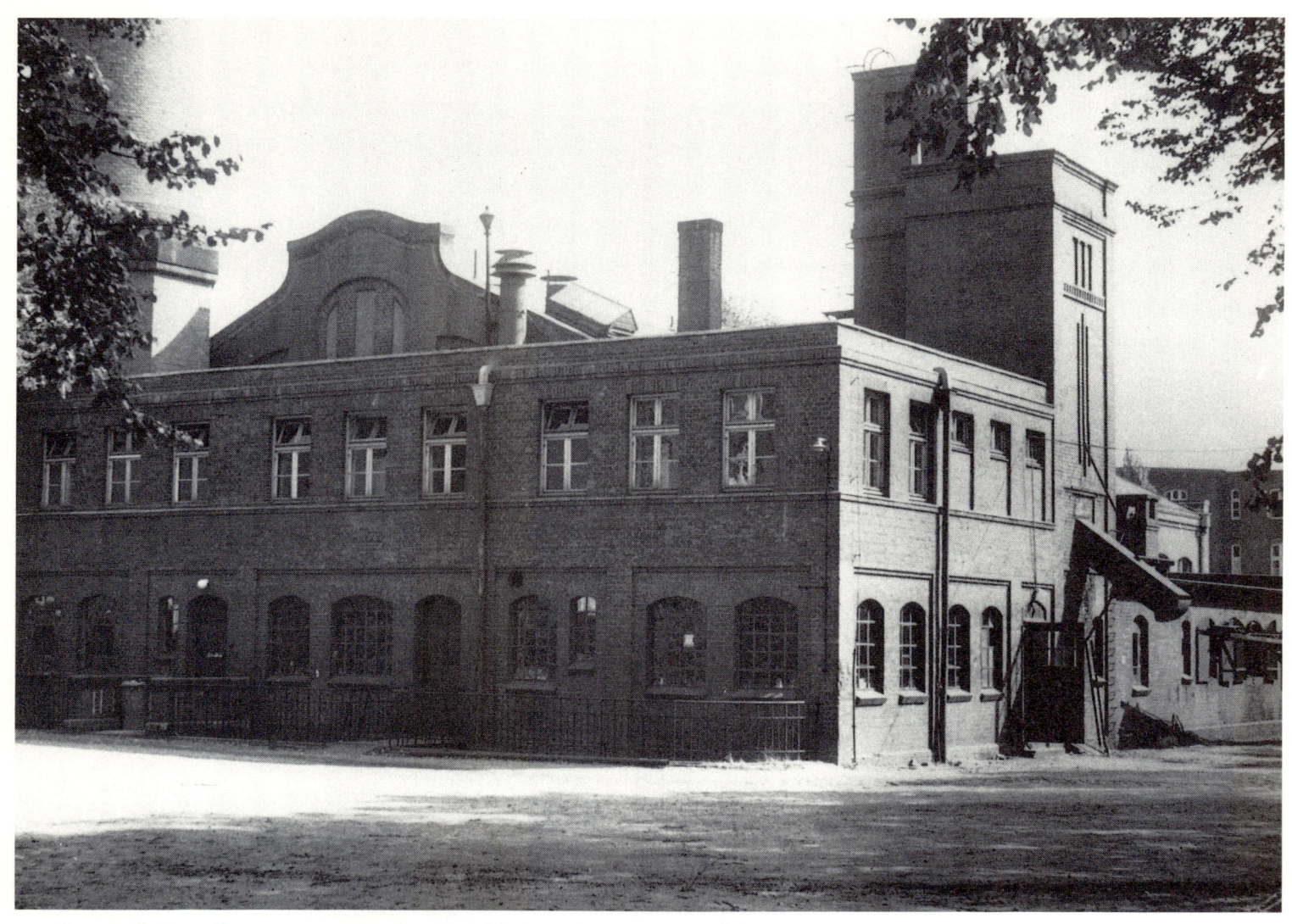

104. *Das große Kesselhaus um 1946, rechts der Schlackenturm mit »Rüssel«.*

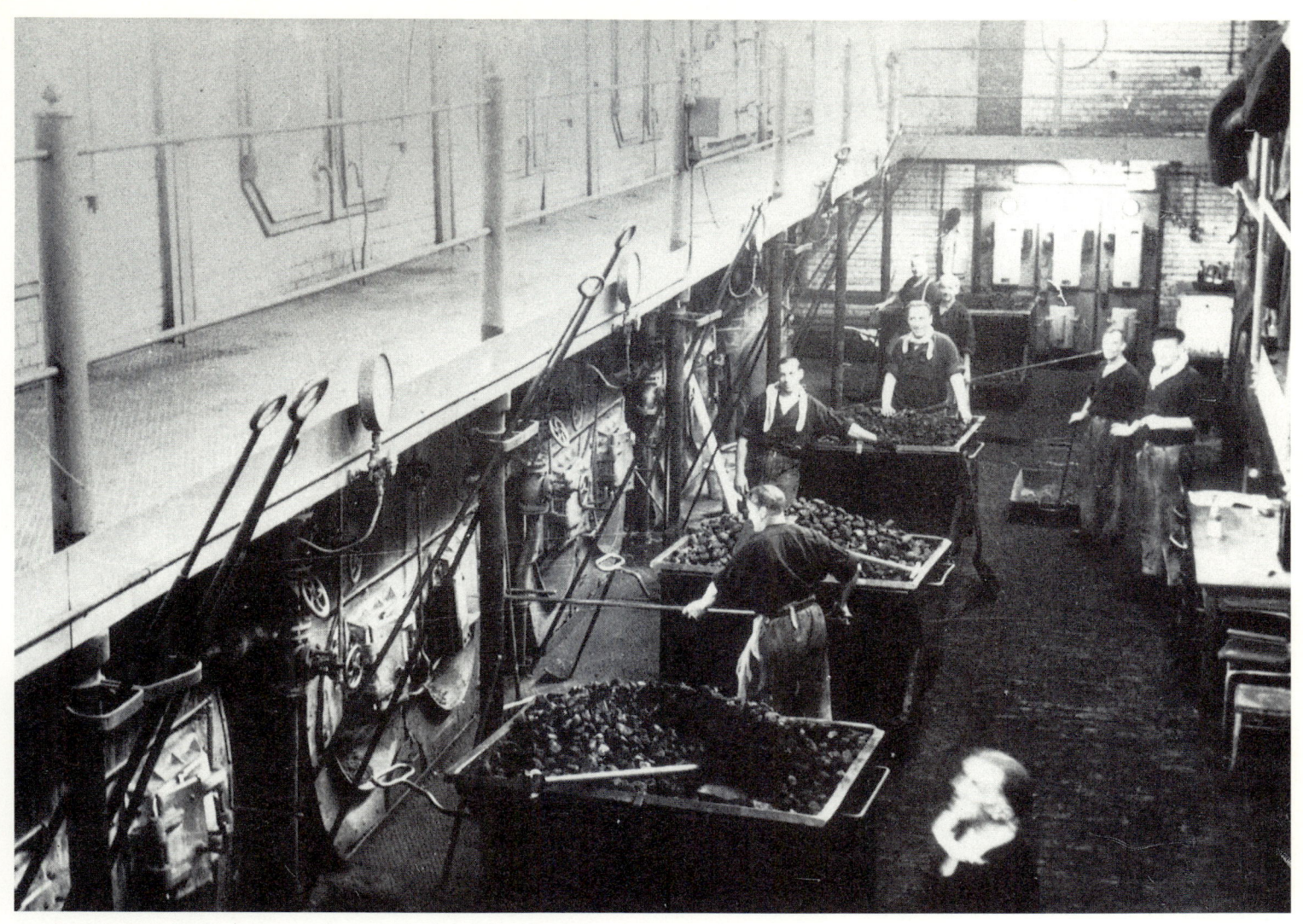

105. *Die Arbeit der Heizer veränderte sich über Jahrzehnte kaum: Heizanlage um 1953.*

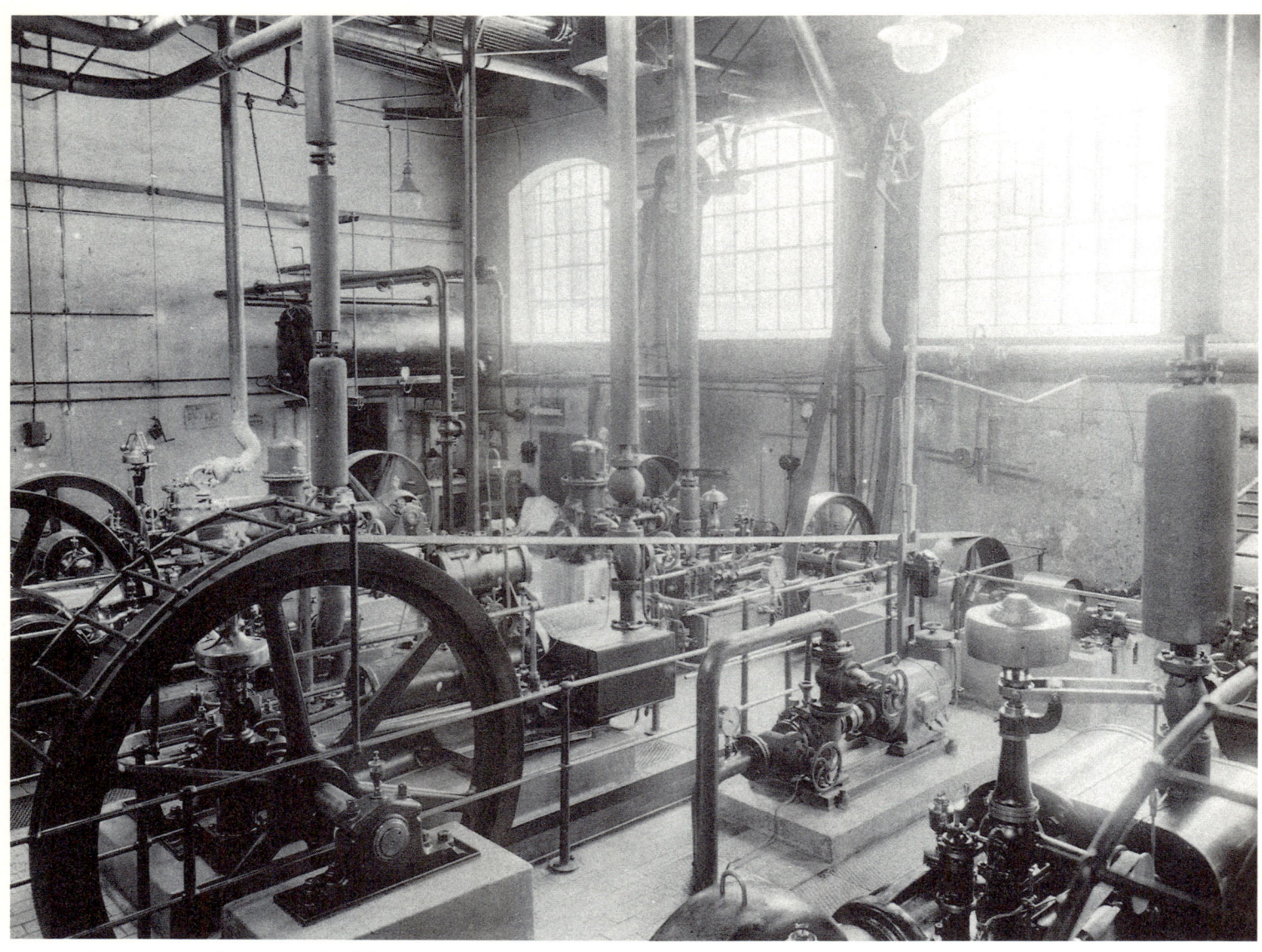

106. Blick in das Maschinenhaus der Wäscherei 1928, in Betrieb bis in die 50er Jahre.

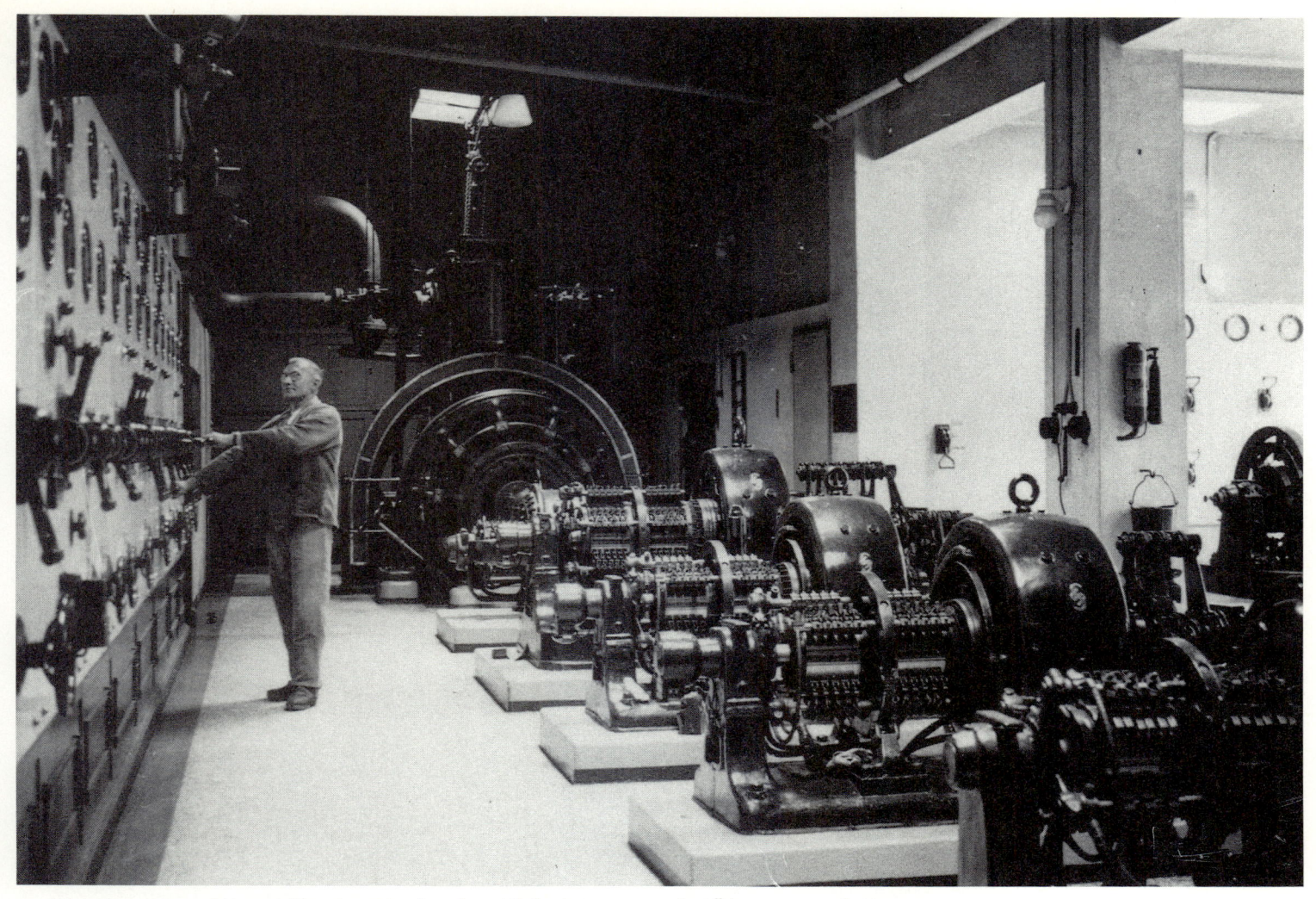

107. Schaltwarte und Dampfdynamos in der alten Elektrizitätszentrale (Ökonomietrakt) um 1958.

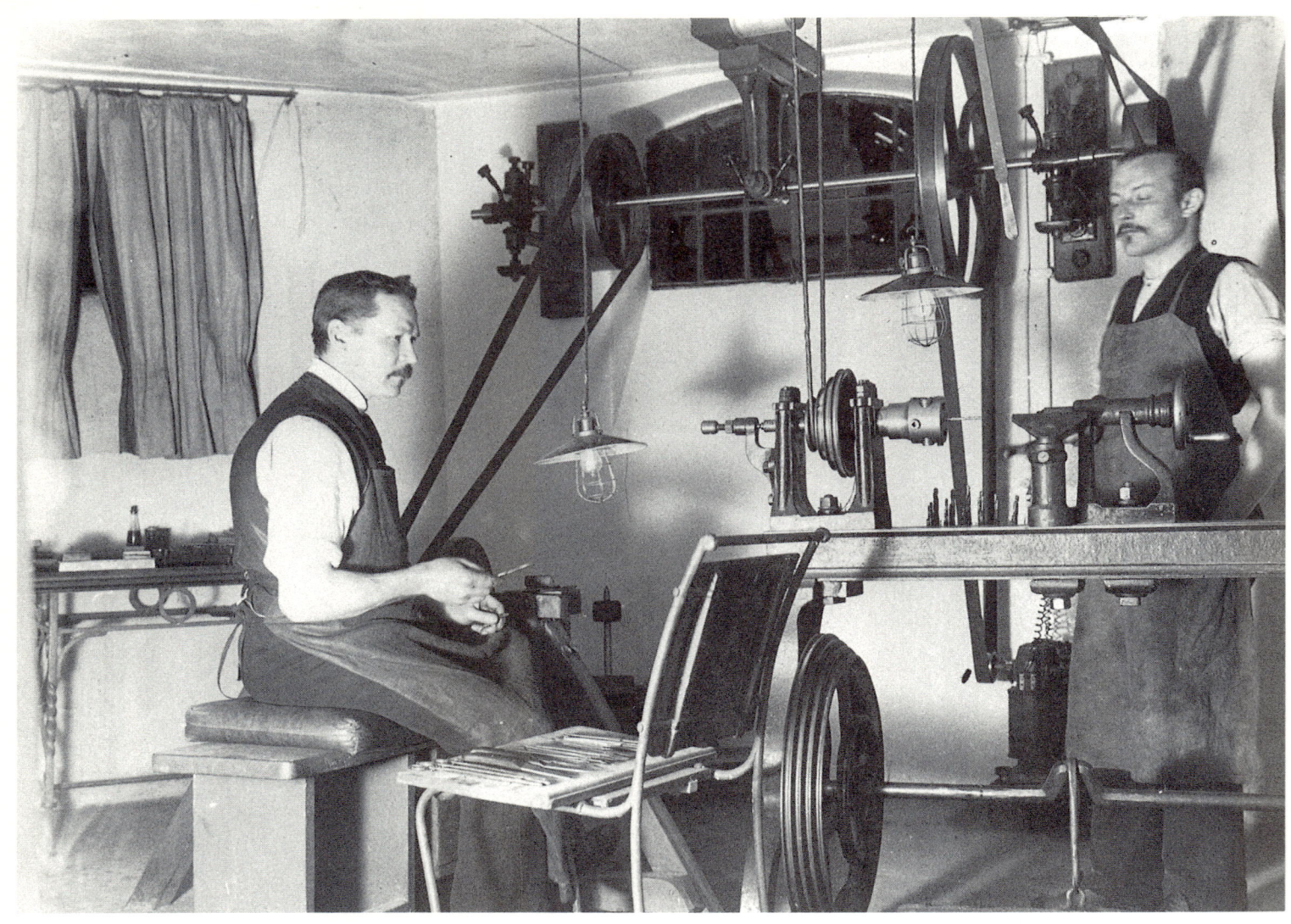

108. Um 1905 in der Messerschleiferei für chirurgische Instrumente. Sie war im Keller des 1900 errichteten Pavillons für Heilgymnastik untergebracht.

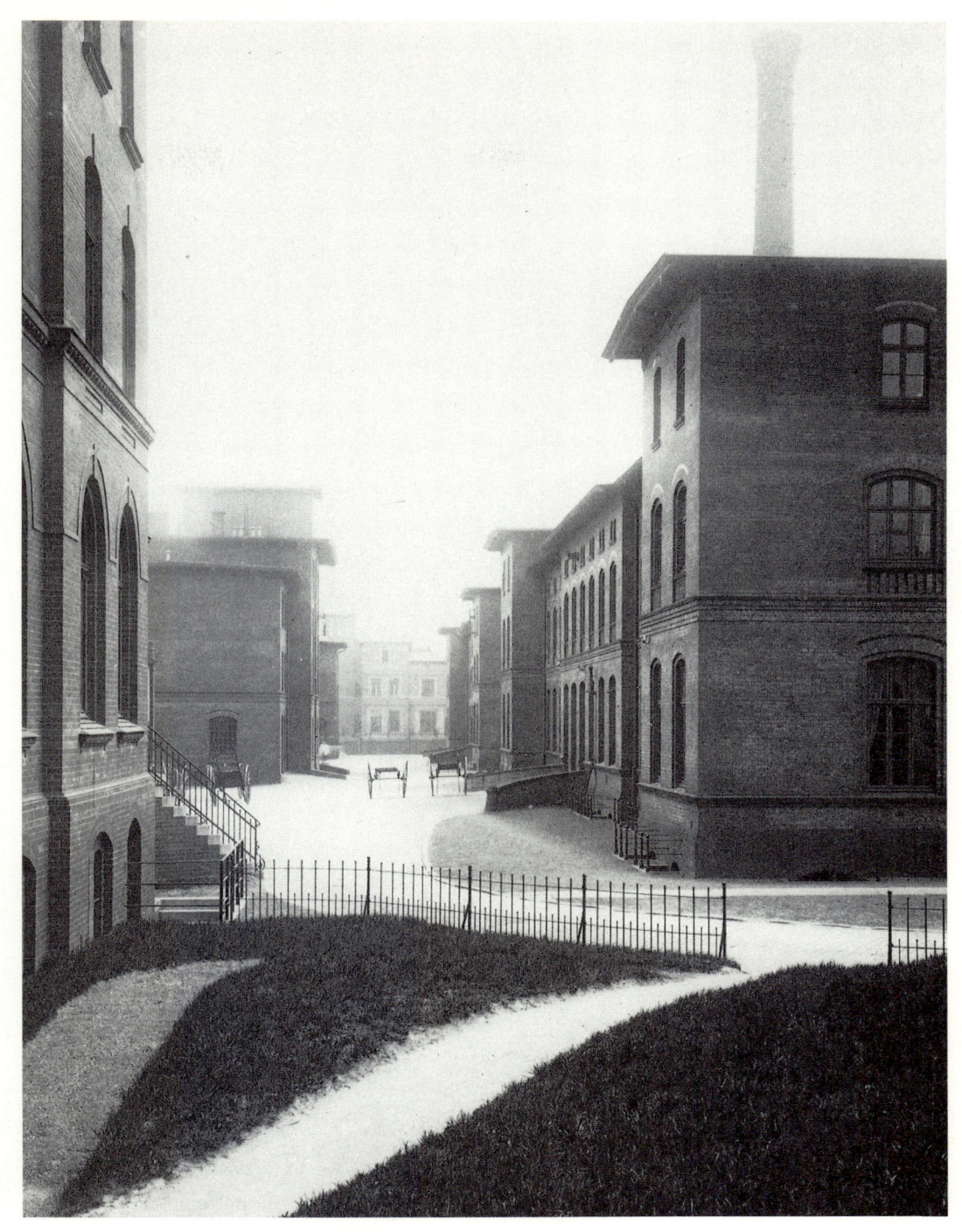

109. Blick in den Ökonomietrakt um 1900.

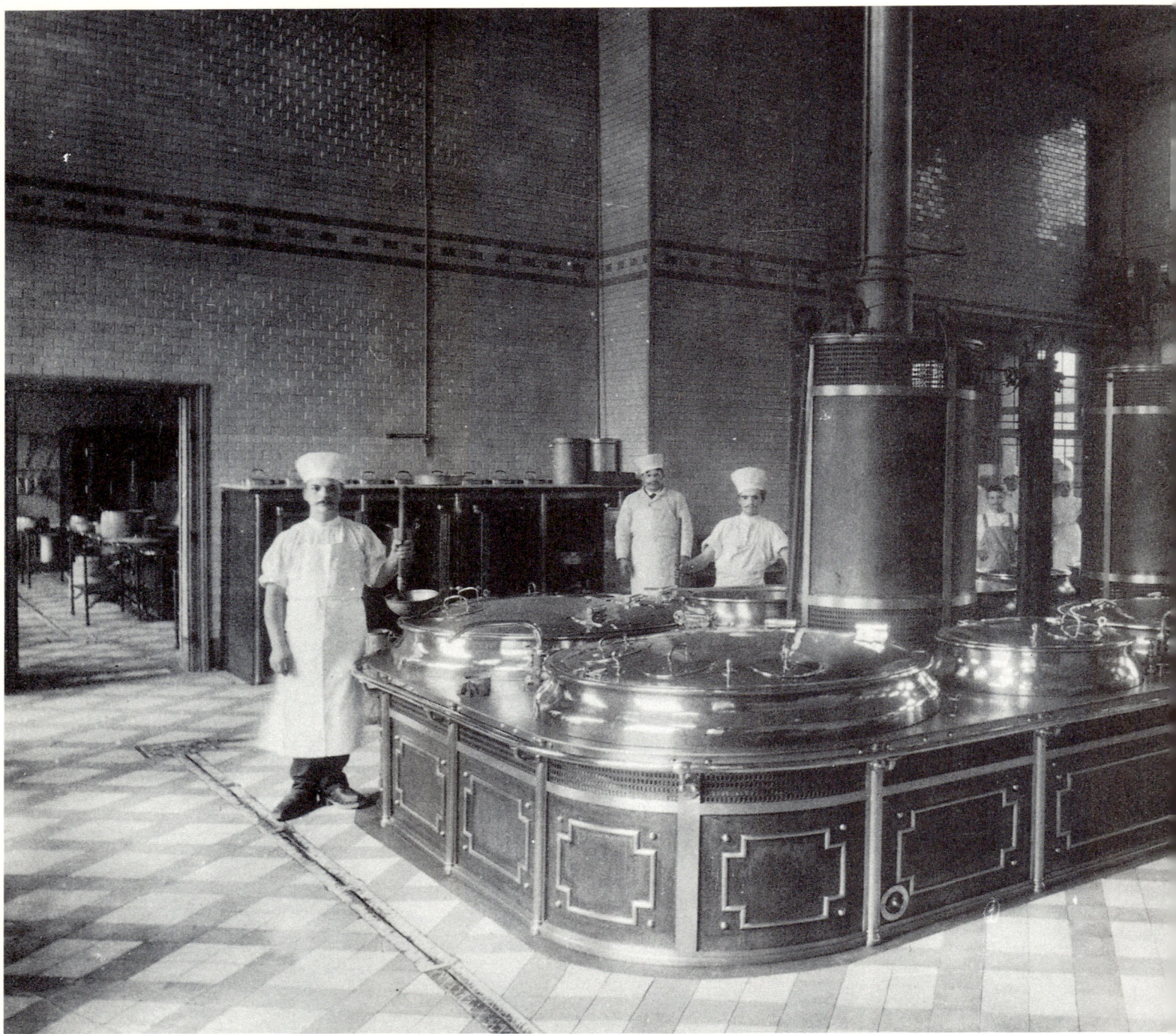

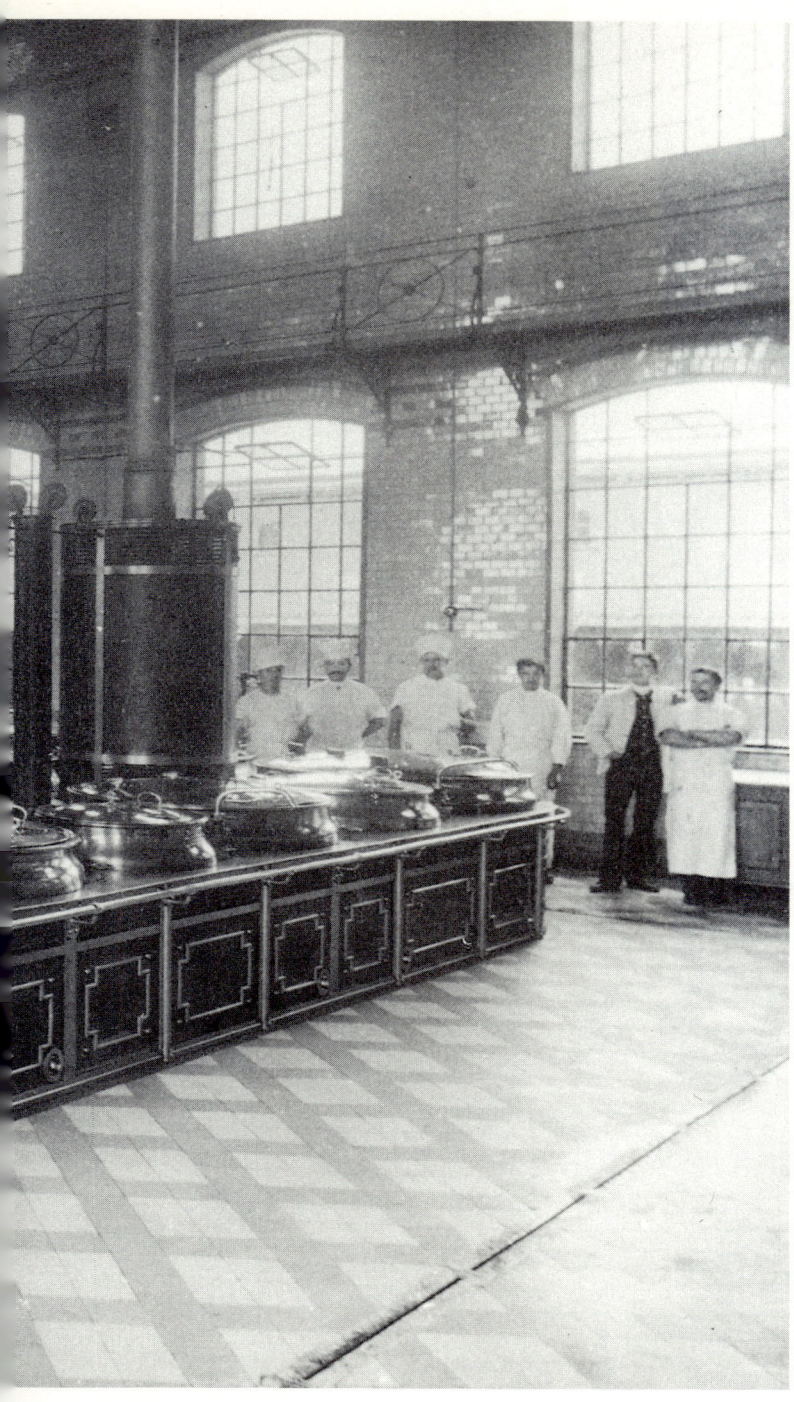

110. *Die Dampfkochküche 1890.*

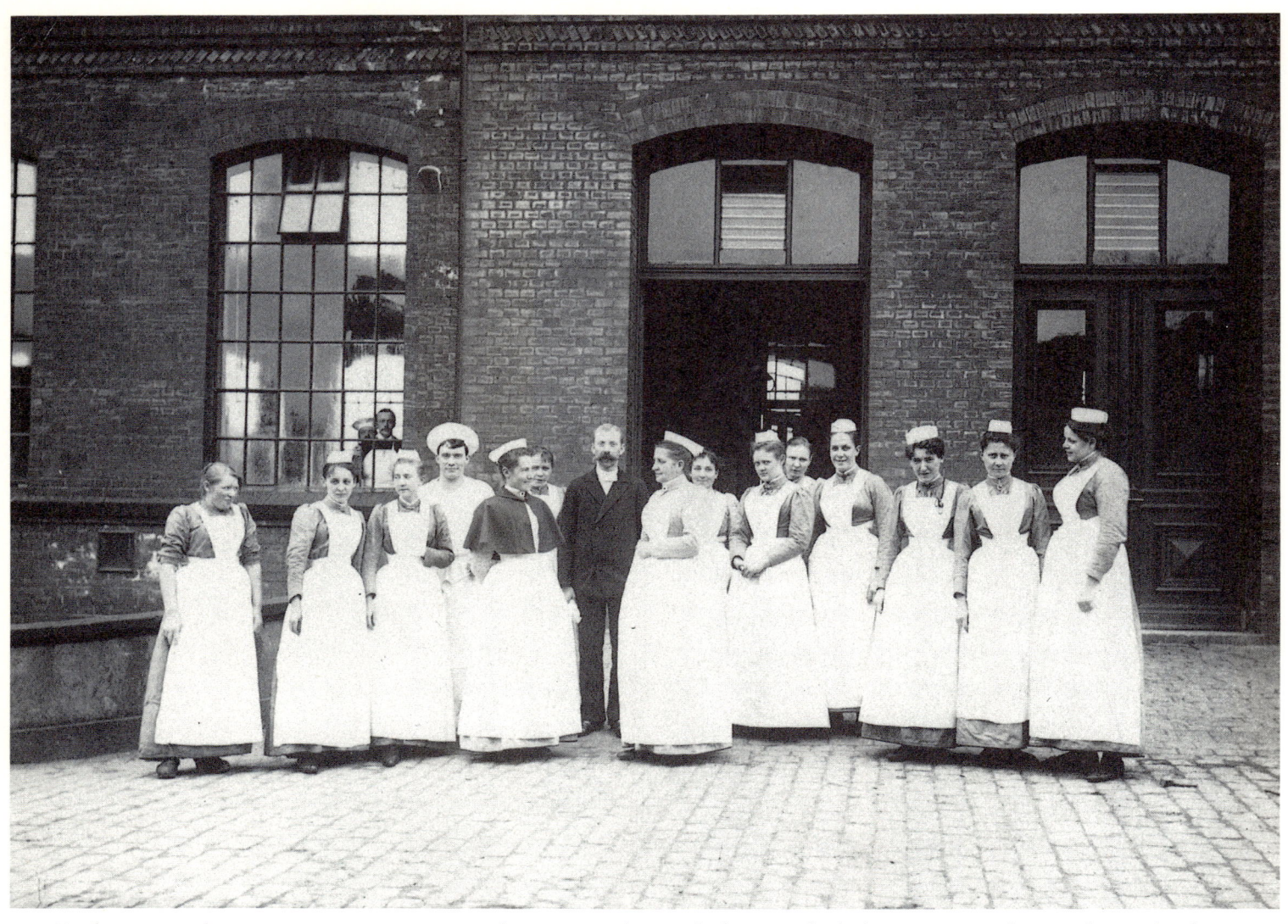

111. *Küchenpersonal um 1900. Der Einsatz von Schwestern in der Küche bezeugt die hohe Bewertung der Ernährung für die Kran-*
kenversorgung.

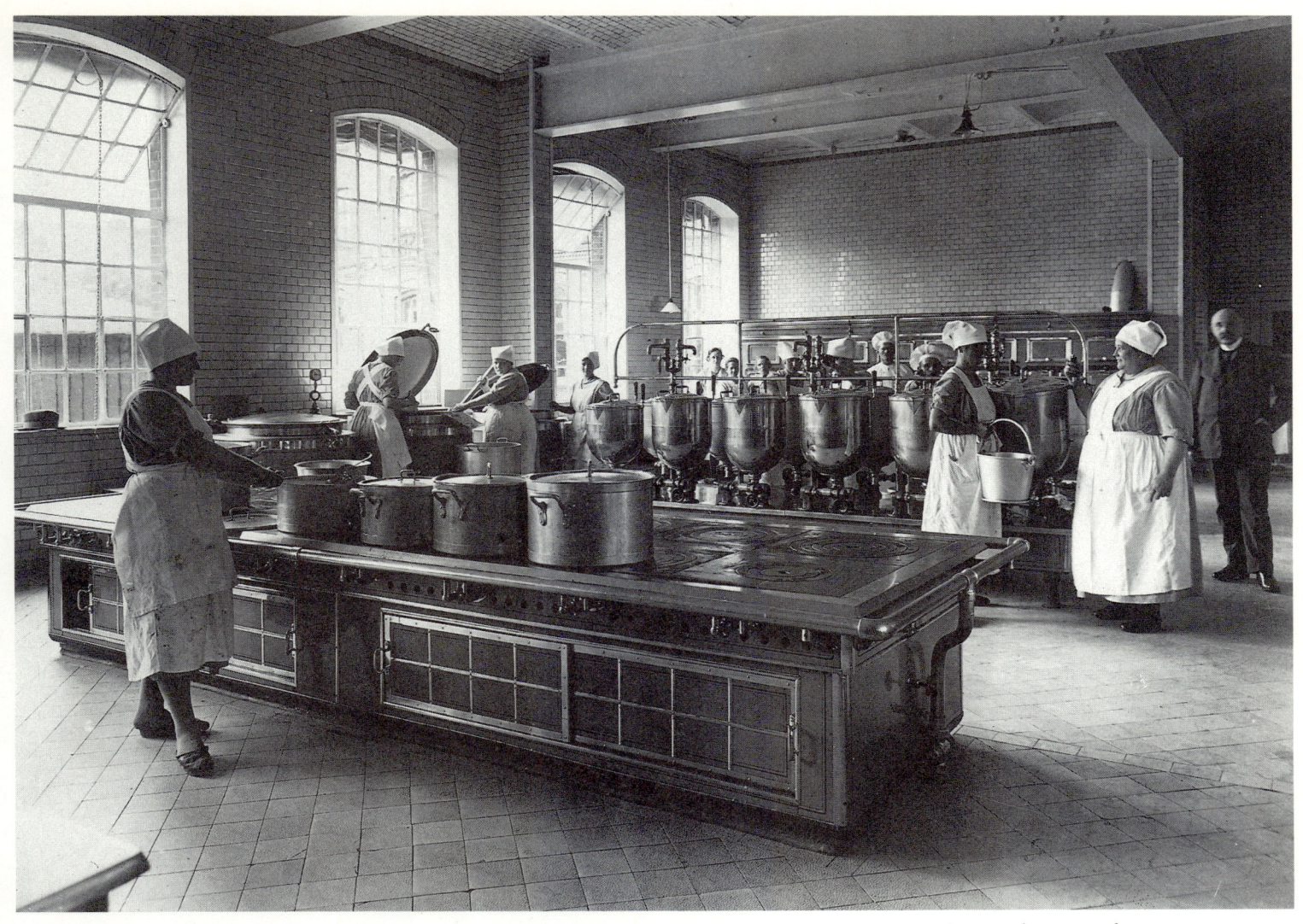

112. *Die Bratküche während der 20er Jahre, rechts vermutlich die Erste Köchin und einer der beiden Küchenvorsteher.*

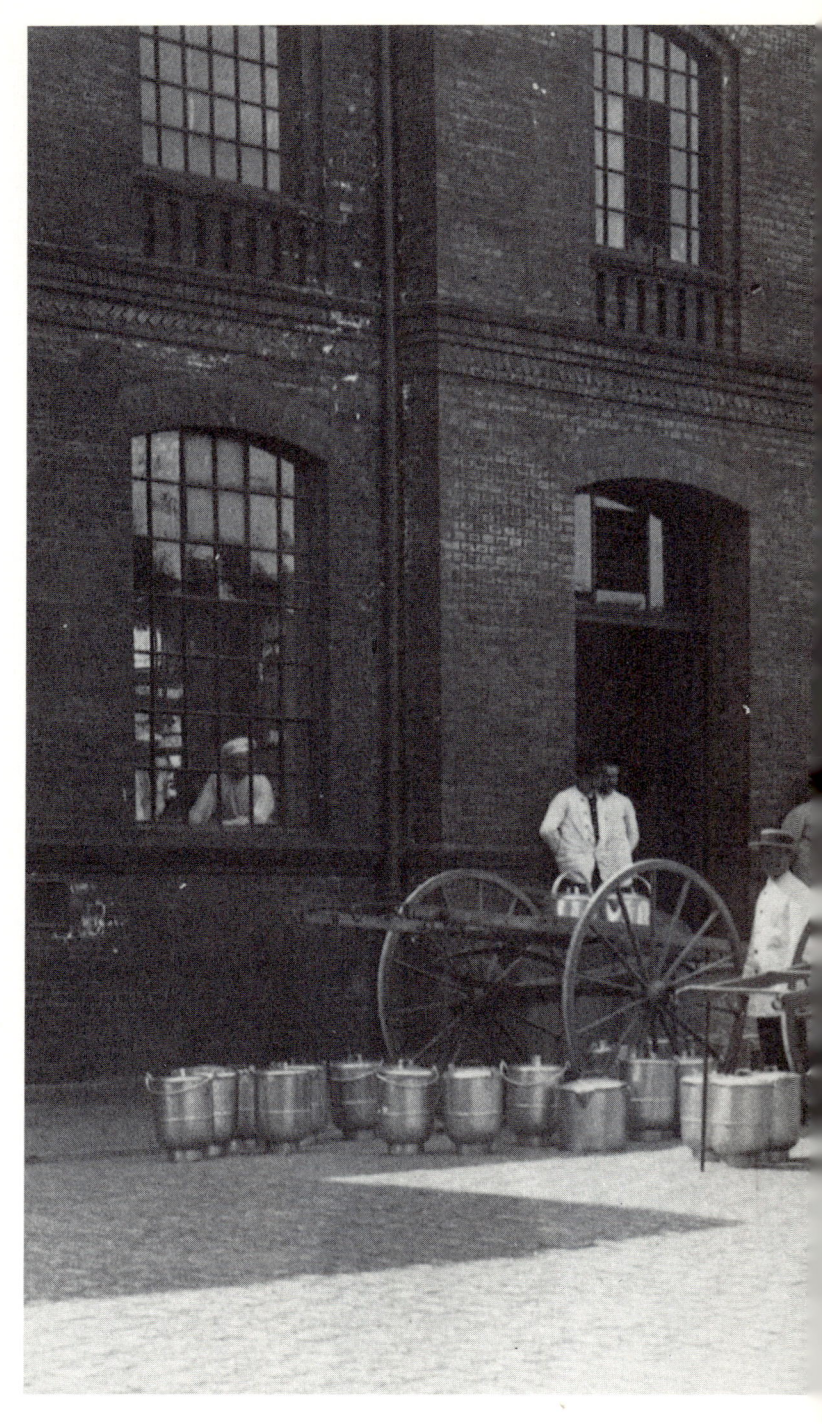

113. *Küchengebäude um 1900. Warten auf die Essenausgabe zur*
Weiterverteilung auf die Pavillons.

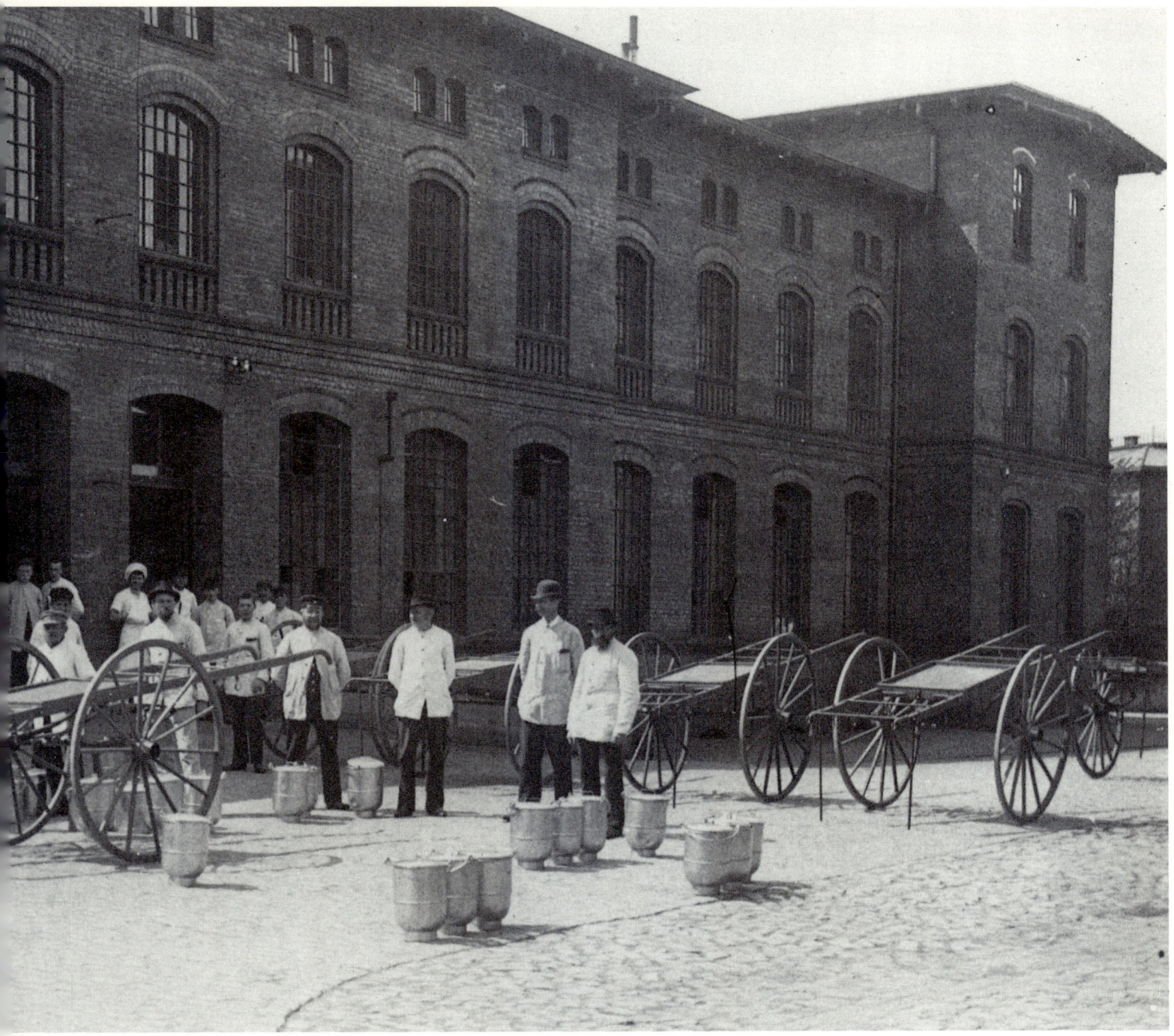

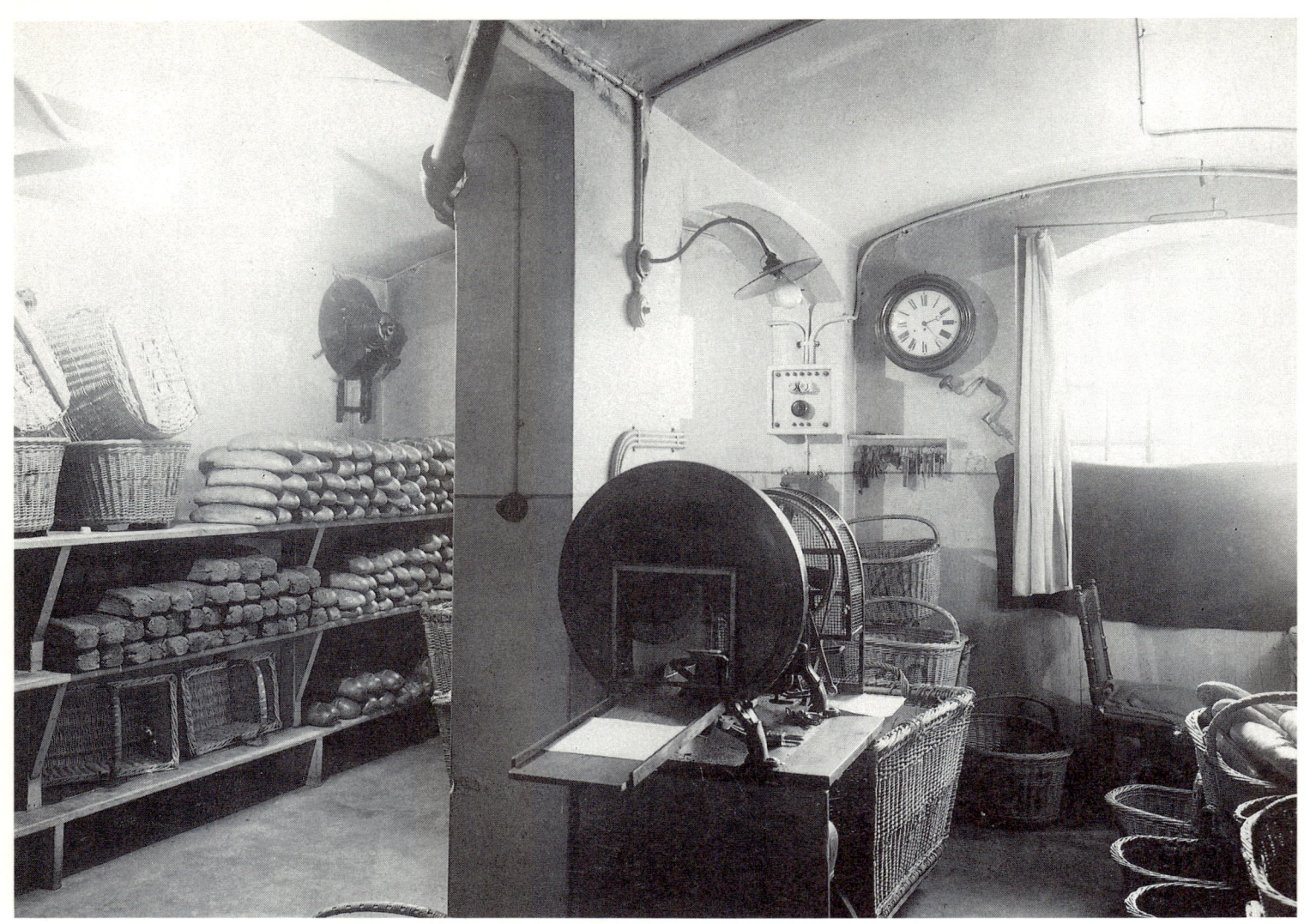

114. *Der Brotkeller um 1925.*

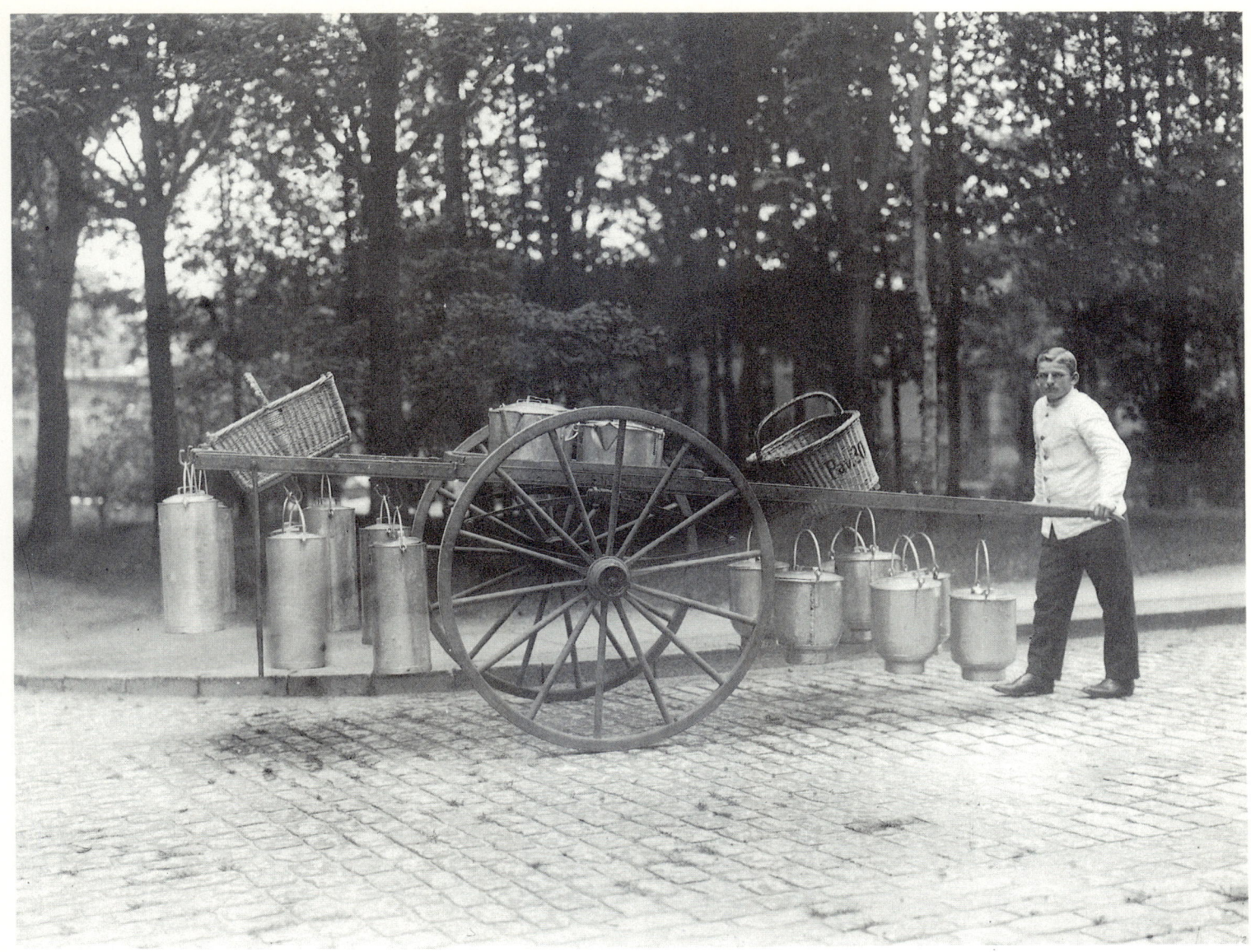

115. Essentransport um 1900. Die großen metallenen Speisebehälter wurden in Eppendorf als »Bidongs« (eingedeutscht aus französisch bidon) bezeichnet.

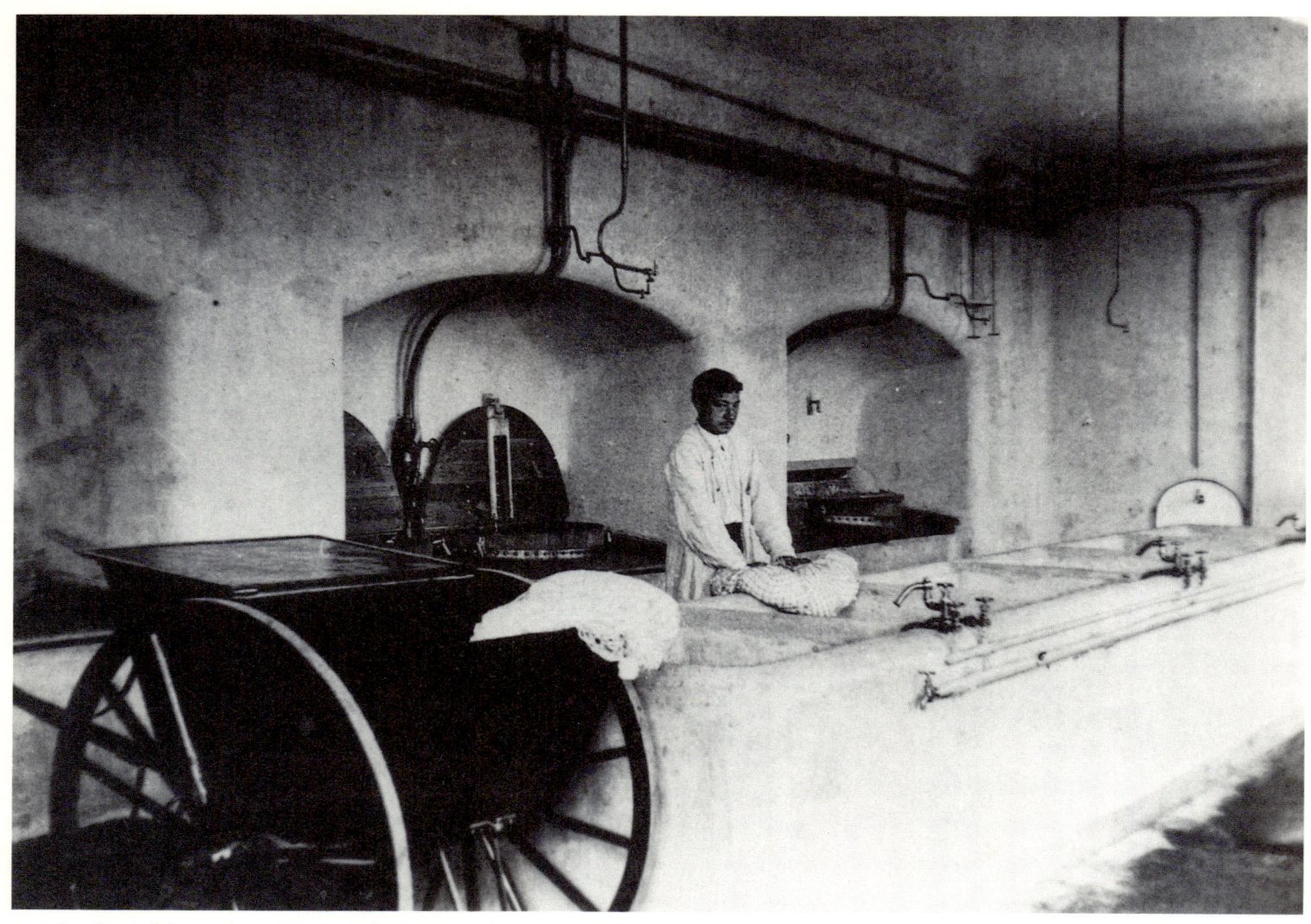

116. *Im Desinfektionshaus 1893: Anlieferung infizierter Wäsche, Raum mit Einweichbassins und Kochkübeln.*

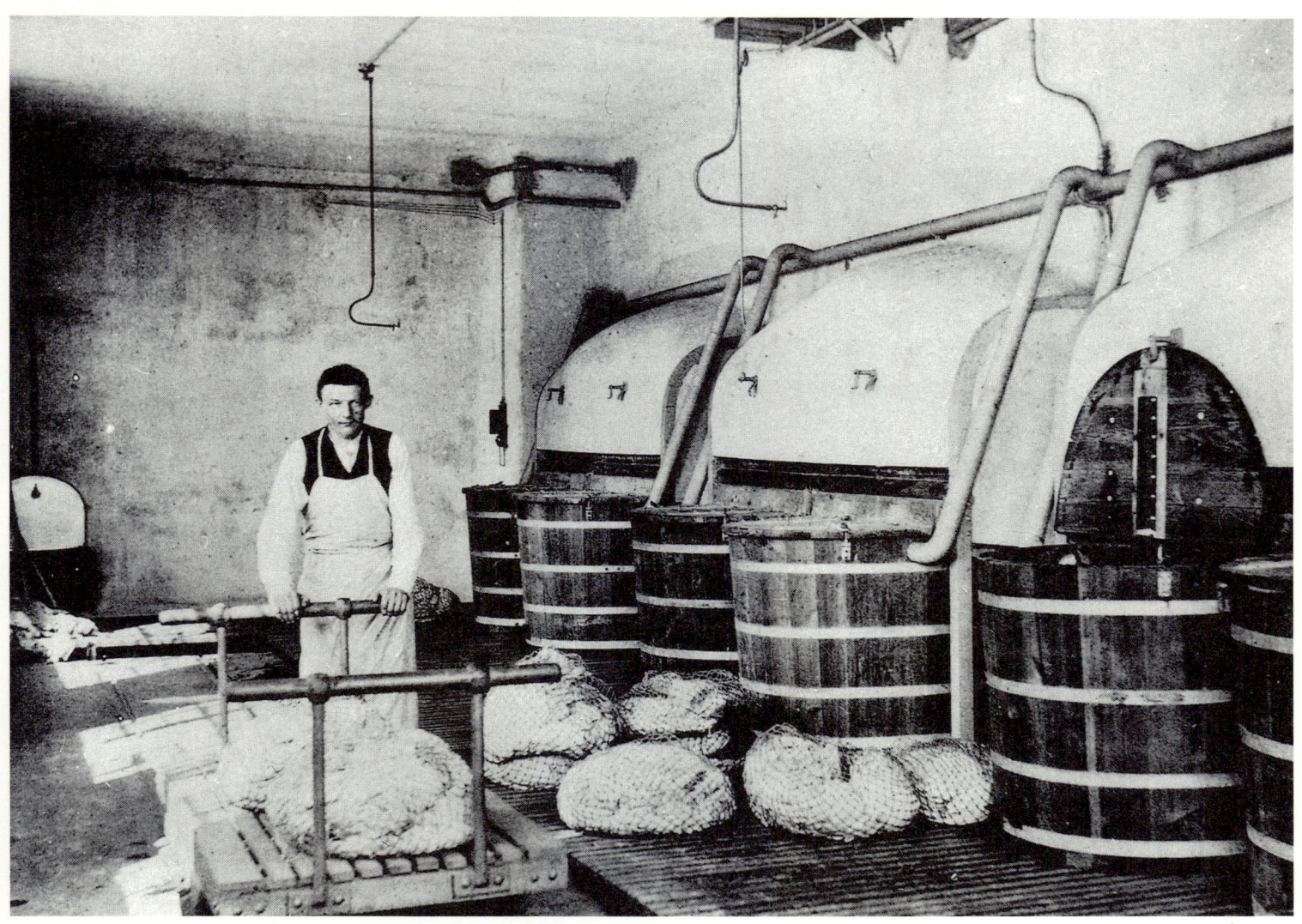

117. *Vorbehandlung der schmutzigen Wäsche mit Einweich-, Koch- und Dampfverfahren im Desinfektionshaus 1893.*

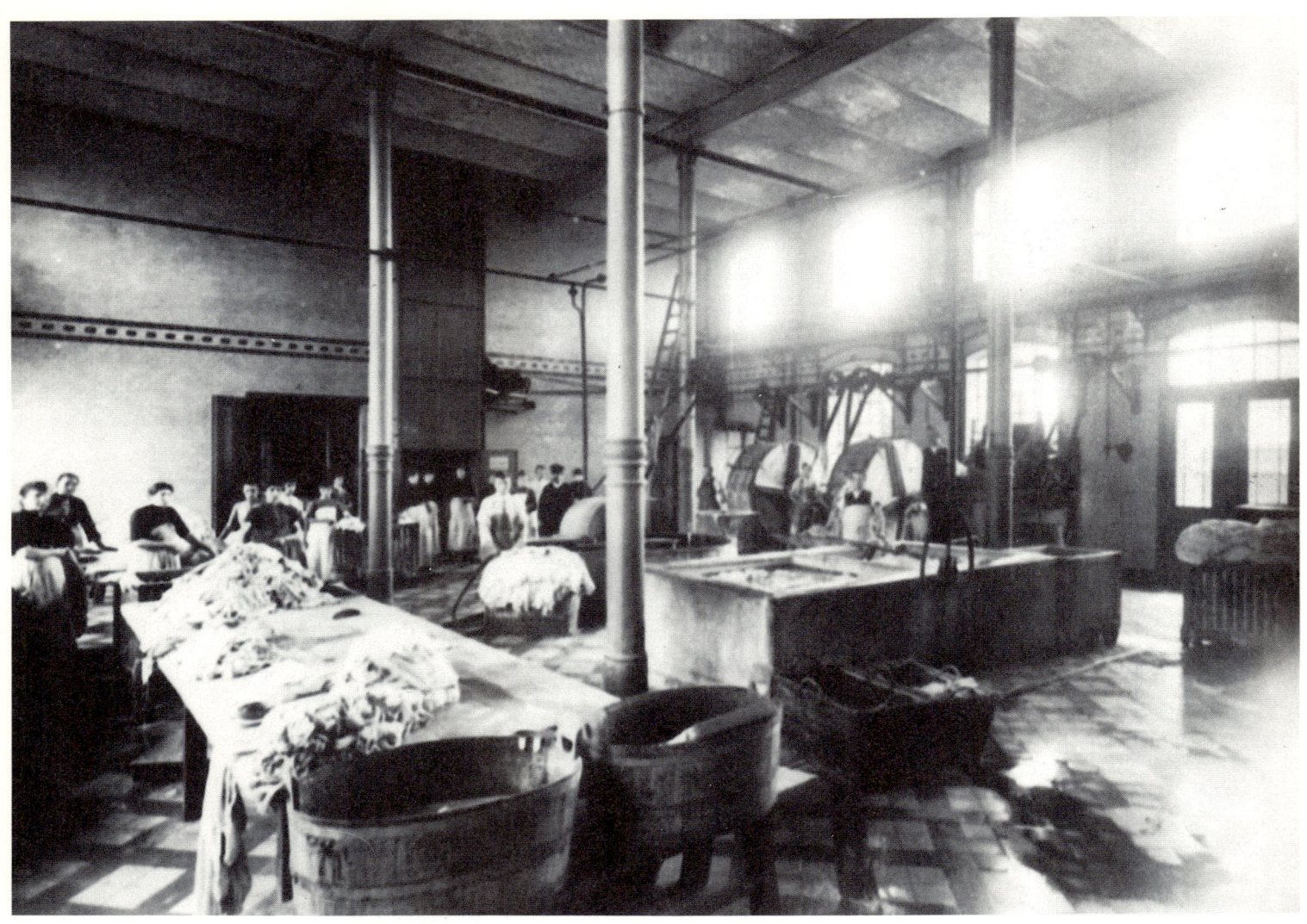

118. Die Dampfwaschküche 1890.

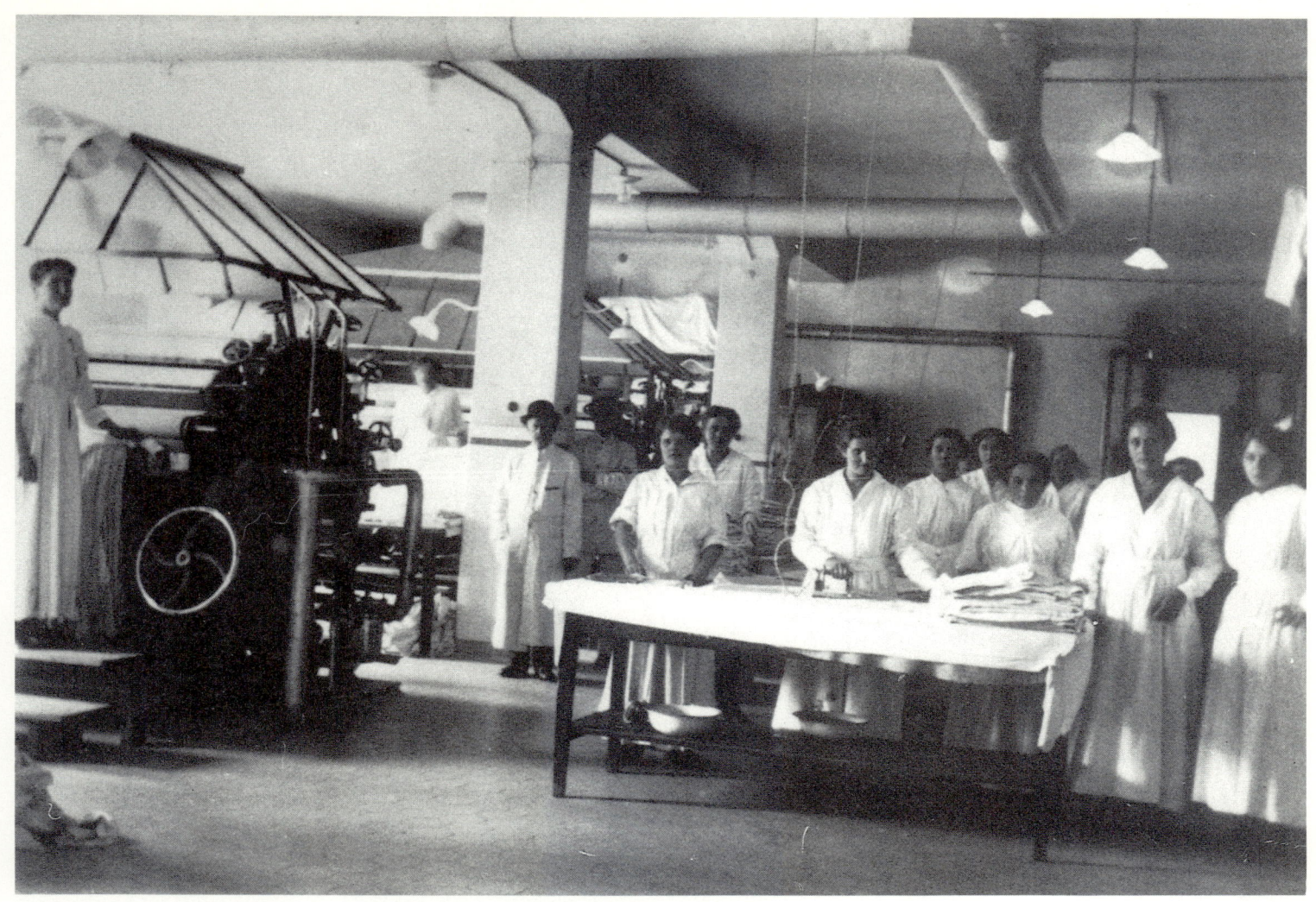

119. In der Wäscherei während der 20er Jahre: Plätterinnen und Waschaufseher.

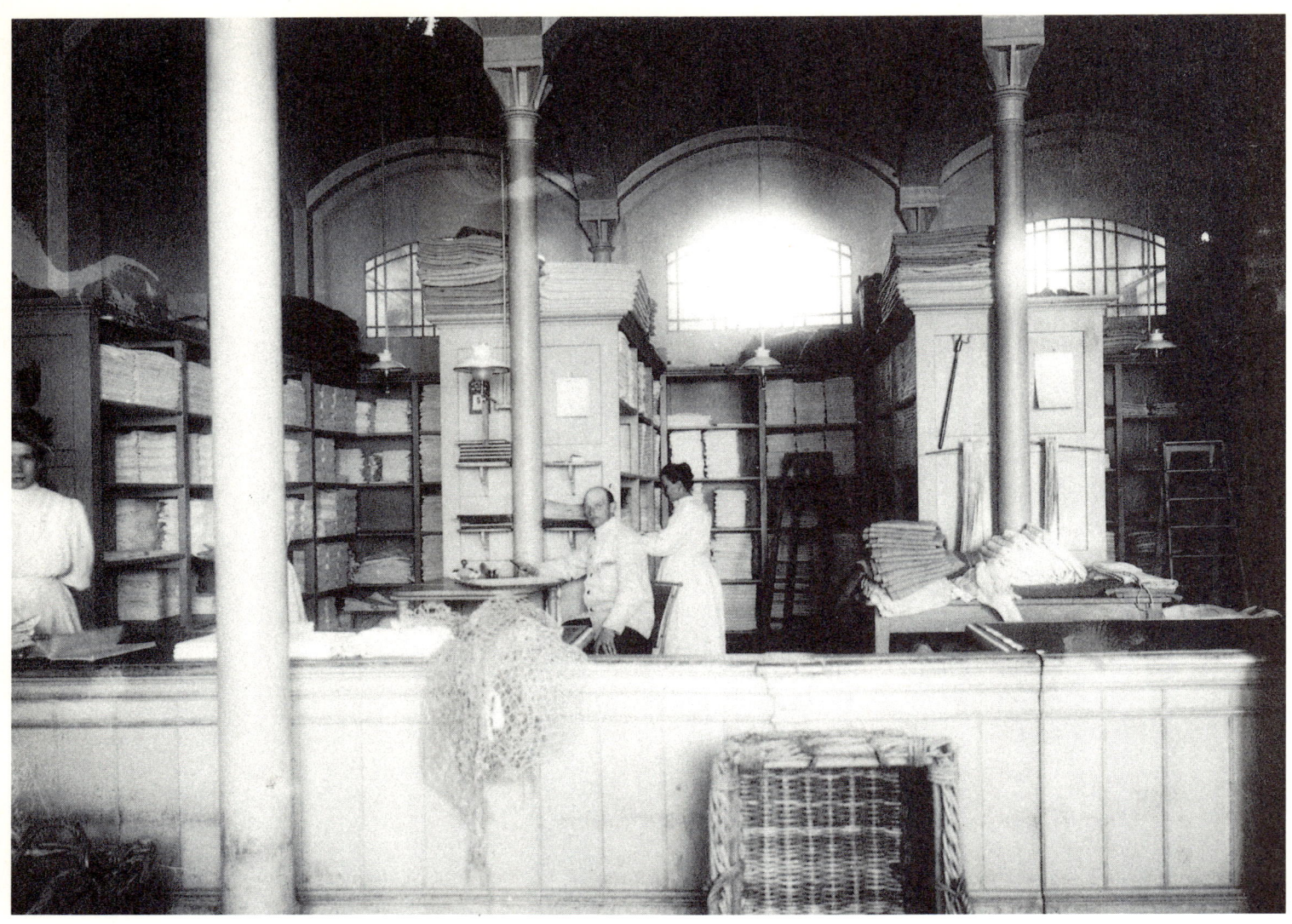

120. Wäschemagazin um 1900.

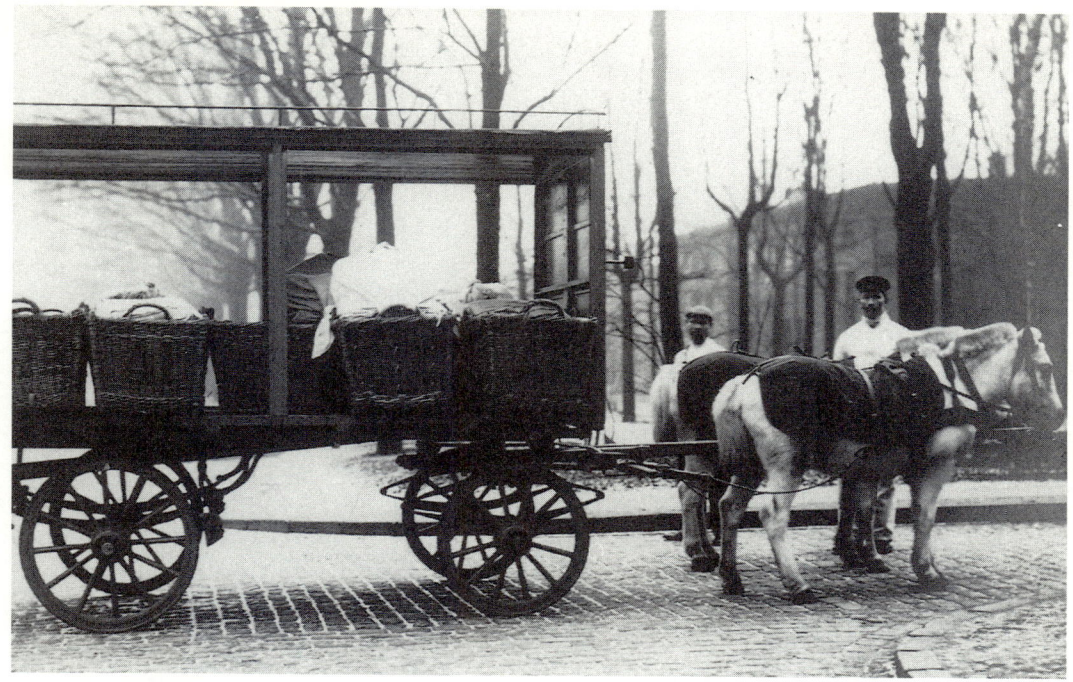

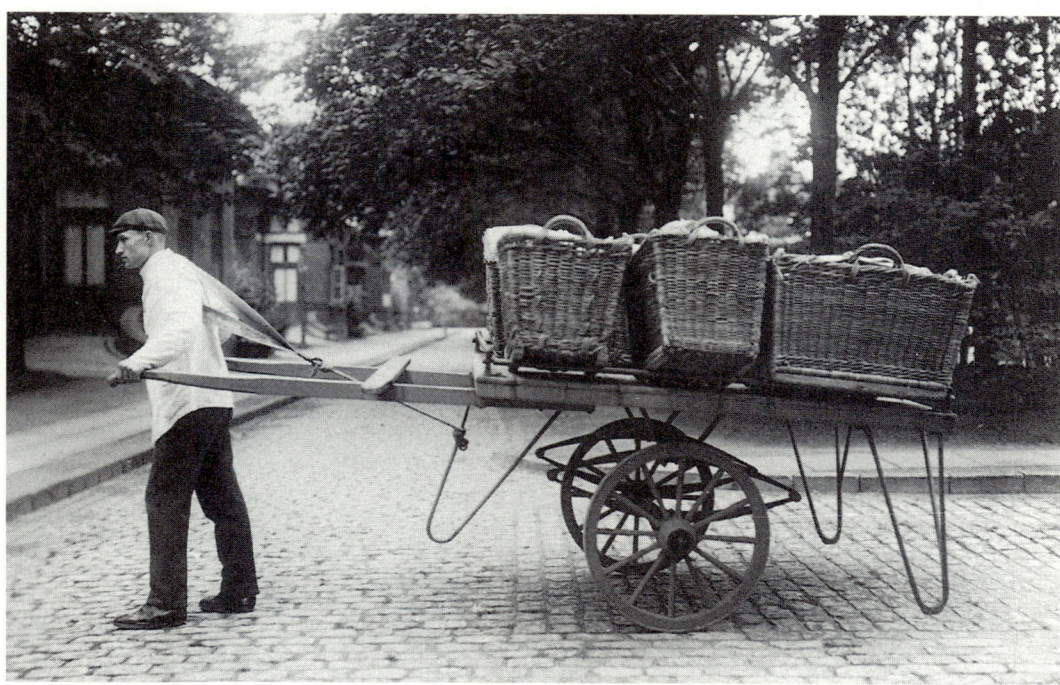

Krankenhaus und Universität

Das AK Eppendorf in der Weimarer Zeit

Kurz nach dem Zusammentritt einer erstmals demokratisch gewählten Bürgerschaft erhielt Hamburg zum Sommersemester 1919 nach jahrelangem Tauziehen zwischen verschiedenen Interessengruppen endlich eine eigene Universität. Da bei den vorangegangenen Verhandlungen über die Errichtung einer Hochschule die Medizinische Fakultät aus Kostengründen ausgeklammert worden war, mußte in diesem Bereich viel improvisiert werden.

Als Fachvertreter wurden mehrheitlich Ärzte des Allgemeinen Krankenhauses Eppendorf berufen. Hier bestanden auch die besten Voraussetzungen für die akademische Arbeit. Die formelle Anerkennung als Universitäts-Krankenhaus und angemessene personelle und sachliche Ergänzungen für die zusätzlichen Aufgaben in Forschung und Lehre ließen jedoch noch lange auf sich warten. Verantwortlich dafür war neben der Finanzknappheit des Staates infolge von Krieg, Inflation und Weltwirtschaftskrise die Weigerung der hamburgischen Gesundheitsbehörde, Eppendorf als Allgemeines Krankenhaus aufzugeben. Als maßgebliche Aufsichtsbehörde widersetzte sie sich durchgreifenden Ausbaumaßnahmen für akademische Zwecke. Nur einige der theoretischen Institute fanden in dem schon vor dem Krieg begonnenen und 1926 fertiggestellten Institutsgebäude eine angemessenere Unterkunft.

Die Pavillonanlage war inzwischen längst veraltet; nicht nur die hohen Betriebs- und Unterhaltungskosten infolge der Weitläufigkeit des Geländes, auch die gestiegenen Komfortbedürfnisse der Patienten ließen eine grundlegende Modernisierung dringend geboten erscheinen. Nach Besserung der finanziellen Verhältnisse konnten ab 1926 tatsächlich verschiedene Umbau- und Renovierungsarbeiten durchgeführt werden. So wurden in einigen Pavillons zusätzliche Einzelzimmer abgeteilt, der große Krankensaal jeweils durch Zwischenwände abgetrennt und das Mobiliar neu gestrichen.

Entsprechend der zunehmenden Verselbständigung der Spezialabteilungen und der Ausweitung von Forschung und Lehre beantragten mehrere Professoren anstelle der oft im Gelände verstreuten Einzelpavillons moderne Klinikneubauten. Die Realisierung dieser Vorhaben wurde indes zurückgestellt, weil die Gesundheitsbehörde nun auf das Projekt eines Universitätsklinikums in Hamm/Horn setzte, während die Medizinische Fakultät in Eppendorf bleiben wollte. Erst der Ausbruch der Weltwirtschaftskrise 1929 brachte die Umsiedlungspläne der Behörde am Ende zum Scheitern.

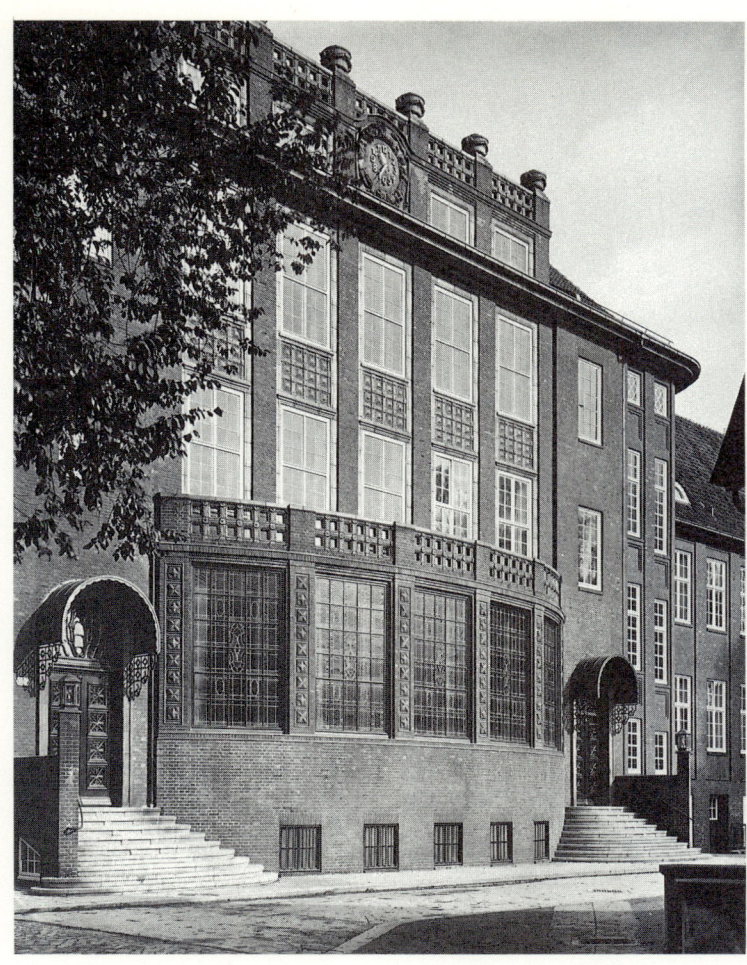

123. Das 1926 fertiggestellte Institutsgebäude, auch kurz »Pathologie« genannt, war der einzige größere Bau der 20er Jahre, der den neuen universitären Aufgaben des Eppendorfer Krankenhauses Rechnung trug. In dem Hörsaal hinter der Zierverglasung im Erdgeschoß fanden rund 150 Studierende Platz.

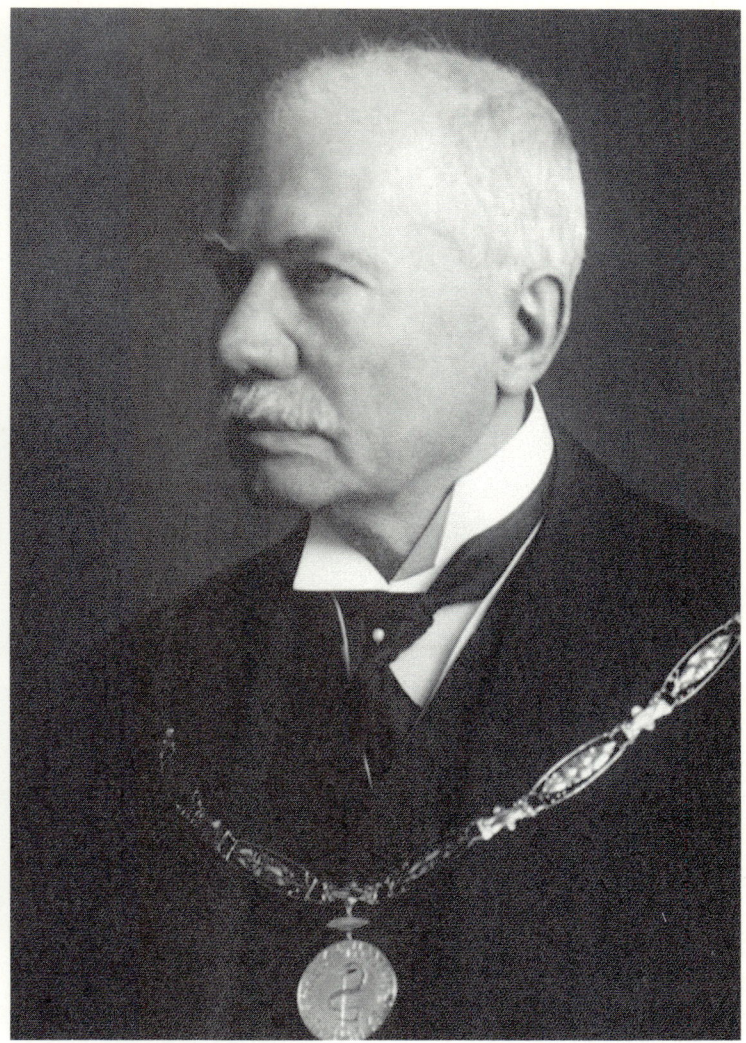

124. Prof. Hermann Kümmell, Chirurg, Gründungsdekan der Medizinischen Fakultät 1919/20, Rektor der Hamburgischen Universität 1921/22.

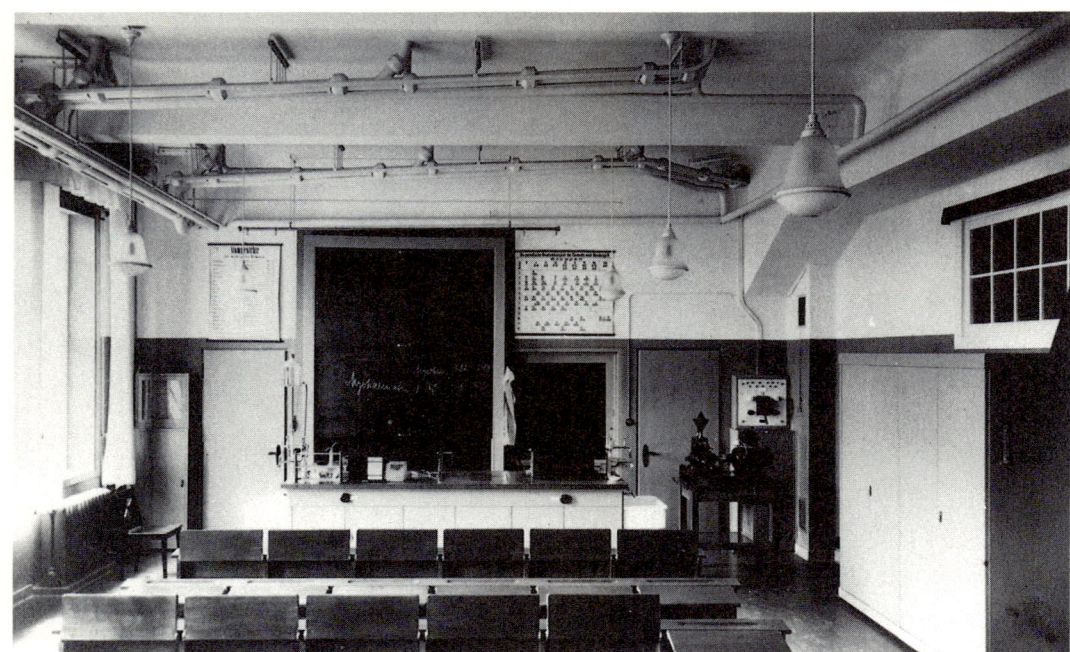

125. Hörsaal der Physiologischen Chemie im Institutsgebäude (Schumacher-Bau), nach 1926.

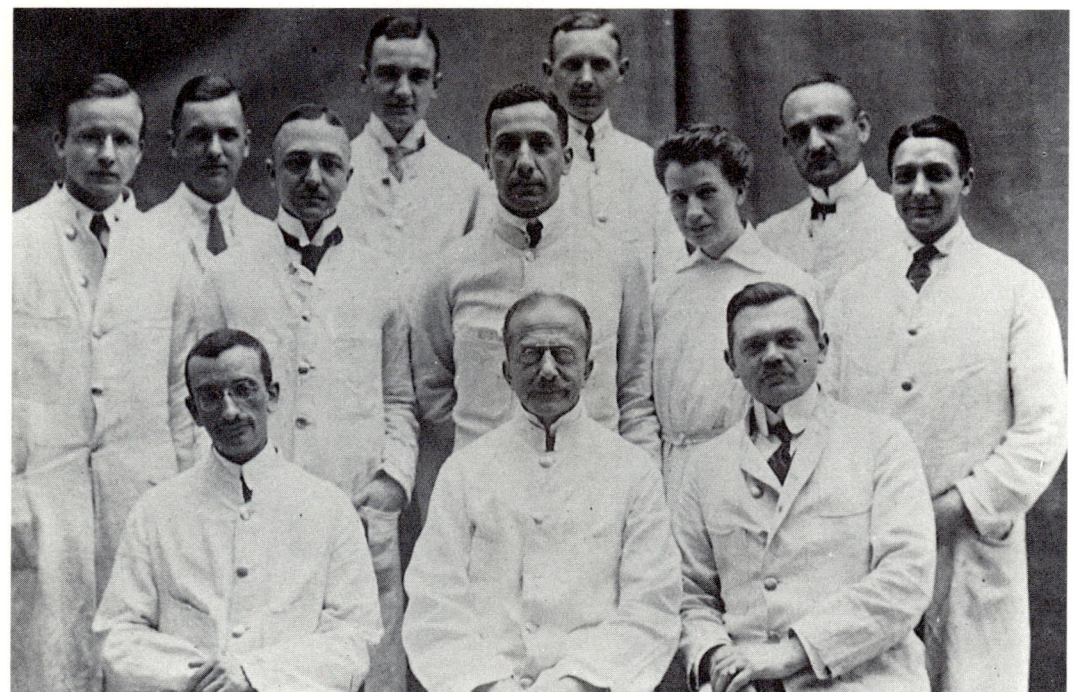

126. Die Eppendorfer Pathologen 1924 versammelt um ihren seit 1877 (bis 1889 im AK St. Georg) amtierenden Chef und ersten Hamburger Ordinarius für Pathologie Eugen Fraenkel, links neben ihm Friedrich Wohlwill.

Personalübersicht nach dem Stande vom 1. April 1928

1. Direktoren des Krankenhauses:
- 1 Aerztlicher Direktor
- 1 Verwaltungsdirektor

2. Aerzte und Apotheker:
- 18 leitende Oberärzte (davon 12 gleichzeitig Direktoren der jeweils angeschlossenen Universitäts-Kliniken)
- 1 Wissenschaftlicher Rat
- 1 Oberapotheker
- 2 Lehrer der Krankenpflegeschule
- 13 Sekundärärzte
- 1 Sekundärapotheker
- 31 Assistenzärzte
- 1 Zahnarzt im Ambulatorium
- 3 Wissenschaftl. Assistenten
- 2 Chemiker
- 3 Zahnärzte
- 6 Apotheker
- 4 abkommandierte Militärärzte

3. Beamte und Angestellte:
- 2 Verwaltungs-Oberinspektoren
- 3 Verwaltungsinspektoren
- 11 Verwaltungsobersekretäre
- 2 Verwaltungssekretäre
- 3 a. p. Verwaltungssekretäre
- 47 Büroangestellte

- 1 Einkassierer
- 2 Stenotypistinnen
- 4 Amtsgehilfen
- 2 Techn. Oberinspektoren
- 1 Maschinenbetriebsleiter
- 1 Gartenmeister
- 1 Maschinist
- 1 Bautechniker
- 1 Elektriker
- 1 Betriebsinspektor
- 3 Betriebsobersekretäre
- 5 Betriebssekretäre
- 3 Betriebsassistenten
- 1 Anatomischer Zeichner
- 1 Präparator
- 1 Technischer Hilfsarbeiter
- 30 Techn. Hilfsarbeiterinnen
- 1 Zahntechniker
- 4 Fernsprechgehilfen
- 9 Torwarte
- 2 Stationsschreiber im Arb.-Verhältnis

4. Pflegepersonen:
- 1 Leitende Oberschwester
- 39 Oberschwestern
- 196 Schwestern
- 80 Schülerinnen
- 27 Oberpfleger (davon 3 Künd.-Beamte)
- 7 Oberpflegerinnen

- 103 Pfleger
- 274 Pflegerinnen
- 3 Masseure
- 1 Heilgymnast
- 163 Stationsmädchen im Pflegedienst

5. Küche und Lagerverwaltung:
- 2 Küchenvorsteher
- 1 Erste Köchin } Tarifangestellte
- 3 Verwaltergehilfen
- 7 Köchinnen
- 1 Magazingehilfe } Tarifangestellte
- 23 Küchenarbeiter
- 4 Lagerarbeiter
- 1 Schlachter
- 40 Küchenarbeiterinnen

6. Waschhaus und Desinfektionshaus:
- 1 Waschmeister (Tarifangest.)
- 2 Feinplätterinnen
- 3 Desinfektionshelfer
- 12 Weißnäherinnen u. Zuschneiderinnen
- 6 Plätterinnen
- 33 Wäscherinnen
- 24 Näherinnen
- 19 Wäscher
- 3 Desinfektionsarbeiter

7. Handwerker:
- 1 Steindruckermeister (Tarifangestellter)
- 2 Buchbinder
- 1 Schuhmacher
- 8 Tapezierer
- 4 Hohlschleifer
- 4 Schlosser
- 1 Schmied
- 8 Heizungsfachmonteure
- 13 Maschinenschlosser
- 1 Dreher
- 3 Klempner

- 3 Dachdecker
- 10 Mechaniker
- 10 Maurer
- 2 Steinsetzer und Pflasterer
- 7 Zimmerer
- 8 Tischler
- 8 Maler
- 19 Elektromonteure
- 20 geprüfte Heizer
- 6 Maschinenwärter
- 13 Kohlenbunkerer
- 31 Heizer am Niederdruck
- 23 Handwerkerhelfer
- 22 Handwerkerarbeitsleute

8. Gärtnerei:
- 3 Gärtner
- 6 Gärtnerstellvertreter
- 15 Gartenarbeiter

9. Sonstiges Arbeitspersonal:
- 1 Oberdienerin
- 4 Apothekenwärter
- 2 Apothekenarbeiter
- 67 Hausarbeiter
- 16 Wächter
- 79 Arbeitsfrauen
- 3 Ammen
- 6 Scheuerfrauen

127. Die Personalübersicht vom 1.4.1928 ergibt rund 2000 Beschäftigte, darunter rund 100 im ärztlich-wissenschaftlichen Bereich.

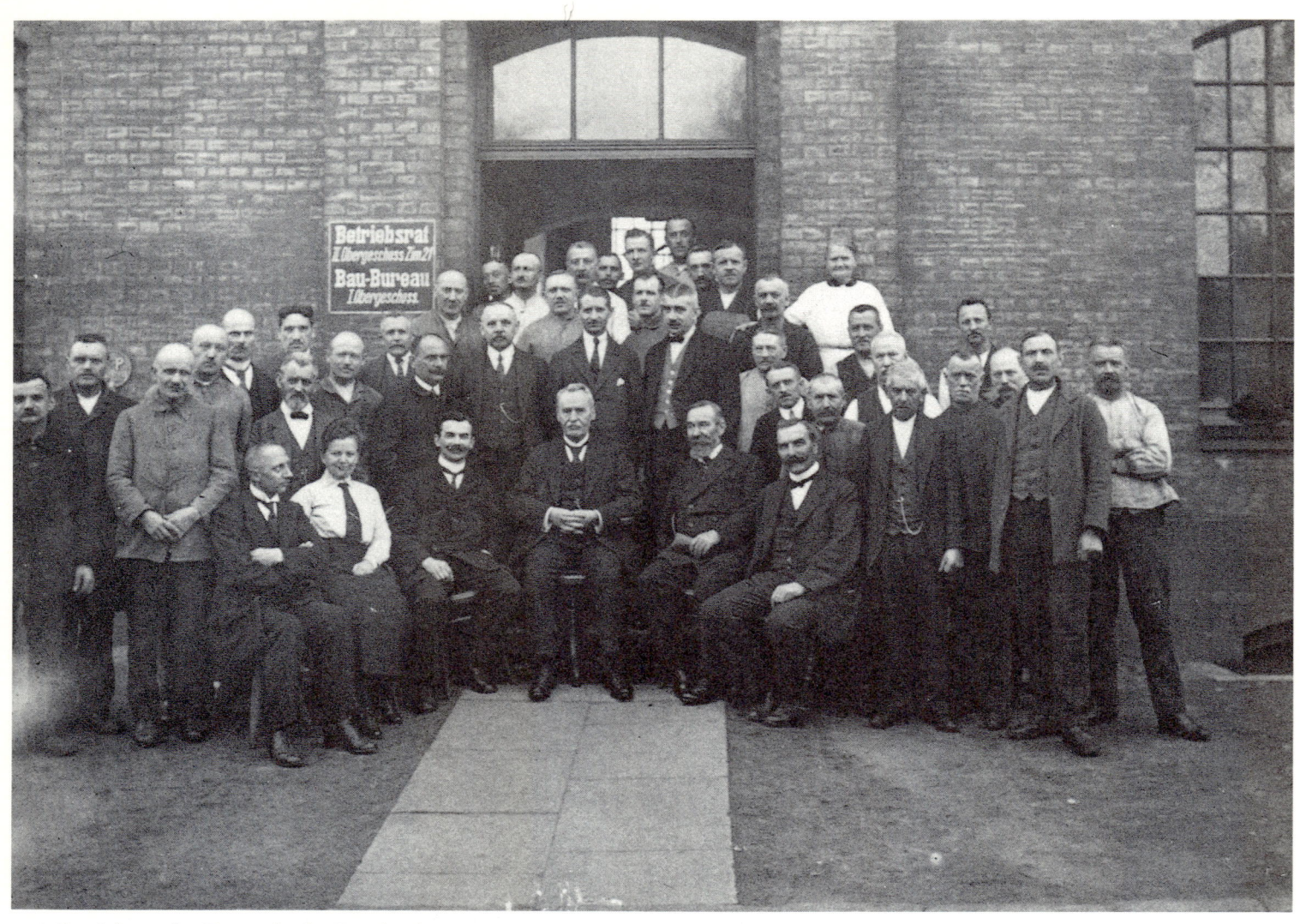

128. Betriebsrat des Eppendorfer Krankenhauses mit weiteren Beschäftigten, vermutlich 1922 nach seiner Konstitution aufgrund des Betriebsrätegesetzes der Weimarer Republik.

129. *Blick in eine von der Hautabtei-*
lung genutzte Epidemiebaracke, um
1926. Die Patientenunterbringung
war häufig wenig komfortabel.

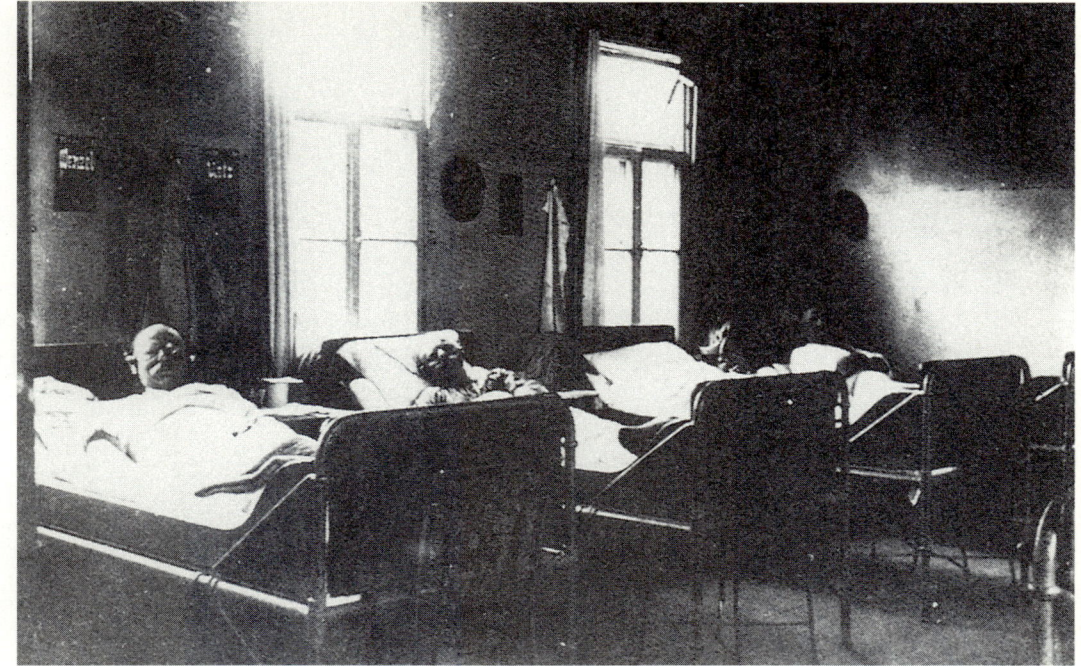

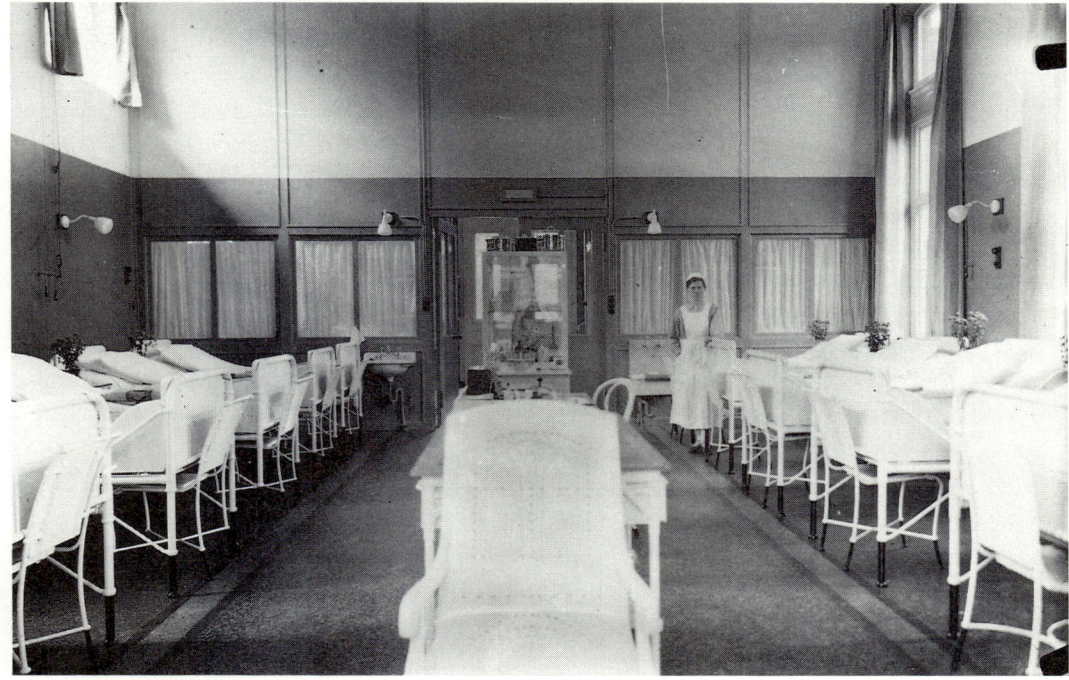

130. *Einer der bescheiden renovier-*
ten Pavillons mit unterteiltem Kran-
kensaal und Wandbeleuchtung, um
1927.

Das Eppendorfer Krankenhaus im Nationalsozialismus

»Säuberung« und »Arisierung«

Unmittelbar nach der »Machtergreifung« 1933 fing auch im Eppendorfer Krankenhaus die Verfolgung von »rassisch« und politisch unerwünschten Personen an. Sechzehn jüdischen Angehörigen des Lehrkörpers wurde die Lehrbefugnis entzogen. Mehr als fünfzig jüdische Studierende konnten ihr Studium nicht mehr zum Abschluß bringen. Auch für die staatliche Anerkennung des Krankenpflegeexamens wurde der »Arier«-Nachweis zur Voraussetzung gemacht. Ab 1936 durften jüdische Kranke nicht mehr aufgenommen werden.

Auch Angehörige der linken politischen Parteien wurden entrechtet. Neun Medizinstudierende, die als »marxistisch« galten, wurden von der Universität vertrieben, sozialdemokratische und kommunistische Betriebsangehörige des UKE entlassen. Die Tätigkeit des Betriebsrates wurde verboten. Der langjährige Direktor des Eppendorfer Krankenhauses Prof. Ludolph Brauer wurde in den Ruhestand versetzt, weil er als »national unzuverlässig« galt.

Die gesellschaftliche Militarisierung hielt auch im Krankenhaus Einzug. Bis 1934 wurde das gesamte ärztliche und pflegerische Personal in Luft- und Gasschutz ausgebildet. Entsprechende Übungen hatte im übrigen Ludolph Brauer bereits 1932 eingeführt. Das Eppendorfer Krankenhaus war hier Vorreiter für die anderen Hamburger Krankenhäuser. Den Medizinstudierenden wurden militärmedizinische Vorlesungen und praktische Übungen angeboten.

Die »Erb- und Rassegesetze« beeinflußten die Krankenversorgung. Nunmehr ging es nicht mehr nur um Heilen, sondern auch um Mitarbeit bei der Durchsetzung der »Rassenhygiene«. In bestimmten Kliniken wurden Patienten zwecks Begutachtung von »Sterilisationsbedürftigkeit« aufgenommen. In der Chirurgie und in der Frauenheilkunde gehörten operative Zwangssterilisationen zum Alltag der Klinik und der Ausbildung. Zwölf Fachärzte des Eppendorfer Krankenhauses waren seitens der Gesundheitsbehörde zur Durchführung dieser Operationen ermächtigt. Mehrere Professoren verbreiteten das rassenhygienische Gedankengut in Wort und Schrift.

Offizielles Universitätskrankenhaus

Das für seine Aufgaben als universitäres Krankenhaus denkbar schlecht ausgestattete Eppendorfer Krankenhaus war während der Weltwirtschaftskrise (1929–1932) zeitweilig von einer Aufhebung seiner universitären Funktion bedroht gewesen. Nach der »Machtergreifung« schien sich die Situation erst einmal zu verbessern. Die Schließungspläne wurden ad acta gelegt, und aus dem Allgemeinen Krankenhaus wurde am 1.4.1934 offiziell das *Universitäts-Krankenhaus Eppendorf* (UKE). Die Professoren erhielten erstmals in Hamburg das Recht zur Abrechnung bei privaten Krankenhauspatienten.

In der Folgezeit wurden viele Neubau- und Renovierungspläne entworfen. Kaum etwas davon wurde jedoch realisiert, da man ab 1937 noch Gewaltigeres plante. Hamburg sollte nach dem Willen des »Führers« auch architektonisch als »Tor zur Welt« umgestaltet werden. Das Universitätskrankenhaus sollte im Rahmen einer gigantomanen Elbuferplanung in Flottbek völlig neu errichtet werden. Kriegsplanung und -durchführung brachten das Vorhaben zum Erliegen.

Die Großspurigkeit der Planungen änderte indes nicht viel an den Alltagsnöten. In der Krankenversorgung herrschte der »Pflegenotstand«. Der Geburtenrückgang des Ersten Weltkrieges, die Schließung der Krankenpflegeschule während der Weltwirtschaftskrise und die weiterhin schlechten Arbeitsbedingungen bei niedrigem Lohn verursachten einen erheblichen Mangel an geprüften Schwestern. Deswegen setzte das UKE auf die Kooperation mit der Nationalsozialistischen Volkswohlfahrt (NSV), die hier ein neues Gebäude für die Krankenpflegeausbildung (»Jungschwesternhaus«) errichtete. Aber auch die Zahl der »blauen Schwestern« der NSV, die nunmehr nach Abschluß des Examens im UKE eingestellt wurden, reichte nie aus, um den Bedarf zu decken.

Für die psychisch Kranken, die ab 1933 offiziell als »minderwertig« galten, hatte die Herrschaft des National-

sozialismus verheerende Auswirkungen. Die Staatskrankenanstalt Friedrichsberg (jetzt AK Eilbek), die bis dahin der Universität als Psychiatrische Klinik gedient hatte, wurde 1934 aufgelöst. 700 Patienten wurden in andere Anstalten zur billigen Verwahrung und »Vernutzung« ihrer Arbeitskraft gebracht. Diese Maßnahmen waren eine erste Etappe auf dem Weg zur »Euthanasie«. 300 als »heilbar« angesehene Patienten bildeten die Klientel einer 1935 eingerichteten Psychiatrischen und Nervenklinik der Universität. Sie wurde erst 1942 in Pavillonneubauten auf dem Gelände des Universitäts-Krankenhauses Eppendorf untergebracht.

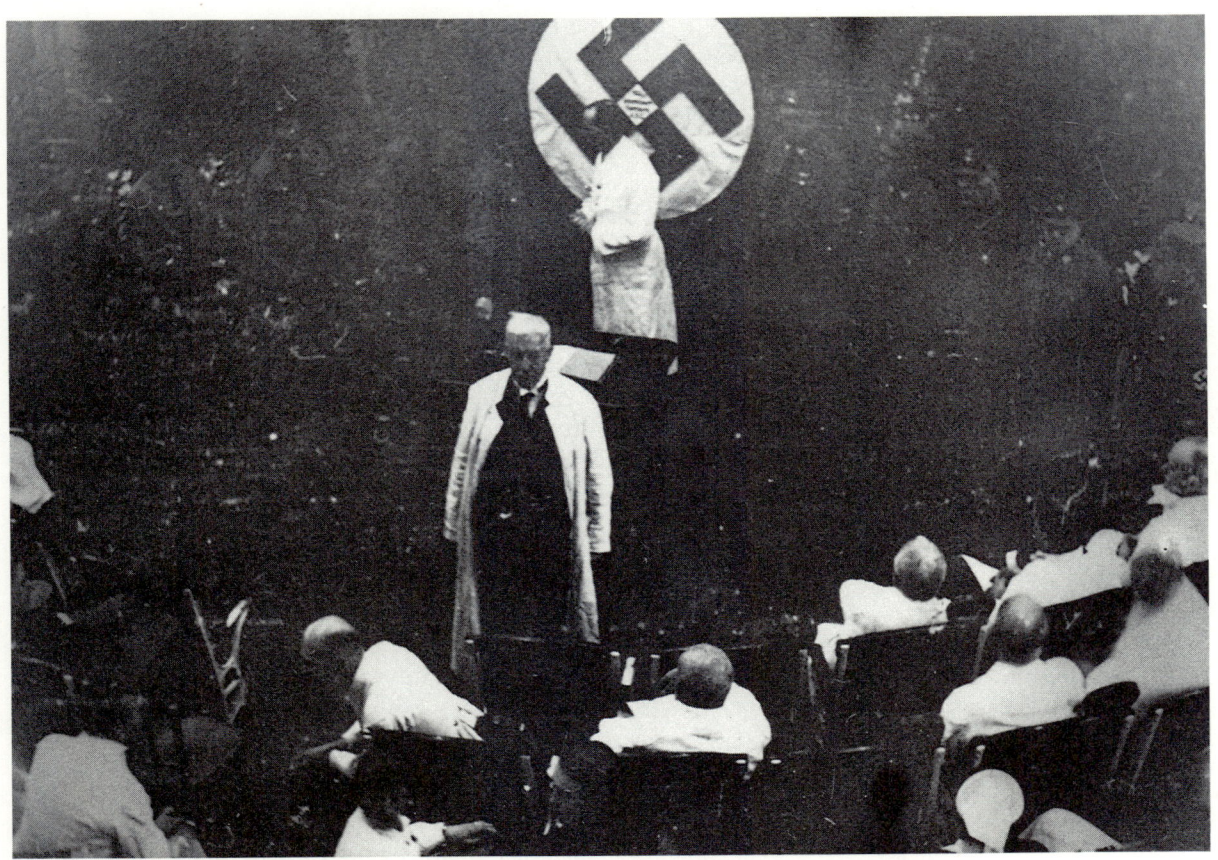

131. Der auf Veranlassung der NSDAP zwangsemeritierte Prof. Ludolph Brauer (seit 1910 Ärztlicher Direktor) bei seiner Abschiedsvorlesung 1934 in »feierlicher« Gegenwart von SA.

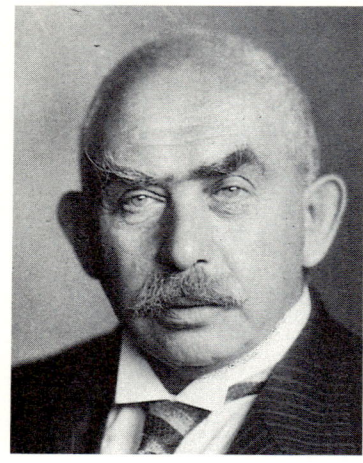 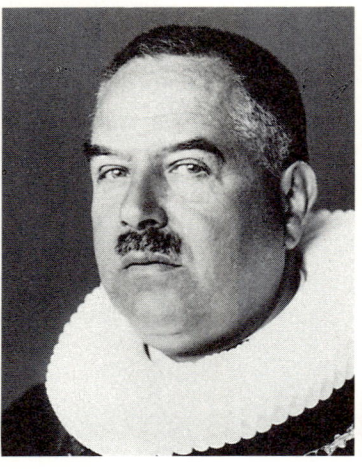 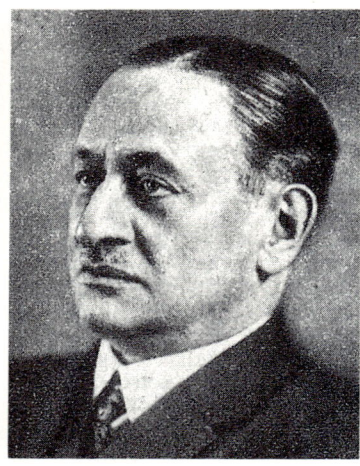 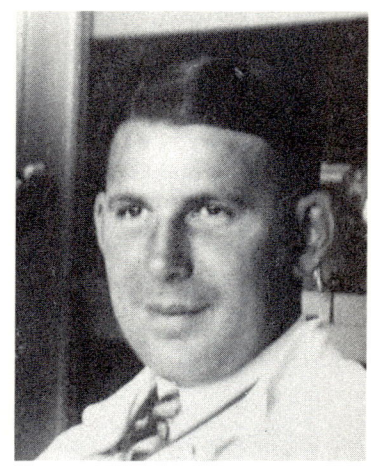

132. Otto Kestner (1873 bis 1953), Abteilungsleiter der Physiologie ab 1913, Ordinarius seit 1919.

133. Heinrich Poll (1877 bis 1939), Ordinarius für Anatomie seit 1924.

134. Ernst Delbanco (1869 bis 1935), Honorarprofessor für Haut- und Geschlechtskrankheiten seit 1921.

135. Arthur Haim (1888 bis 1948), Privatdozent für Bakteriologie und Serologie seit 1929, ab 1932 kommissarischer Leiter des Instituts für experimentelle Therapie.

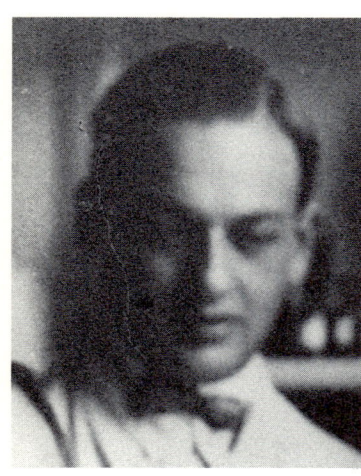 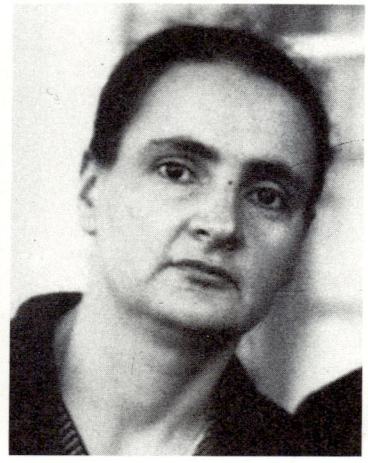 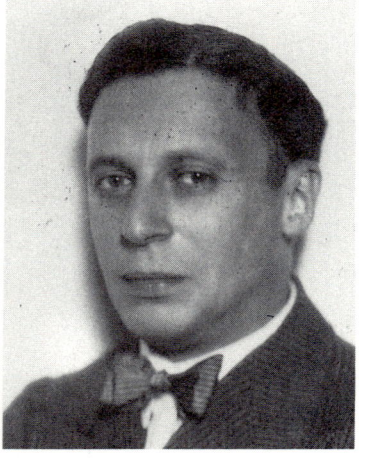 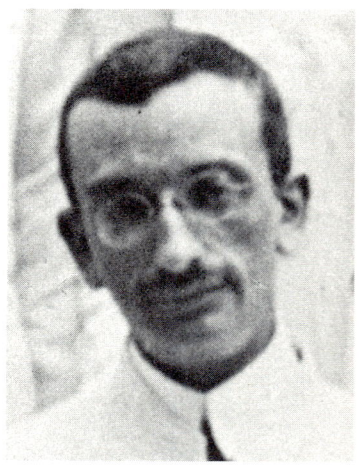

136. Paul Kimmelstiel (1900 bis 1970), Privatdozent für Pathologie seit 1930, Oberarzt am Pathologischen Institut in Eppendorf.

137. Rahel Liebeschütz-Plaut (geb. 1894), Privatdozentin für Physiologie; sie habilitierte 1923 als erste Frau an der Hamburger Medizinischen Fakultät.

138. Hans Türkheim (1889 bis 1955), Privatdozent für Zahnheilkunde seit 1921, ab 1930 nichtbeamteter Extraordinarius, Abteilungsleiter am Zahnärztlichen Institut.

139. Friedrich Wohlwill (1881 bis 1958), Privatdozent für Pathologie seit 1920, nichtbeamteter Extraordinarius ab 1924.

140. *Aufnahmeverbot für jüdische Kran-*
ke im UKE ab 1936.

Die Gesundheitsbehörde in Hamburg ruft die gesamte Aerzteschaft zur weiteren Teilnahme an Luftschutzkursen auf

Die Werbearbeit für den zivilen Luftschutz in der Bevölkerung hat so bedeutende Fortschritte gemacht, daß das Bedürfnis nach ärztlichen, ausgebildeten Kräften, zunächst für den Unterricht, später aber auch für die praktischen Übungen nicht mehr befriedigt werden kann.

Ein demnächst im Hafenkrankenhaus beginnender ärztlicher Luftschutzkursus ist durch die bisher eingelaufenen Meldungen voll besetzt. Es ergeht nunmehr aber an alle arischen Kollegen, die bisher noch nicht ausgebildet sind, die dringende Aufforderung, sich bei der Gesundheitsbehörde, Abteilung II, zu weiteren Kursen sofort zu melden, damit auch die übrigen Luftschutzschulen im Marienkrankenhaus, im Vereinshospital und im Barmbecker Krankenhaus so bald wie möglich in Tätigkeit gesetzt werden können, um mit den im Eppendorfer und St. Georger Krankenhaus bestehenden in edlen Wettstreit zu treten. Es wird sich um drei Wochenabende für die theoretische und um einen Nachmittag oder Abend für die praktische Übung handeln, über die nähere Anordnungen von der Gesundheitsbehörde zu gegebener Zeit jedem einzelnen Kollegen direkt zugehen.

Hamburg, den 5. September 1933.

Der Präsident der Gesundheitsbehörde.
I. A.: Physikus Sieveking.

141. *Luft- und Gasschutz: Lob der NSDAP-geführten Gesundheitsbehörde für die Vorreiterrolle des Eppendorfer Krankenhauses, 1933.*

Universitäts-Frauenklinik
Prof. Dr. Heynemann

Hamburg 20, den 30. September 1936.
Eppendorfer Krankenhaus

An die
Unterrichtsbehörde
Abteilung Hochschulwesen,

Seit Juli hat der Zugang an eugenischen Sterilisierungen fast völlig aufgehört. Ich habe zunächst geglaubt,dass es auf die Sommermonate zurückzuführen sei, in denen naturgemäss viele Gutachter auf Urlaub sind. Eine Änderung ist aber bisher nicht eingetreten. Es muss meiner Ansicht nach mit der Möglichkeit gerechnet werden, dass die betreffenden Frauen Anstalten zugewiesen werden, die dem Gesundheitsamt unmittelbar unterstehen. Es ist richtig, dass die Sterilisierungen mancherlei Schwierigkeiten mit sich bringen. Andererseits gehört die Frage der eugenischen Sterilisierungen aber doch unbedingt in den akademischen Unterricht.

Ich bitte daher erwirken zu wollen, dass die Universitäts-Frauenklinik wieder für die Sterilisierungen mit herangezogen wird. Da für die eugenischen Sterilisierungen besondere Räume und besonderes Pflegepersonal bestimmt werden muss, ist es unmöglich, nur gelegentlich eine Sterilisierung vorzunehmen.

142. Maßnahmen der »Rassenhygiene« in der ärztlichen Ausbildung, »...gehört die Frage der eugenischen Sterilisierungen aber doch unbedingt in den akademischen Unterricht.«

Hamburgisches
Gesetz- und Verordnungsblatt

Nr. 25   Mittwoch, den 21. März   **1934**

Inhalt: Neunte Verordnung zur Ausführung des Landesverwaltungsgesetzes. S. 101.
Bekanntmachung, betreffend die Sonntagsruhe im Handelsgewerbe der Stadt Hamburg. S. 102.

Bekanntmachungen des Senats.

Neunte Verordnung
zur Ausführung des Landesverwaltungsgesetzes.

Zur Ausführung des Landesverwaltungsgesetzes vom 14. September 1933 (Hamburgisches Gesetz- und Verordnungsblatt Seite 357) verordnet der Senat das Folgende:

Artikel I

Im § 9 des Gesetzes über das Gesundheitswesen vom 15. März 1920 (Amtsblatt Seite 409) wird unter „a)" bei Streichung des Kommas am Schluß folgende Bestimmung hinzugefügt:
mit Ausnahme des Allgemeinen Krankenhauses Eppendorf,.

Artikel II

Das Allgemeine Krankenhaus Eppendorf wird der Landesunterrichtsbehörde zur Unterbringung von Universitätskrankenanstalten unterstellt.

Die Beamten, Angestellten und Staatsarbeiter des Allgemeinen Krankenhauses Eppendorf treten zur Landesunterrichtsbehörde über.

§ 12 Absatz 2 der Ersten Verordnung zur Ausführung des Landesverwaltungsgesetzes vom 29. September 1933 (Hamburgisches Gesetz- und Verordnungsblatt Seite 379) findet entsprechende Anwendung.

Artikel III

Diese Verordnung tritt mit dem 1. April 1934 in Kraft. Die zur Durchführung dieser Verordnung erforderlich werdenden Bestimmungen trifft die Landesunterrichtsbehörde.

Gegeben in der Versammlung des Senats, Hamburg, den 14. März 1934.

143. *Das Allgemeine Krankenhaus Eppendorf wird am 1.4.1934* Universitäts-Krankenhaus Eppendorf *und damit der Landesunterrichtsbehörde (Abteilung Hochschulwesen) unterstellt.*

144. *Anschlag an den Kliniken und Instituten, der jüdischen Studierenden das Betreten der Universität untersagt, 1938.*

```
DER REKTOR                          Hamburg, den 12.November 1938
    der
Hansischen Universität


               Z u m   A n s c h l a g  !
               ---------------------------------


    Inländischen jüdischen Studierenden ist bis auf weiteres

die Teilnahme an Vorlesungen und Übungen sowie das Betreten des

Universitätsgebäudes, der Kliniken, Institute und Seminare

                v e r b o t e n .
                --------------------


                                  gez.  G u n d e r t .
```

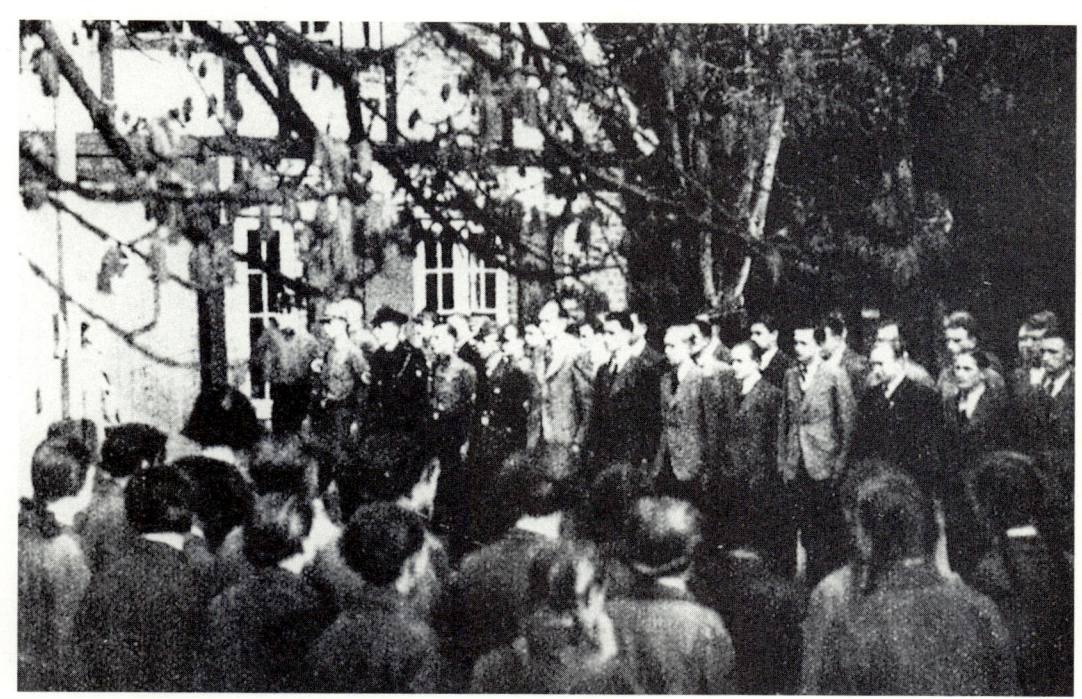

145. *Flaggenappell der Fachschaft Medizin im Lager Hoisdorf 1938. Allerdings wuchs die Zahl der Medizinstudierenden, die nationalsozialistisch ausgerichteten Veranstaltungen fernblieben.*

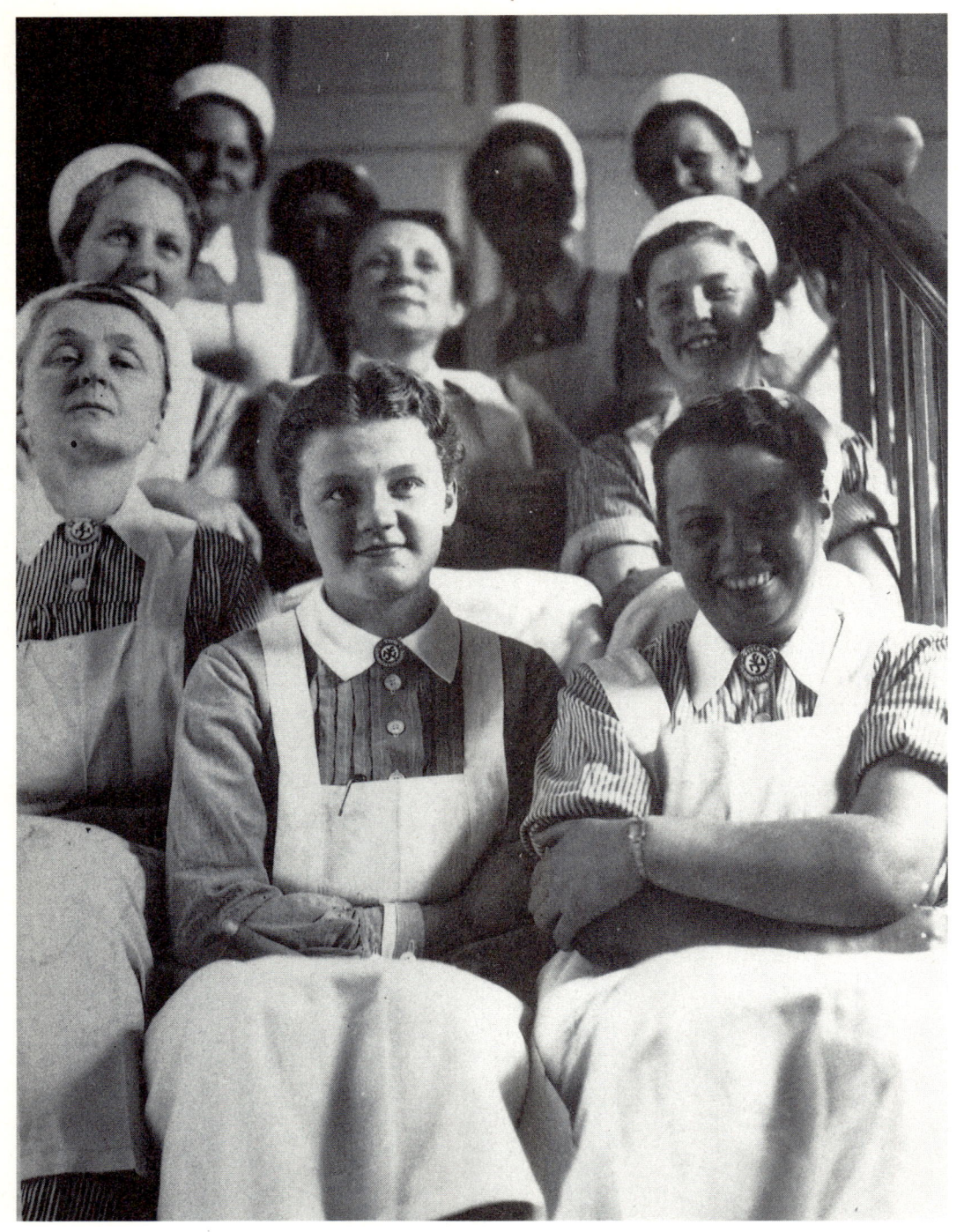

146. Schwestern der Nationalsozialistischen Volkswohlfahrt (NSV) im UKE, um 1938. Aufgrund ihrer Tracht wurden sie »blaue Schwestern« genannt. Das NSV-Zeichen auf ihren Broschen war dem Hakenkreuz nachempfunden.

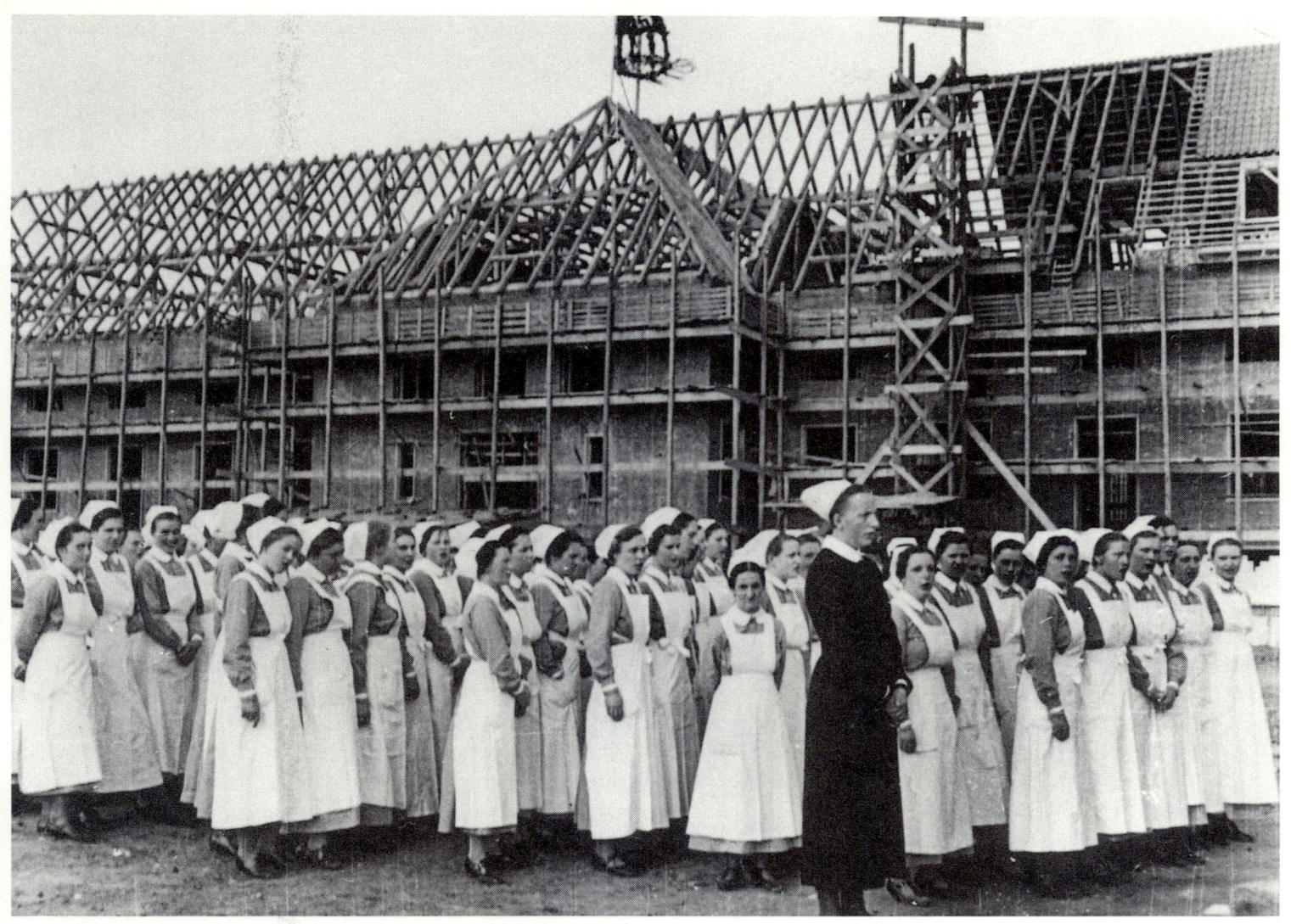

147. *Schwestern treten an zum Richtfest des »Jungschwesternhauses« der NSV am 22. März 1938, vorn Schuloberin Annemarie Petri.*

Kriegszeit und Zerstörung

Der Beginn des 2. Weltkrieges bedeutete vor allem Mehrarbeit für die Schwestern, da viele Ärzte, Pfleger und andere männliche Angestellte einberufen wurden. Die bauliche Gestalt des Klinikums wandelte sich durch ein aufwendiges und verzweigtes Netz von Bunkerbauten: 22 unterirdische und 4 Hochbunker wurden im Eiltempo errichtet. Diese Bunker wurden zum zentralen Ort für die Unterbringung und die operative Versorgung der Patienten. Dank dieser Bunker waren auch in den Bombennächten des Sommers 1943 unter dem Personal und den Patienten nur wenige Tote zu beklagen.

Der Bunkerbau ging in starkem Maße auf den Ordinarius für Psychiatrie Hans Bürger-Prinz zurück, der während des Krieges fast ununterbrochen Dekan, Ärztlicher Leiter und Luftschutzbeauftragter war. Bürger-Prinz bestimmte auch die Mittel- und Personalzuweisung an die einzelnen Kliniken sowie die Bettenbelegung. Er »führte« das Klinikum in einer Weise, die den Beifall der nationalsozialistisch geleiteten Hamburger Staatsverwaltung fand, dem Klinikum dabei Vorteile brachte. Von den vielen baulichen Projekten, die in der Vorkriegszeit gedacht und geplant wurden, kam lediglich der Neubau der Chirurgischen Klinik zum Zuge. Der Hörsaaltrakt wurde erst 1942 fertiggestellt. Kurz vor der Inbetriebnahme wurde dieser am 29.7.1942 von einem Bombentreffer fast vollständig vernichtet.

In den Bombennächten des 2. und des 27.7.1943 waren die Verwüstungen noch ungleich größer. Insgesamt wurde ein Drittel der Krankenhausgebäude zerstört; keines kam völlig unbeschadet über den Krieg, Energie- und Wasserversorgung brachen zusammen. Die Patienten mußten zum Teil in Ausweichkrankenhäuser verlegt werden.

Mit dem Krieg ging eine Verschärfung des Umgangs mit den psychisch Kranken einher. Die Psychiatrische und Nervenklinik fungierte als »Schleusenbetrieb«, in dem über »Behandlungsfähigkeit« entschieden wurde. Die »Behandlungsunfähigen« wurden in der Regel in die Heil- und Pflegeanstalt Langenhorn (jetzt AK Ochsenzoll) verlegt. Von dort wurden auch viele ehemalige Patienten der Psychiatrischen und Nervenklinik des UKE im Rahmen der sogenannten »planwirtschaftlichen Maßnahmen in den Heil- und Pflegeanstalten« (der amtliche Deckname für die »Euthanasie«) in die Tötungsanstalten des Reiches verbracht.

In der Psychiatrischen und Nervenklinik selber kamen in der Zeit der Bombardierung Hamburgs mehrere Patienten unter merkwürdig unnatürlichen Umständen ums Leben. In der Kinderklinik scheiterten »Euthanasie«-Versuche am Widerstand des ärztlichen und pflegerischen Personals.

Während des Krieges verstärkten sich die Kräfte des Widerstands am Universitäts-Krankenhaus Eppendorf. Unter dem ärztlichen Personal und den Studierenden formierten sich oppositionelle Gruppen. Von den Professoren trat Prof. Johannes Brodersen (Anatomie) durch kritische Äußerungen, Prof. Rudolf Degkwitz (Kinderheilkunde) auch durch aktiven Widerstand und die Verhinderung von »Euthanasie«maßnahmen in seiner Klinik hervor. Mehrere Regimegegner wurden in der zweiten Hälfte des Jahres 1943 nach Denunziation verhaftet, einige in Konzentrationslager verschleppt und schwer mißhandelt. Die Medizinstudierenden Friedrich Geussenhainer und Margaretha Rothe starben noch vor Kriegsende an den unmittelbaren Folgen ihrer Haftbedingungen.

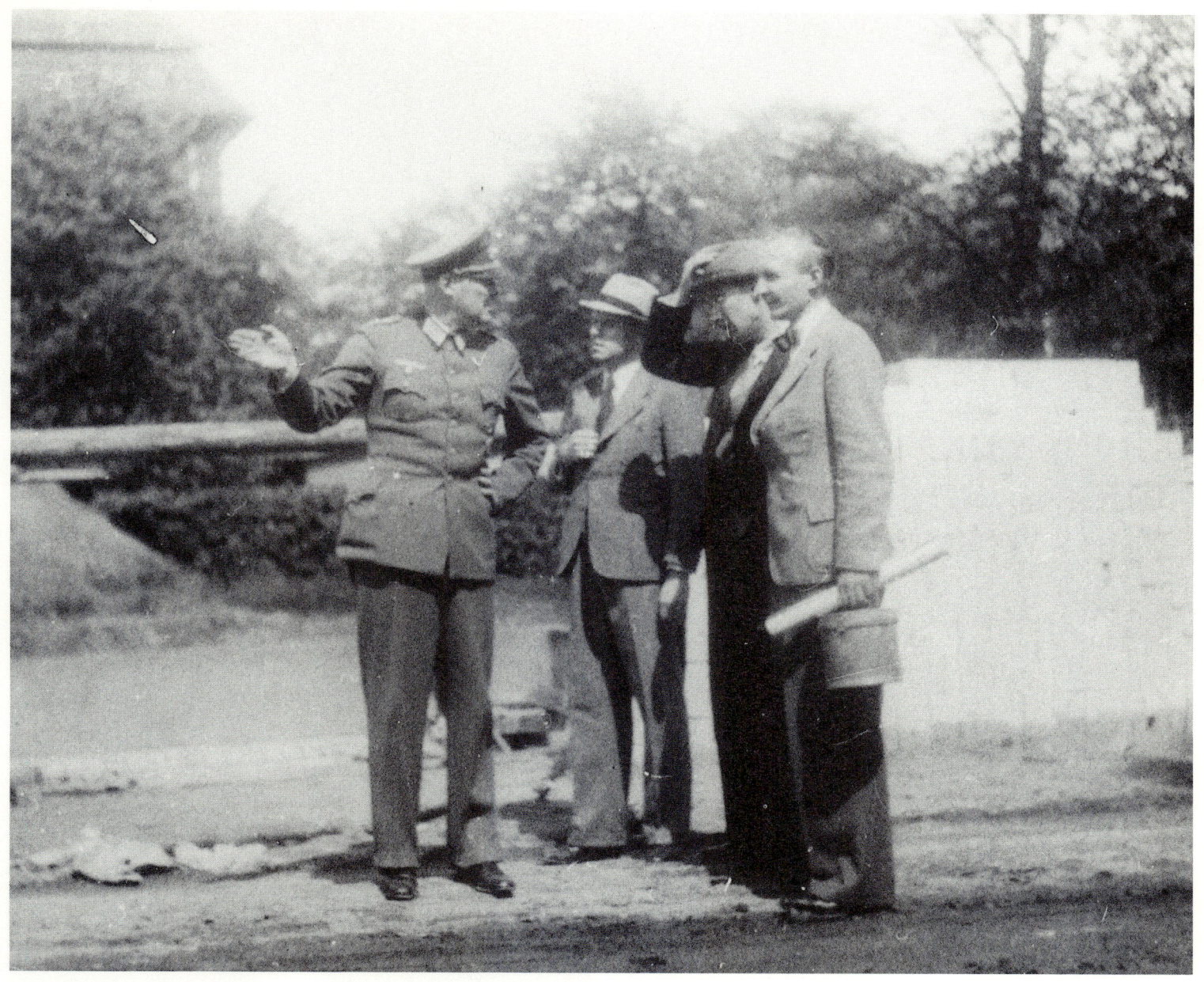

148. *Prof. Hans Bürger-Prinz (1897–1976), Organisator und »Führer« des Krankenhauses im Krieg (links in Uniform).*

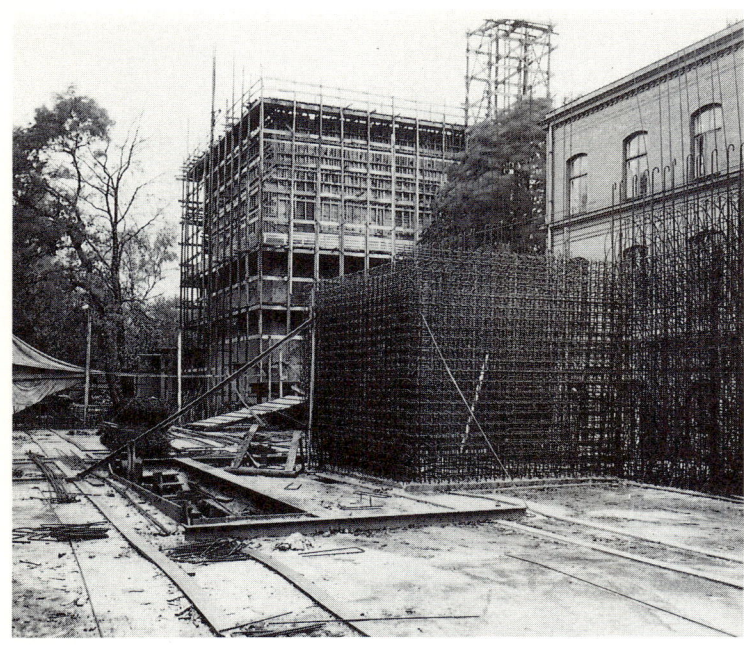

149. *Bunkerbau im UKE. 1939/40 wurde damit begonnen.*

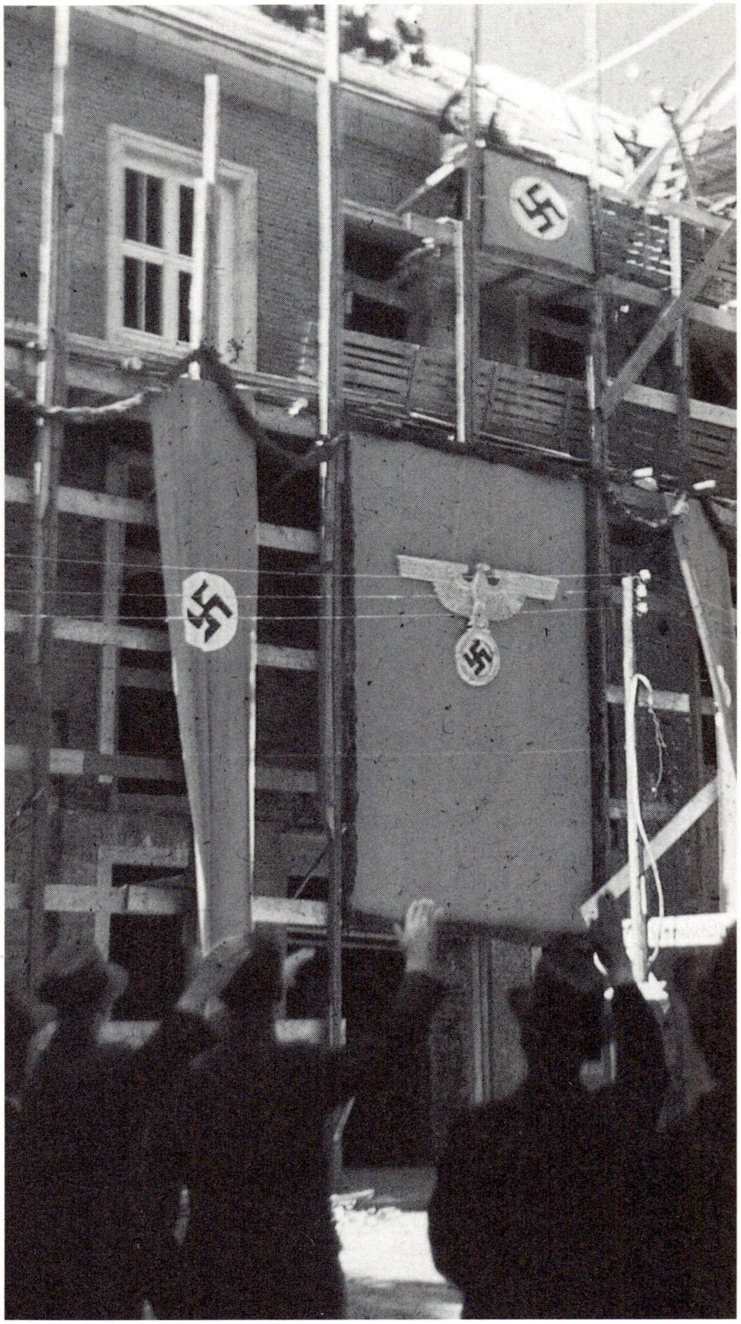

150. *Richtfest der Chirurgischen Klinik 1941 (zerstört im Juli 1942 vor Inbetriebnahme).*

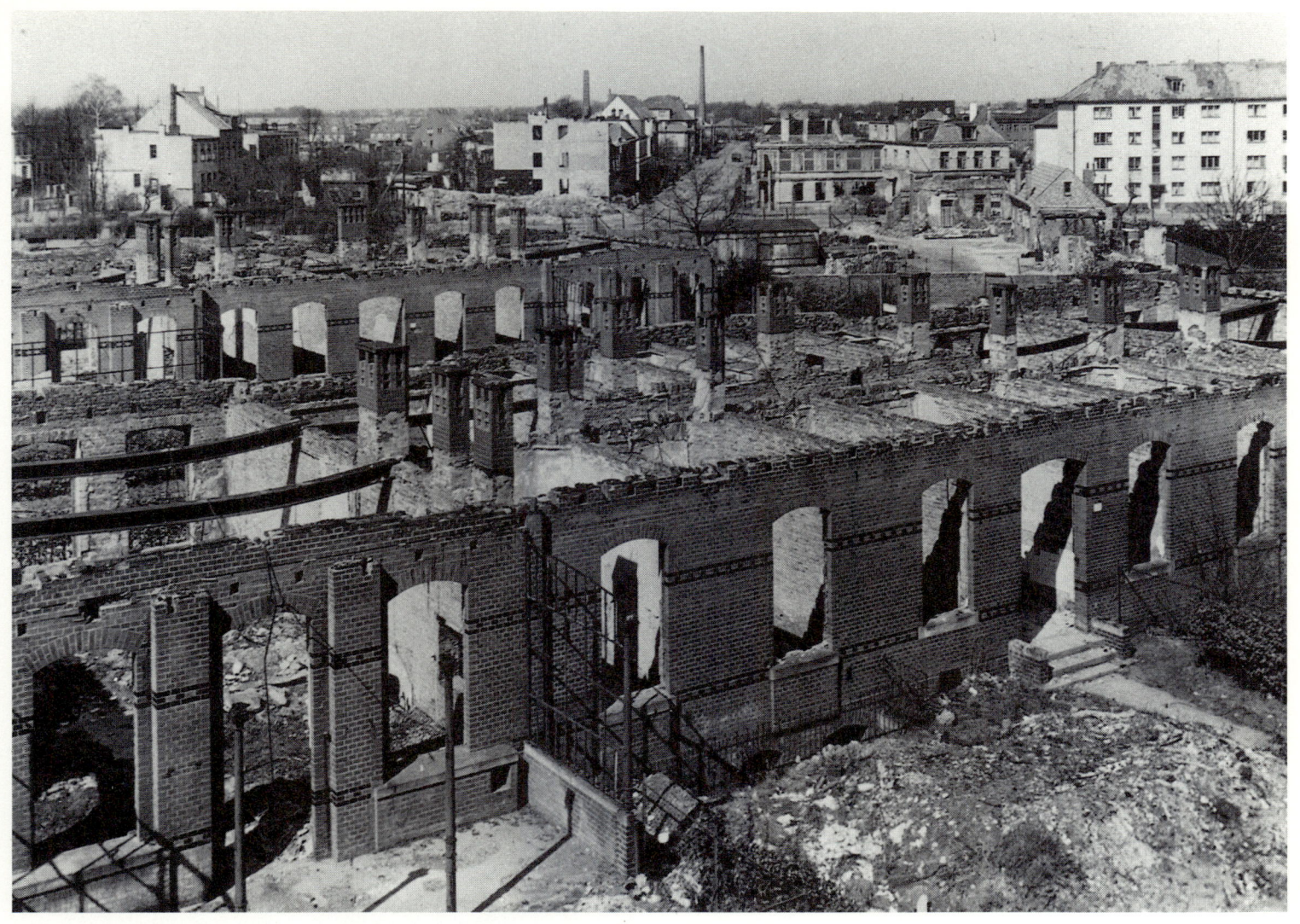

151. Das Bild der Zerstörung des UKE im nördlichen Teil der Anlage aufgrund der Bombardierungen im Juli 1943.

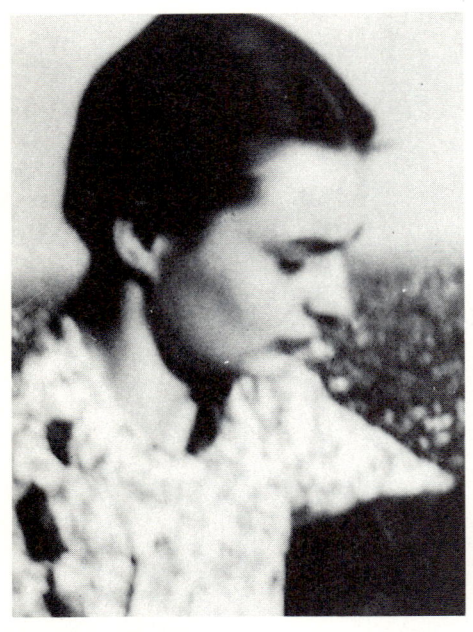

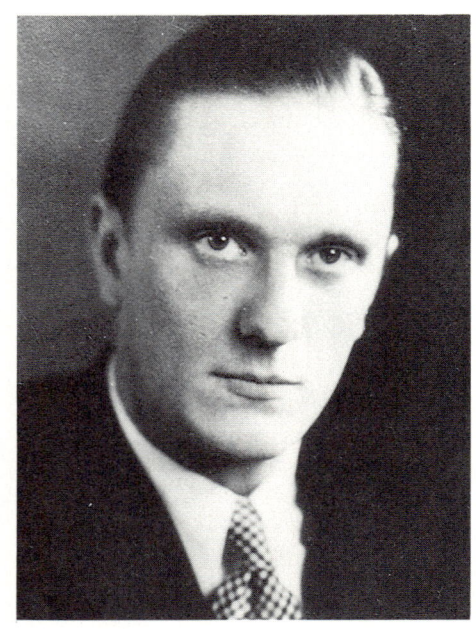

152. *Margaretha Rothe (1919–1945), Medizinstudentin, verbreitete u. a. die Flugblätter der Widerstandsgruppe »Weiße Rose«.*

153. *Friedrich Geussenhainer (1912 bis 1945), Medizinstudent; dank entschiedener NS-Gegner wie ihm galt das UKE der Gestapo als Brutstätte staatsfeindlichen Denkens.*

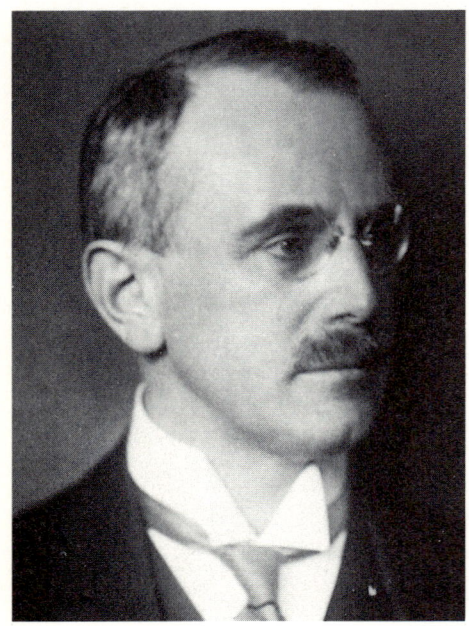

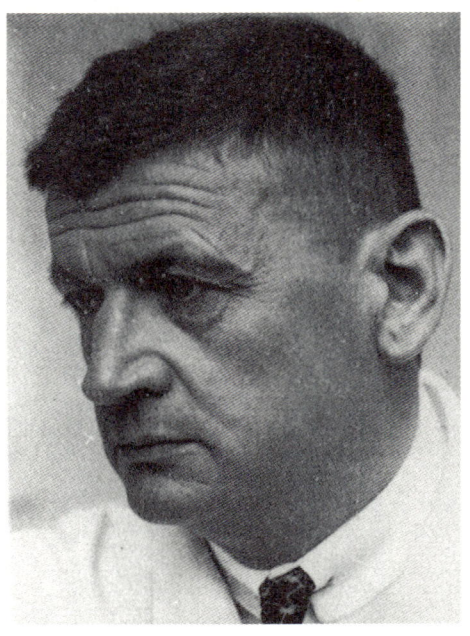

154. *Prof. Johannes Brodersen (1878 bis 1970), Extraordinarius für Anatomie. Seine Vorlesungen nutzte er für Kritik am NS-Regime.*

155. *Prof. Rudolf Degkwitz (1889 bis 1973). Bestärkt durch sein furchtloses Auftreten wurde die Kinderklinik zum Sammelpunkt von oppositionellen Ärztinnen und Ärzten.*

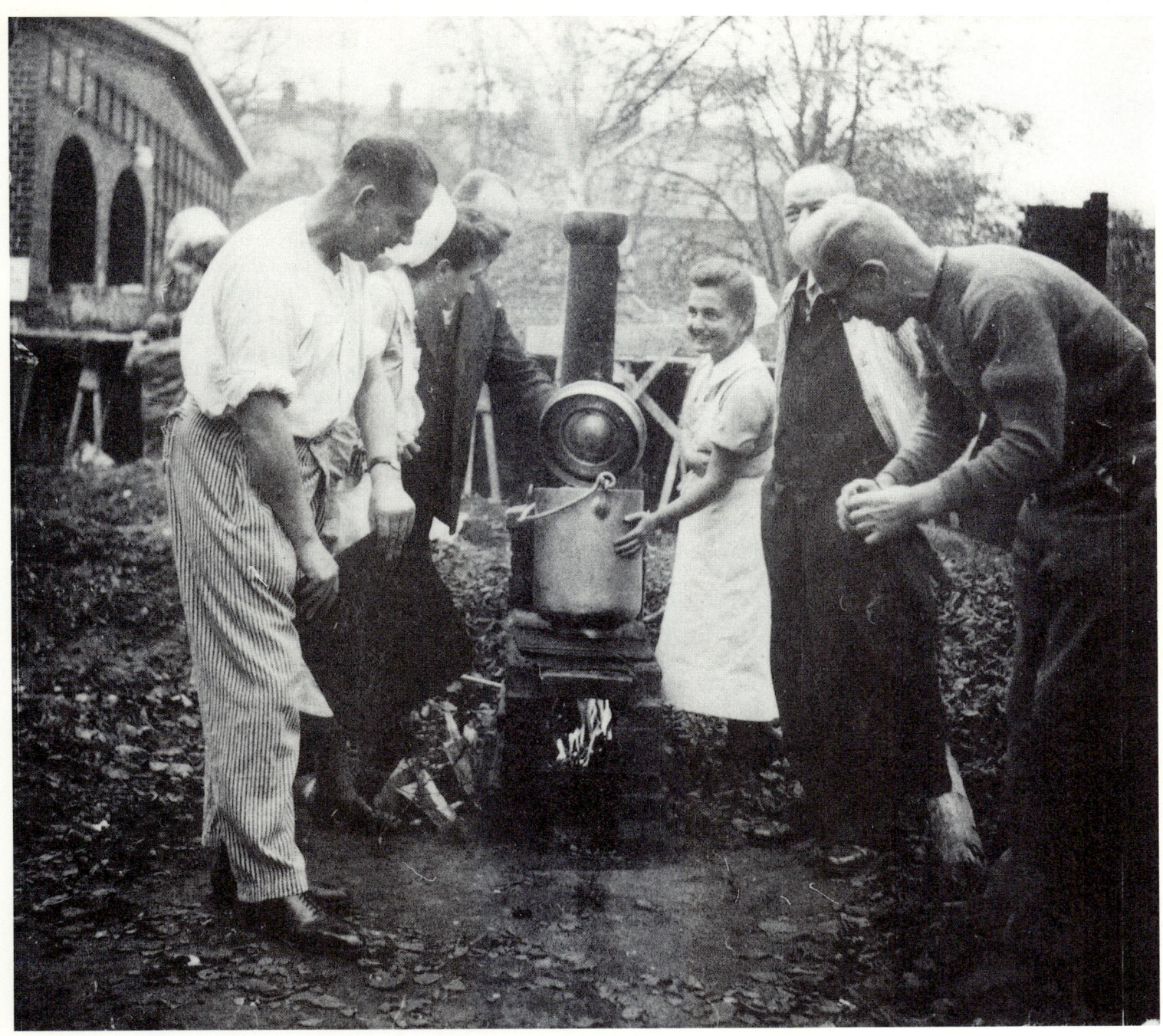

156. Versorgungsmängel nach den Bombenzerstörungen: Aus Schuttsteinen gebaute Herdstelle im Freien, Herbst 1943.

Wiederaufbau und Neugestaltung

Ausbau zum modernen Universitätsklinikum

Nach der Besetzung Hamburgs durch britische Soldaten am 3. Mai 1945 galt die Hauptsorge der Medizinischen Fakultät der Aufrechterhaltung der Krankenversorgung und der Wiederaufnahme des Lehrbetriebes. Um die personelle Besetzung zu gewährleisten, sollte der Militärregierung im Rahmen der Entnazifizierung möglichst rasch eine Liste unbelasteter Personen vorgelegt werden.

Die drängendsten Probleme ergaben sich durch die äußerste Knappheit aller lebenswichtigen Güter und der Mittel für den medizinischen Bedarf, welche die Krankenhausverwaltung vor kaum lösbare Aufgaben stellte. Die Verpflegung war ungenügend, die Wäsche mußte von den Patienten selbst mitgebracht werden, und Fieberthermometer wurden z. T. auf dem Schwarzmarkt erstanden.

Das größte Problem war jedoch die infolge der Kriegszerstörung entstandene Raumnot. Viele Patienten konnten nur in behelfsmäßigen Korridor- und Kellerstationen (z. T. ohne Tageslicht) untergebracht werden. Die Instandsetzung der beschädigten Gebäude kam aufgrund der Finanzknappheit nur langsam voran, an größere Neu- und Wiederaufbauten war erst nach der Währungsreform zu denken. In der wesentlich von der Baukommission der Medizinischen Fakultät entwickelten Denkschrift von 1951 wurde der Wiederaufbau des UKE unter Einbeziehung der noch vorhandenen Bausubstanz geplant. Durch Verbindung mehrerer Pavillons wurden bescheidene, in sich geschlossene Klinikgebilde geschaffen.

Das UKE sollte Universitäts-Krankenhaus bleiben, d. h. eine Lehr-, Forschungs- und Krankenbehandlungsstätte in einem; das Pavillonsystem entsprach jedoch nicht mehr den Anforderungen an moderne und wissenschaftlich arbeitende Kliniken und Institute. Die Ausweitung und zunehmende Spezialisierung in der Medizin sowie betriebswirtschaftliche Gesichtspunkte berücksichtigte die 1955 vom Senat erstellte Gesamtbauplanung für die Universität.

Auf deren Grundlage konnten nun zusammenhängende und in sich differenzierte Klinikkomplexe verwirklicht und mit modernster Technik eingerichtet werden. Das neugestaltete und durch manche Zwischenlösung geprägte Bild des heutigen UKE zeigt ein äußerst leistungsfähiges Klinikum, in dem auch Gebäude aus der Gründungszeit noch ihren Platz haben.

F r a g e b o g e n
für die Mitglieder des Lehrkörpers
der Hansischen Universität Hamburg.

Name:

Vorname:

Dienststellung innerhalb der Universität:

I. Mitgliedschaft der NSDAP unter Angabe von Zeitpunkt der Anmeldung
und Aufnahme sowie Mitgliedsnummer:

Dauer der Zugehörigkeit:

Waren Sie Leiter oder Funktionär in irgendeinem Amt, in einer Ein-
heit oder in einer Stelle der NSDAP?

II. NSDAP-Hilfsorganisationen: Waren Sie Mitglied folgender Gliederun-
gen, angeschlossener Verbände und betreuter Organisationen?

In welchem Ausmaße haben Sie an deren Tätigkeit teilgenommen?
(Dauer der Mitgliedschaft, Ämter und deren Dauer):

SS	VDA
SA	Deutsches Frauenwerk
HJ	Reichskolonialbund
NSDStB	Reichsbund deutsche Familie
NSD	NS-Reichsbund für Leibesübungen
NSF	NS-Reichsbund deutsch.Schwestern
NSKK	NS-Altherrenbund
NSFK	RAD
Reichsbund d.deutsch.Beamten	Deutscher Gemeindetag
DAF einschl. KDF	NS-Reichskriegerbund
NSV	Deutsche Studentenschaft
NSKOV	Reichsdozentenschaft
NS-Bund deutscher Technik	DRK
NSD-Ärztebund	"Deutsche Christen"-Bewegung
NS-Lehrerbund	"Deutsche Glaubensbewegung"
NS-Rechtswahrerbund	

157. *Befragung nach Zugehörigkeit zu NS-Organisationen auf Beschluß des Universitätssenats vom 12. Mai 1945. Die Beurteilung ordnete die Dozenten ein in die Gruppen »einwandfrei«, »zweifelhaft«, »negativ«.*

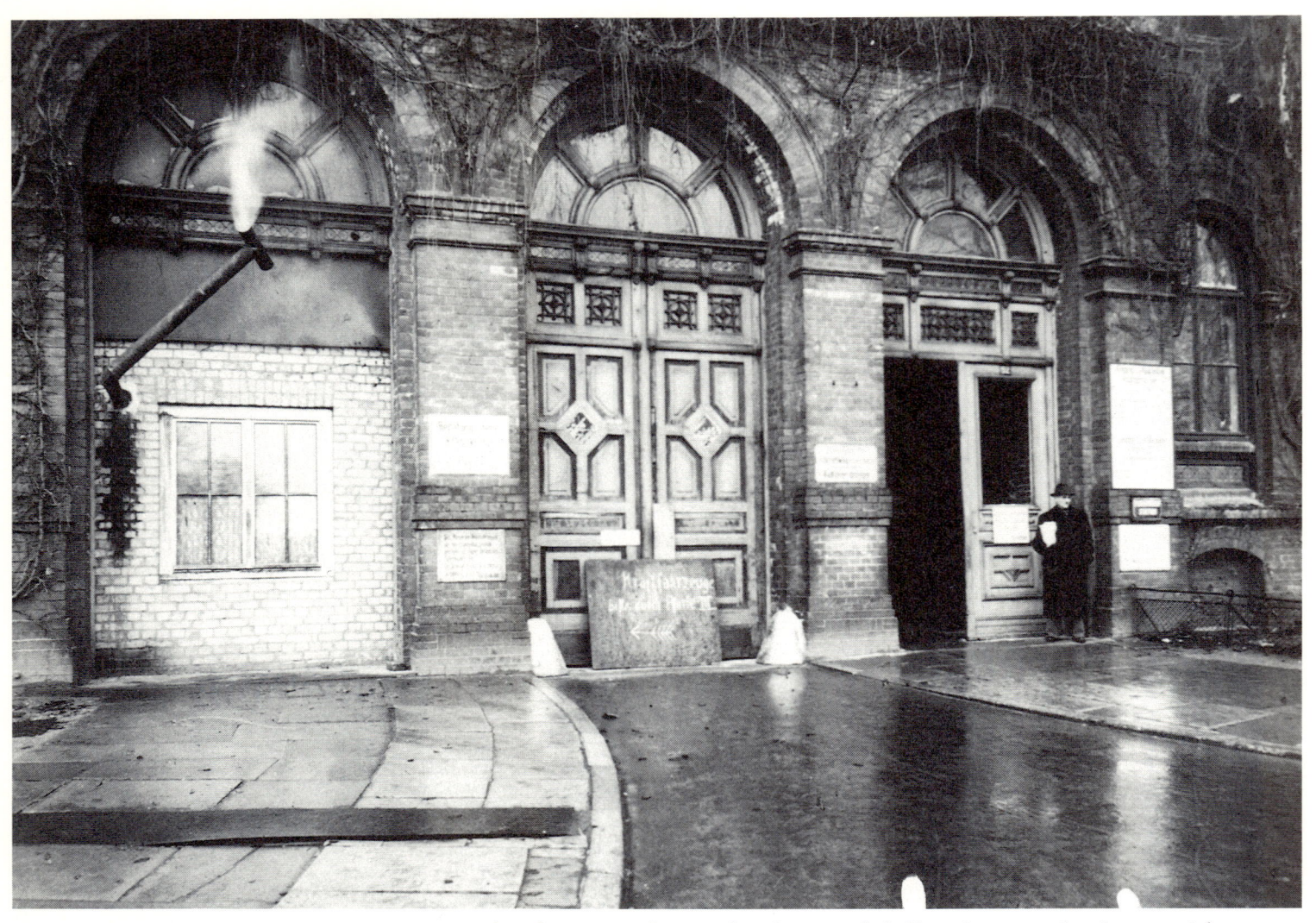

158. *Der Haupteingang zum UKE 1948. Im ausgebombten Verwaltungsgebäude waren behelfsmäßige Unterkünfte eingerichtet.*

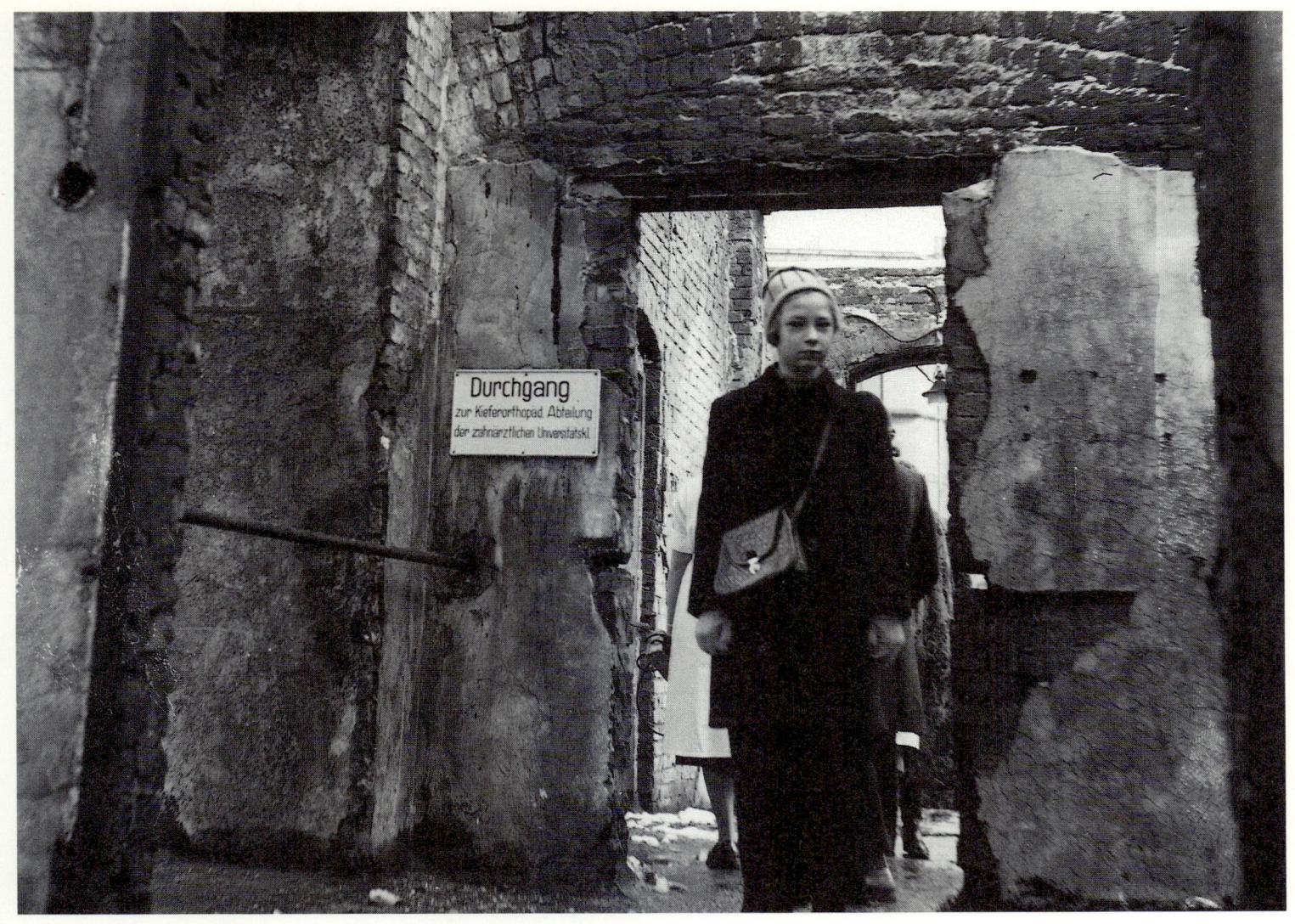

159. *Der Weg zur Kieferorthopädischen Abteilung im alten »Leichenhaus« führte 1954 noch immer durch zerstörte Gebäudeteile.*

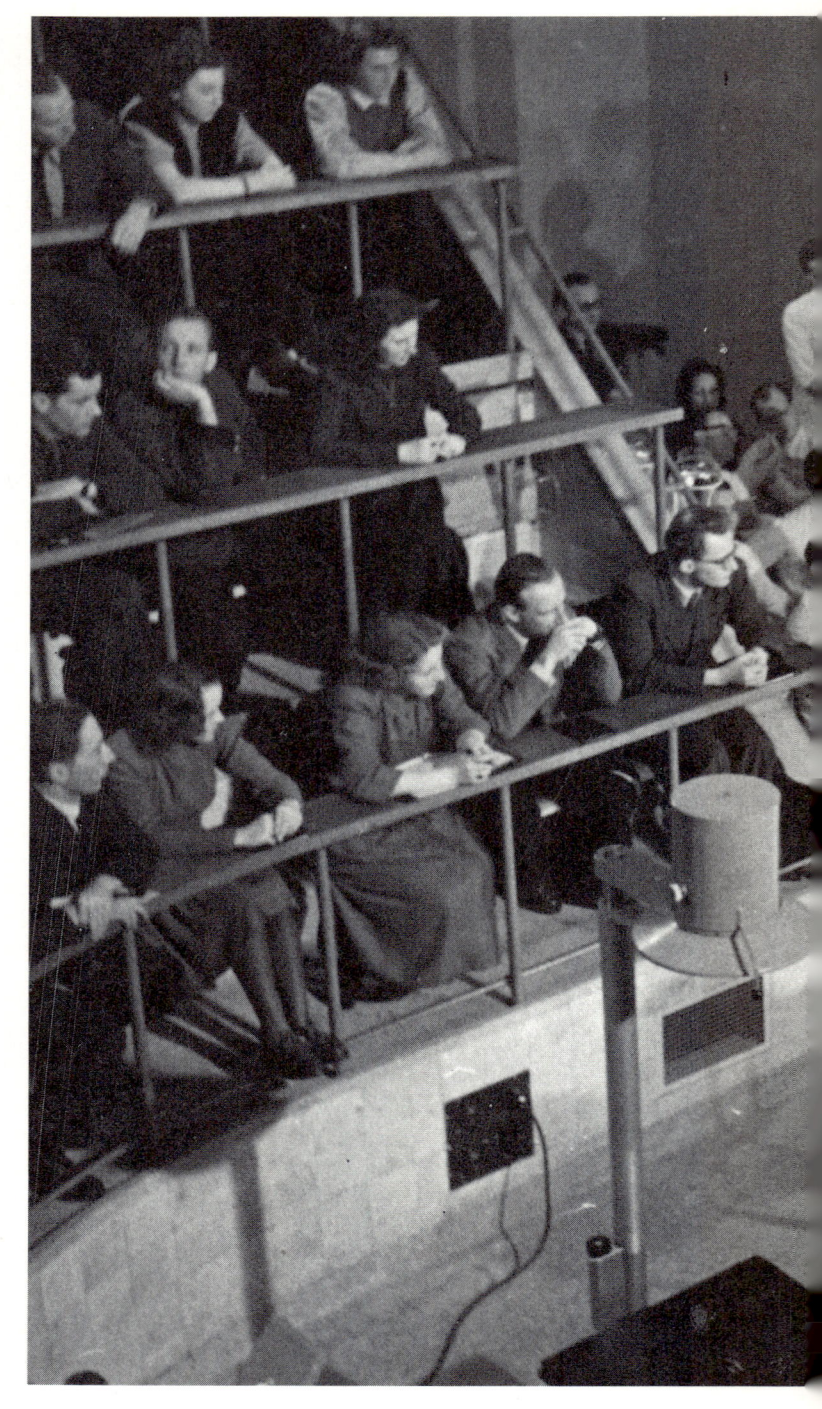

160. *Nach Einweihung des neuen Hörsaalgebäudes der Chirurgischen Klinik im Februar 1949: Prof. Georg Ernst Konjetzny (1880–1957, im weißen Kittel re. neben dem Kranken) erläutert die bei einem Patienten geplante Operation.*

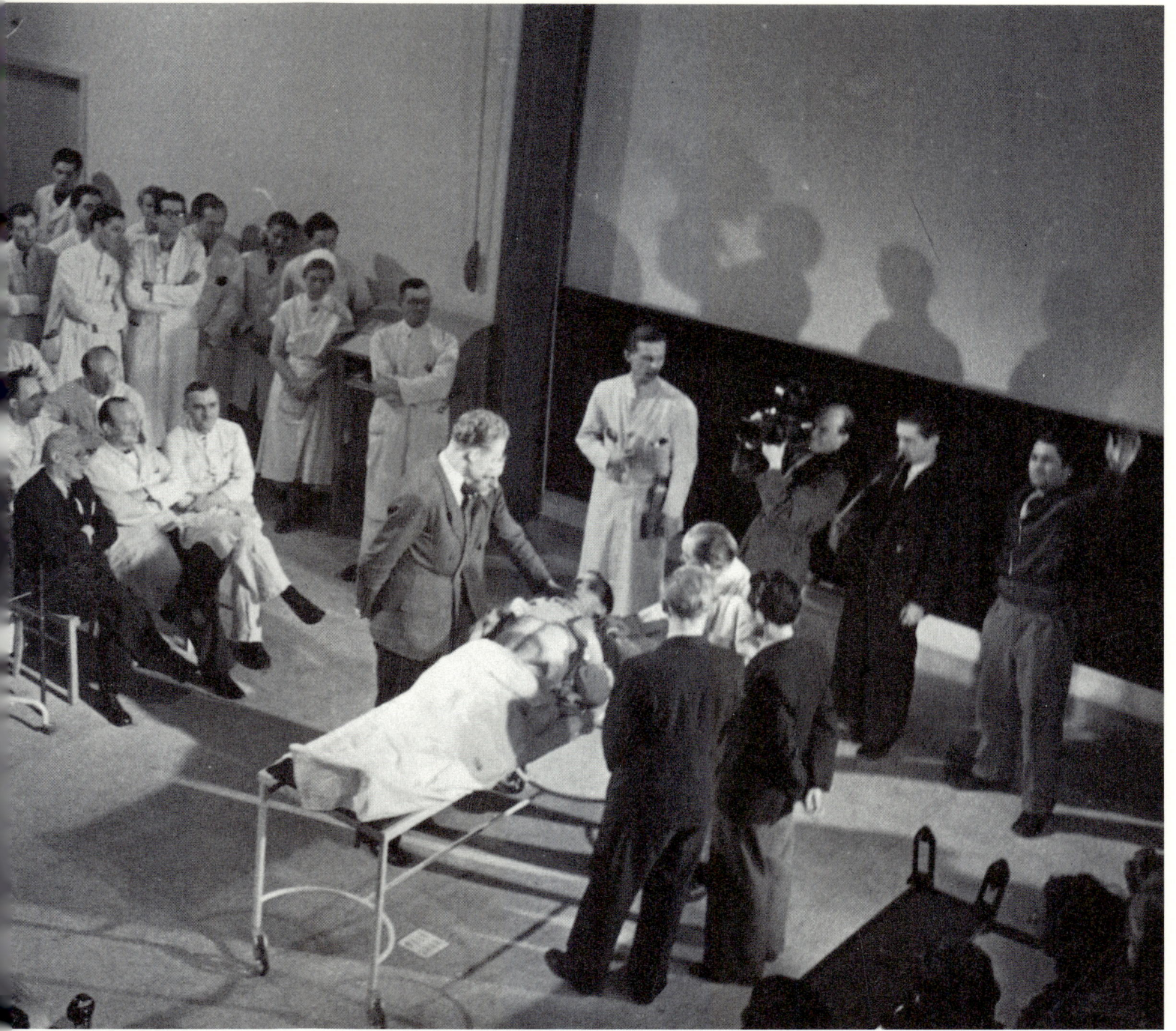

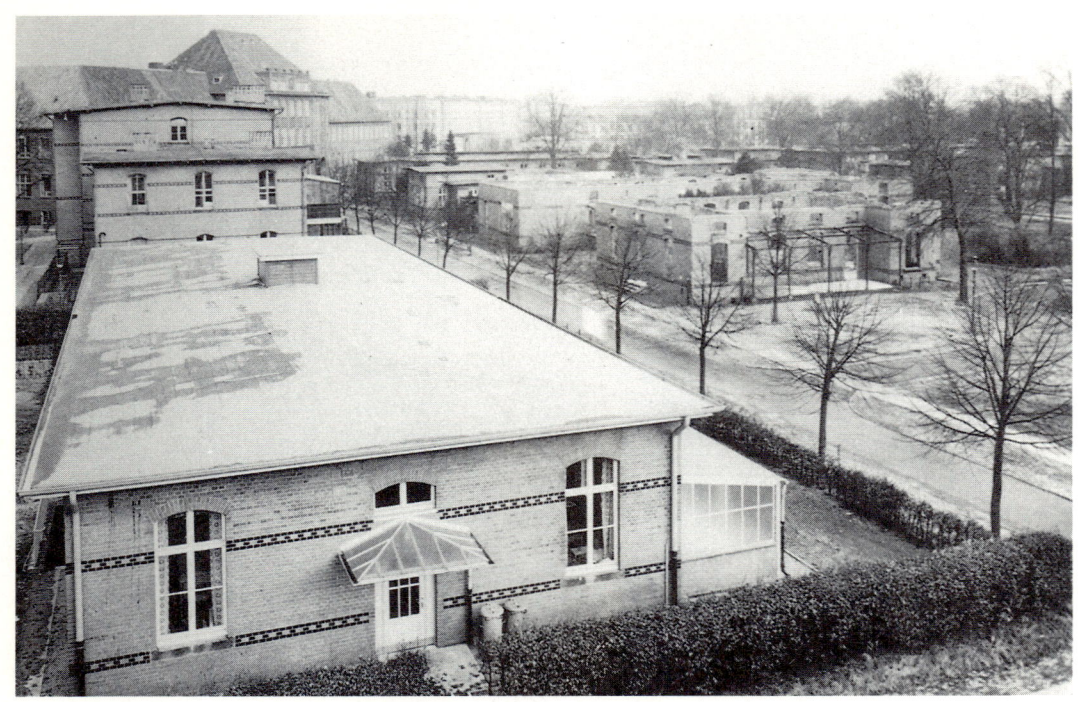

161. Der wiederaufgebaute Pavillon 58 der ehemaligen Infektionsabteilung neben Pavillonruinen 1950, im Hintergrund das nur wenig beschädigte Institutsgebäude.

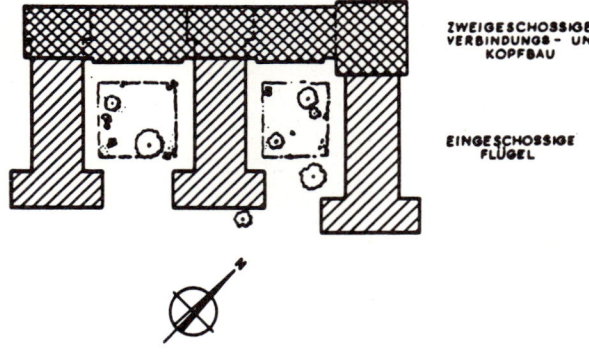

ZWEIGESCHOSSIGER
VERBINDUNGS- UND
KOPFBAU

EINGESCHOSSIGE
FLÜGEL

ZWEIGESCHOSSIGER
VERBINDUNGS-UND
KOPFBAU

EINGESCHOSSIGE
FLÜGEL

162. Grundschema für geschlossene Klinikgebilde durch Verbindung mehrerer Pavillons. Aus der Denkschrift vom März 1951 zum Wiederaufbau des UKE.

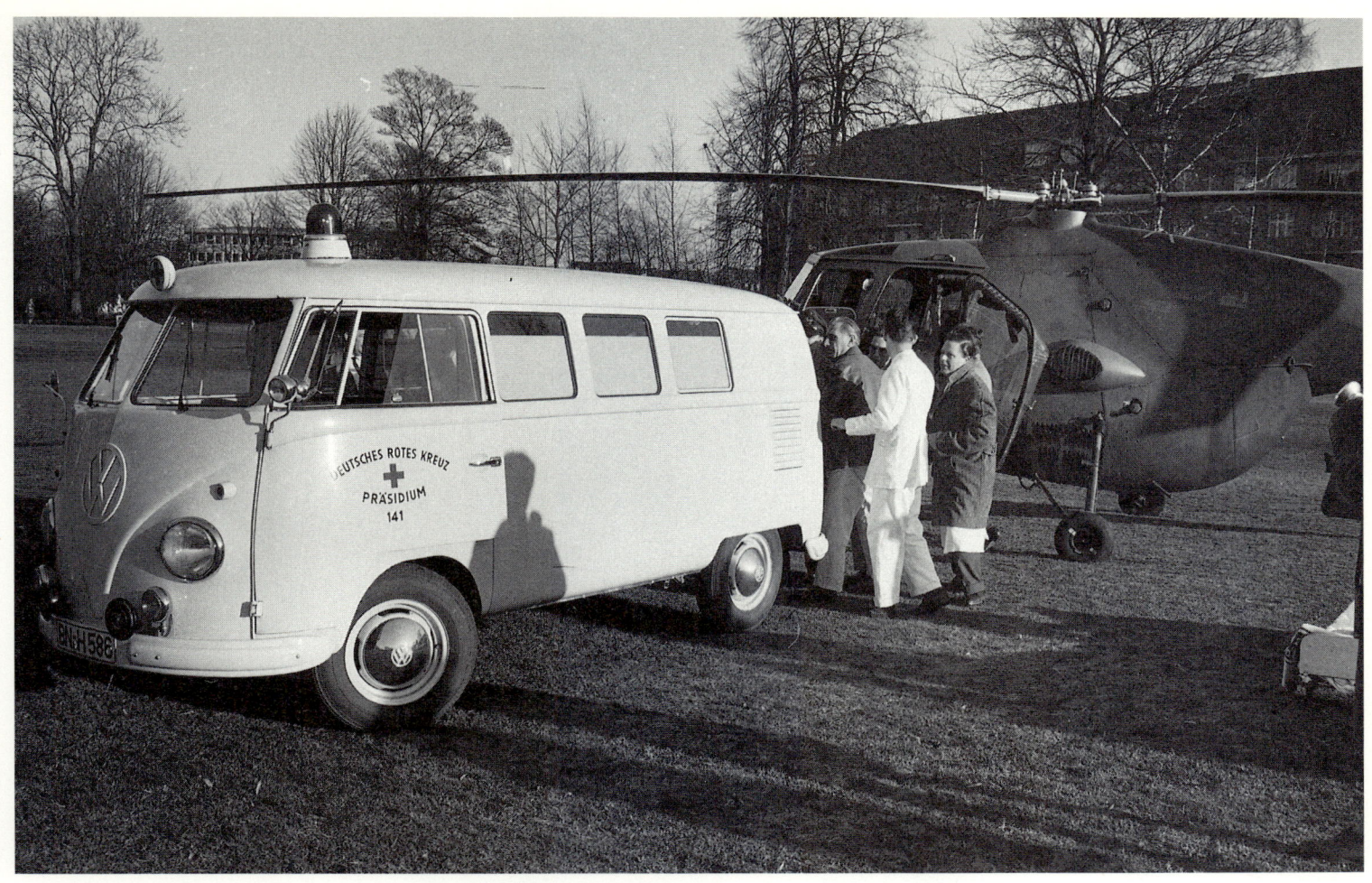

163. Rettungshubschrauber zur raschen Überführung Schwerverletzter nach Landung im Park vor dem UKE, 1962.

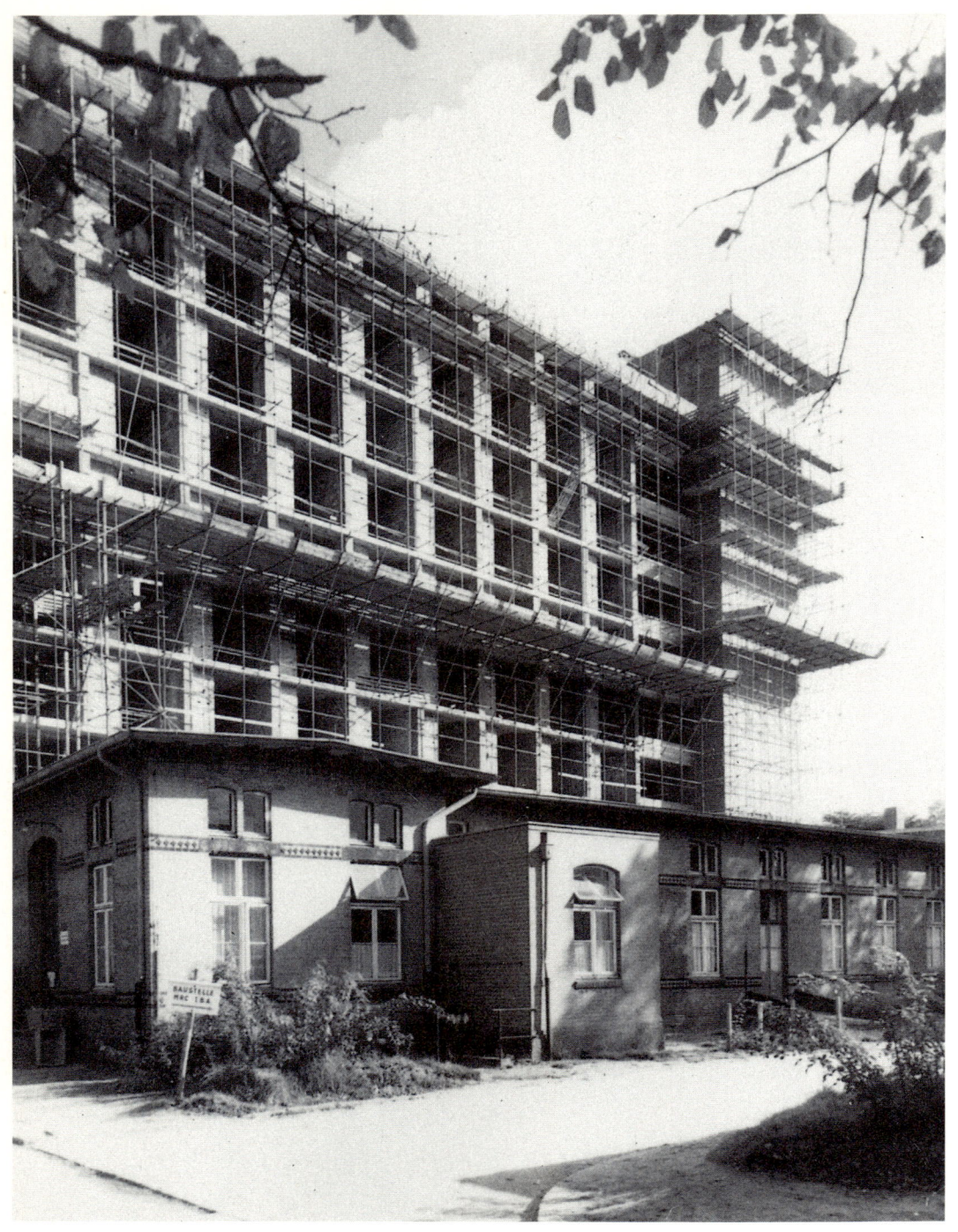

164. *Die MRC-Klinik (Zusammen-*
fassung von Einrichtungen der Inne-
ren Medizin, Radiologie und Chirur-
gie) im Bau 1961 – Markstein einer
grundlegenden Neugestaltung des
UKE.

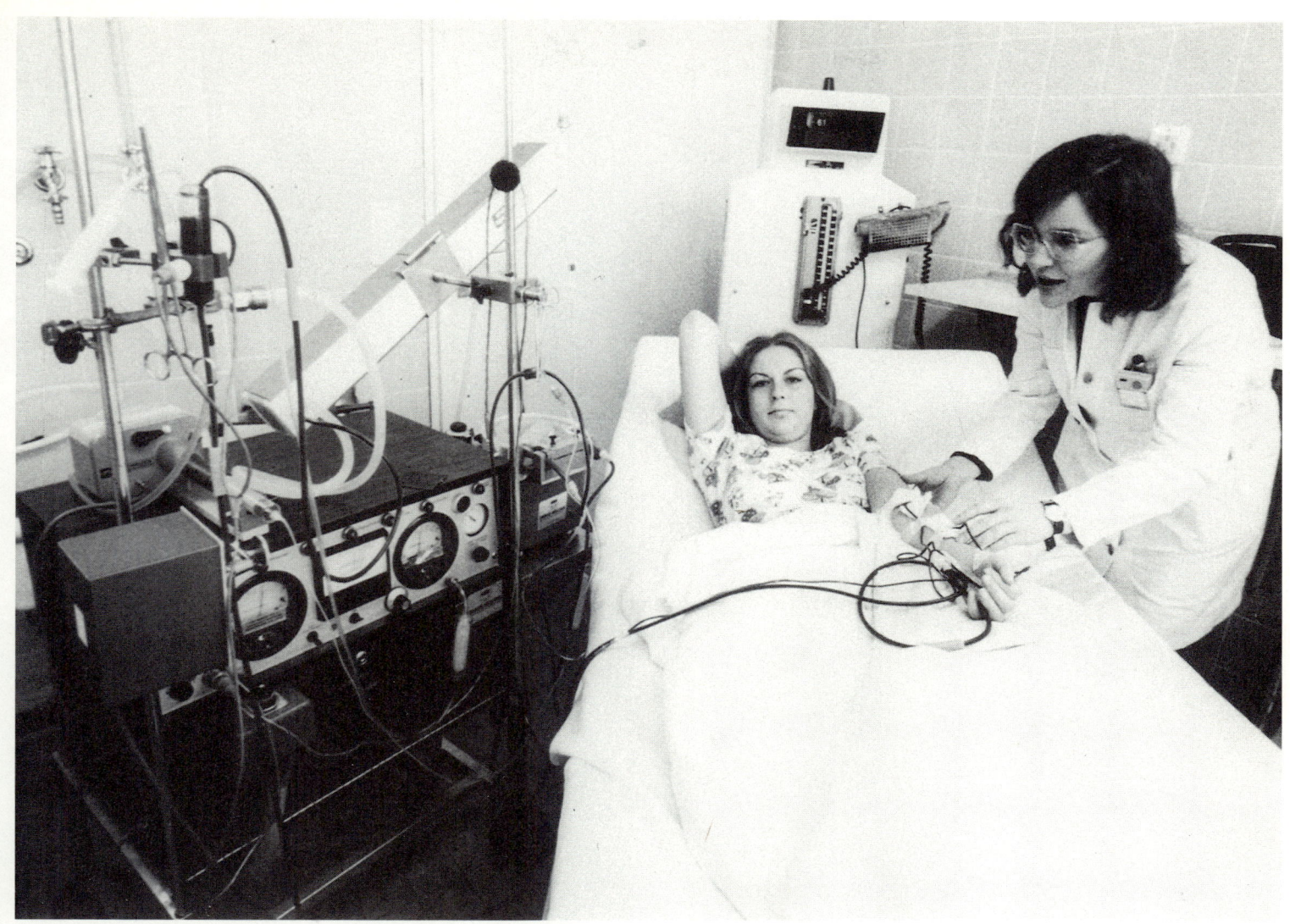

165. »Blutwäsche« auf der Dialysestation 1970. Seit Anfang der 60er Jahre kam verstärkt Medizintechnik in der Krankenversorgung zum Einsatz.

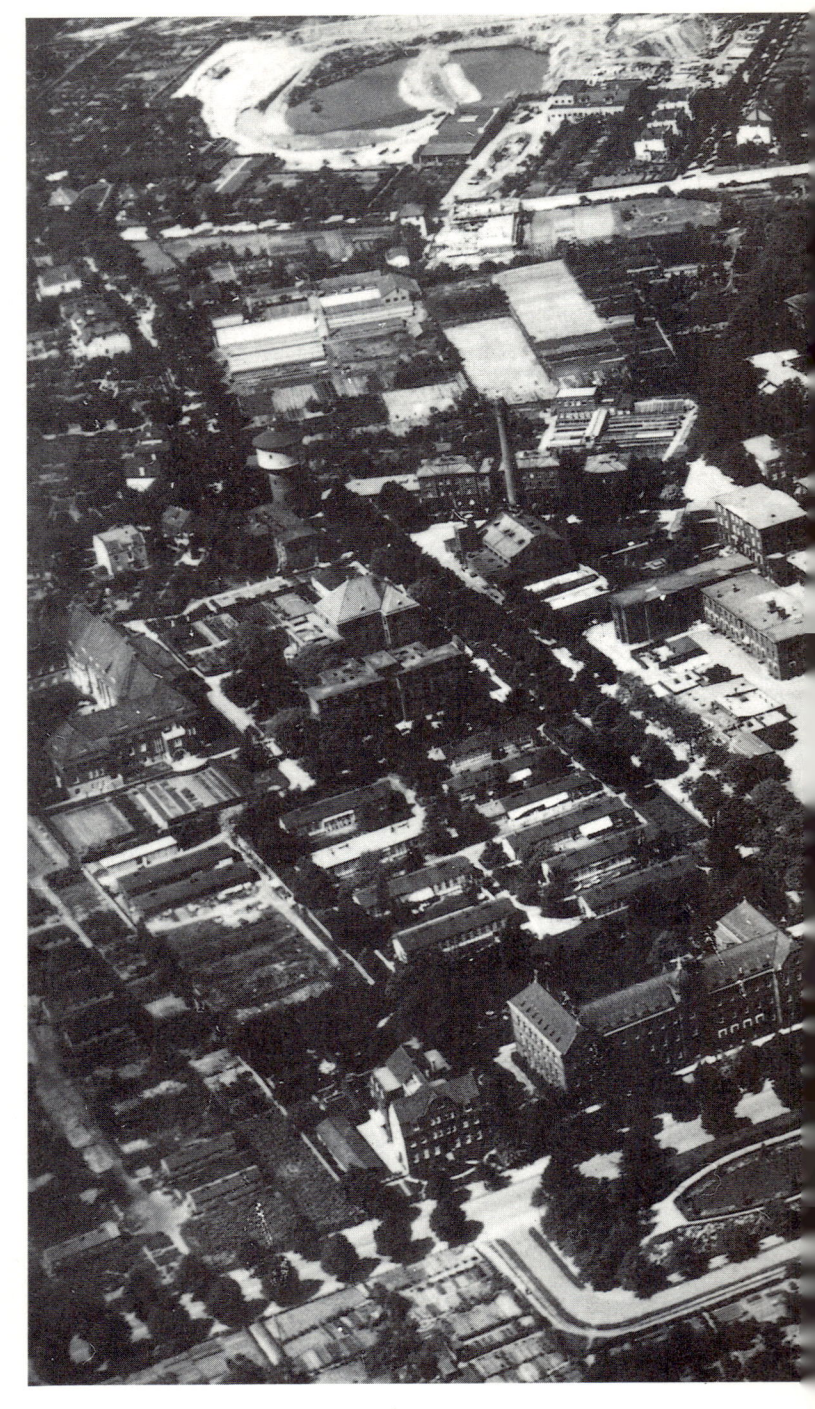

166. *Die einschneidenden baulichen Veränderungen seit dem 2. Weltkrieg führt ein Vergleich zweier Luftbilder vor Augen: Das Allgemeine Krankenhaus Eppendorf im Jahre 1932, als noch die ursprüngliche Pavillonkonzeption das Bild der Krankenhausanlage prägte.*

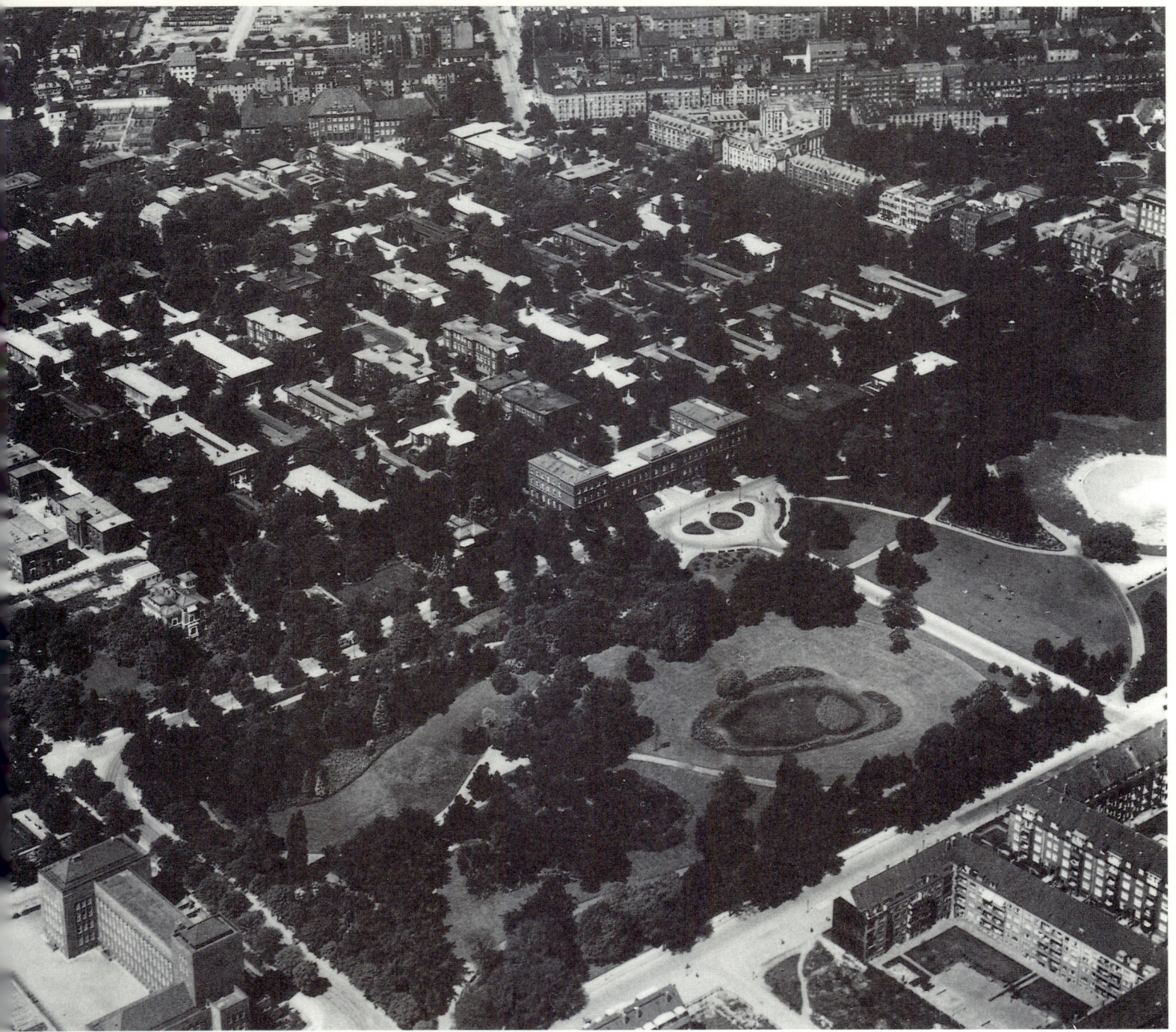

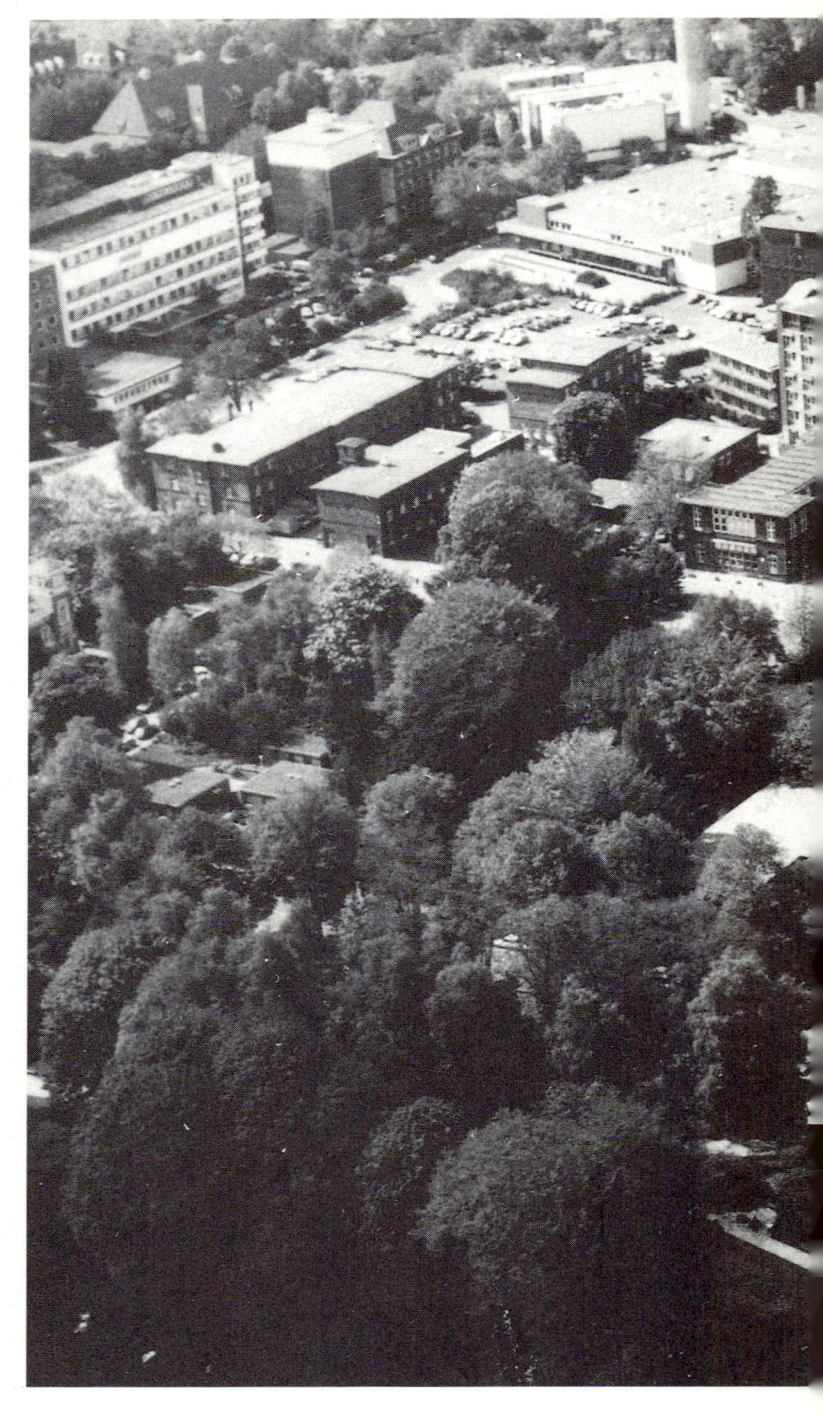

167. Das Universitäts-Krankenhaus Eppendorf 1989 nach den Umgestaltungen der letzten Jahrzehnte.

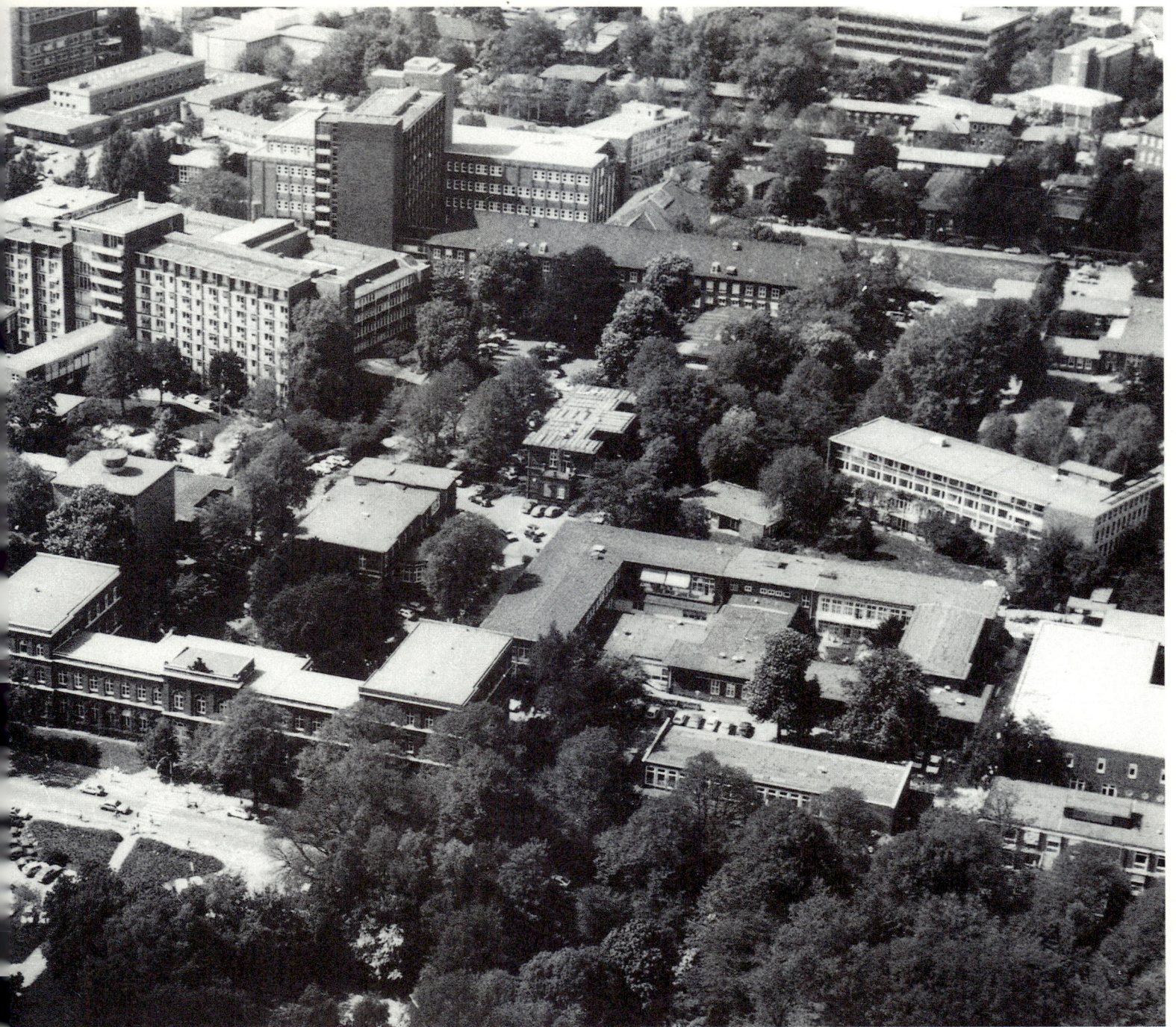

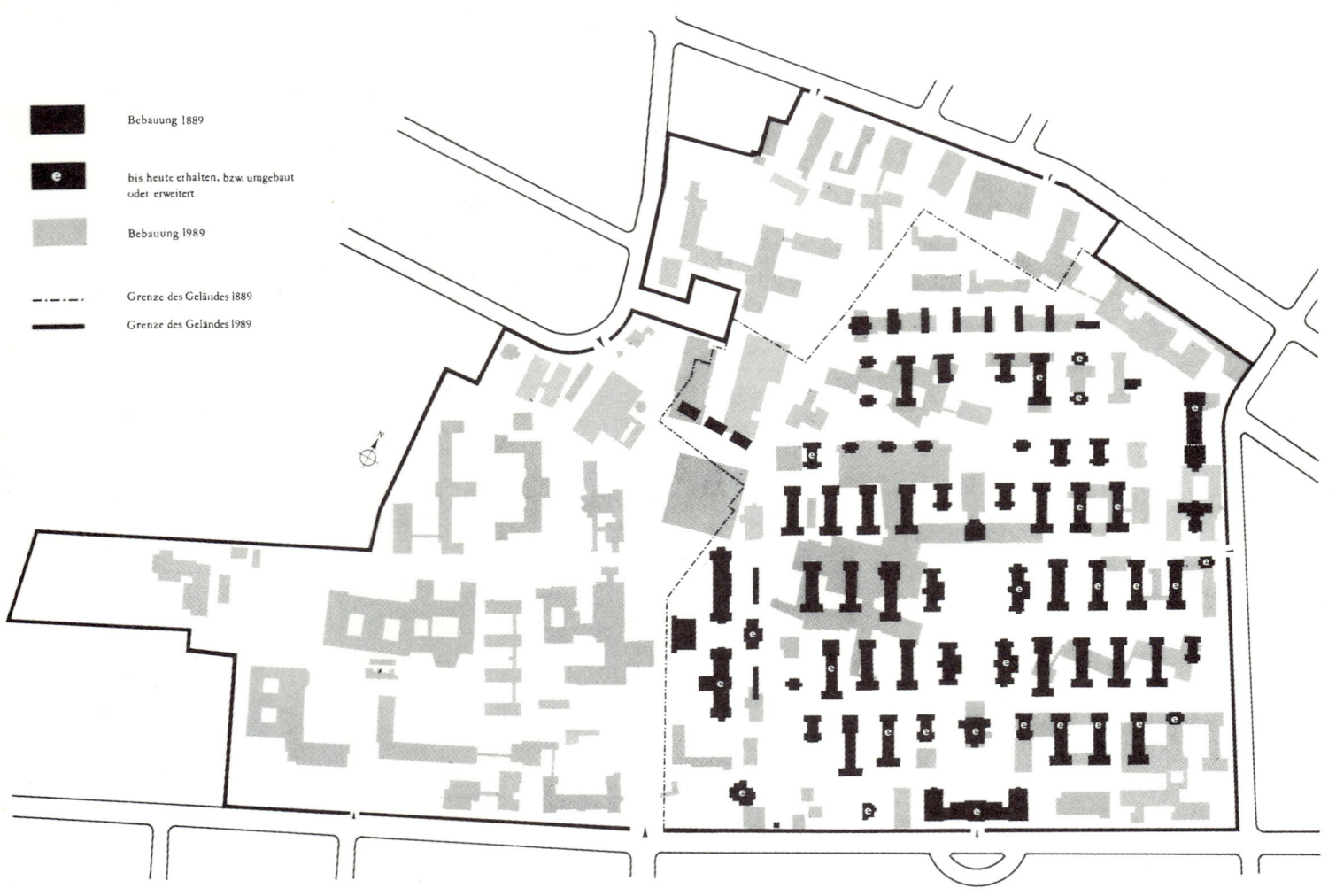

*168. Der bauliche Strukturwandel des Eppendorfer Krankenhauses über 100 Jahre: Die Grundpläne von 1889 und 1989 übereinan-
derprojiziert (Grafik: Thomas Heldt).*

Zeittafel zur Geschichte des Universitäts-Krankenhauses Eppendorf

1823 Eröffnung des Allgemeinen Krankenhauses in St. Georg

1871 Eingliederung Hamburgs in das neugegründete Deutsche Reich

1877 Reorganisation der Krankenhausleitung, Einführung eines Ärztlichen Direktors neben dem Verwaltungsdirektor

September 1879 Heinrich Curschmann wird Ärztlicher Direktor des Allgemeinen Krankenhauses (St. Georg)

Februar 1880 Erster Entwurf Curschmanns für Baukonzept und Organisation eines neuen Allgemeinen Krankenhauses mit ca. 900 Betten

1881 Errichtung eines Modellpavillons nach Entwürfen von Curschmann (unter Mitarbeit von Lundt) in St. Georg, der bei seiner Vorstellung auf der Berliner Hygieneausstellung 1882 Aufsehen erregt

April 1882 Grundlegende Denkschrift der Krankenhausdirektion über Anlage und Standort des Krankenhausneubaus

Februar 1883 Ankauf eines Grundstücks in der Eppendorfer Feldmark

März 1884 Organisationsplan der Krankenhausdirektion: Festlegung der zukünftigen Aufgabenteilung zwischen den beiden Allgemeinen Krankenhäusern (Versorgung der »Verpflegungskranken« in der alten, der »Behandlungskranken« in der neuen Anstalt), Konzeption einer rein ärztlichen Leitung für Eppendorf

Dezember 1884 Einführung der gesetzlichen Krankenversicherung für gewerbliche Arbeiter im Deutschen Reich

September 1884–Februar 1885 Vorgezogene Errichtung der Epidemieabteilung mit Hilfe von Mitteln zur Verhütung der Einschleppung der Cholera

März 1885 Genehmigung des Gesamtprojekts durch die Bürgerschaft

April 1885 Inbetriebnahme der Epidemieabteilung als »Evakuationshospital« zur Entlastung von St. Georg

Mai 1885–1889 Errichtung der Hauptanlage, sukzessive Inbetriebnahme der fertiggestellten Krankenpavillons

Oktober 1888 Curschmann folgt einem Ruf auf den Lehrstuhl für Innere Medizin der Universität Leipzig, sein Nachfolger als Ärztlicher Direktor der beiden Allgemeinen Krankenhäuser wird der Freiburger Extraordinarius Alfred Kast.

1. März 1889 Eröffnung des »Neuen Allgemeinen Krankenhauses« (NAK) in Eppendorf nach vollzogener Übersiedlung der Stationen aus dem »Alten Allgemeinen Krankenhaus« (AAK)

19. Mai 1889 Offizielle Besichtigung des NAK durch Repräsentanten der Stadt (anstelle einer Eröffnungsfeier)

12. Juni 1889 Inoffizielle Eröffnungsfeier für die Eppendorfer Ärzte unter Beteiligung auswärtiger Koryphäen

1889 Begründung der »Jahrbücher der Hamburgischen Staatskrankenanstalten«

April 1892 Kast nimmt einen Ruf auf den Lehrstuhl für Innere Medizin an der Universität Breslau an; sein Nachfolger wird Theodor Rumpf aus Marburg.

August–November 1892 Choleraepidemie in Hamburg mit über 8600 Toten aufgrund der unhygienischen Trinkwasserversorgung

September 1892 Eröffnung der Cholera-Station in der »Erica-Straße«

Mai 1893 Inbetriebnahme der Elbwasser-Filtrationsanlage

April 1895 Gründung des »Schwestern-Vereins der Hamburgischen Staatskrankenanstalten«, Einführung der Schwesternpflege

1895 Einrichtung einer Filialabteilung der städtischen Entbindungsanstalt im Eppendorfer Krankenhaus

März 1896 Die chirurgische Abteilung erhält eine Röntgenapparatur.

1897 Einführung regelmäßiger ärztlicher Fortbildungskurse

1899 Einführung von Fortbildungskursen für Sanitätsoffiziere

November 1899 Eröffnung der neuen Entbindungsanstalt in Eppendorf

1900 Errichtung eines Pavillons für Heilgymnastik mit Ambulatorium für Hals-Nasen-Ohrenkranke

1900 Einrichtung eines Chirurgischen Ambulatoriums zur Nachbehandlung entlassener Patienten

1901 Umbenennung in »Allgemeines Krankenhaus Eppendorf«

März 1901 Ausscheiden des Ärztlichen Direktors Rumpf nach Kompetenzstreitigkeiten mit Oberin Hedwig von Schlichting. Sein Nachfolger wird Hermann Lenhartz, seit 1895 Ärztlicher Direktor des AK St. Georg.

September 1901 Eröffnung der neuen Augenheilanstalt in Eppendorf

1904–1907 Einrichtung von 10 Epidemiebaracken (»Asbestbaracken«), Erneuerung und Erweiterung der Infektionsabteilung, Errichtung eines Vorlesungsgebäudes

Oktober 1907 Einrichtung einer Abteilung für Serologie und experimentelle Therapie

Juli 1908 Anstellung eines Spezialarztes für Hautkrankheiten

Oktober 1908 Einrichtung der Stelle eines Verwaltungsdirektors

Dezember 1910 Nach dem Tod von Lenhartz übernimmt Ludolph Brauer, vorher Ordinarius für Innere Medizin an der Universität Marburg, das Ärztliche Direktorat.

1911 Einrichtung von Tuberkulose-Fortbildungskursen

1912 Anstellung eines Spezialarztes für das Röntgenfach

1913 Einrichtung klinischer Ferienkurse für Kandidaten der Medizin

April 1913 Anstellung eines Spezialarztes für Kinderheilkunde

Juli 1913 Einrichtung einer Physiologischen Abteilung

Oktober 1913 Ablehnung des Senatsantrags auf Gründung einer Universität in der Bürgerschaft

1913–1915 Errichtung des von Fritz Schumacher entworfenen neuen Institutsgebäudes (Pathologie); Fertigstellung im Rohbau

1913 Einrichtung von Instituten für Krebsforschung und Pilzforschung mit privaten bzw. mit Stiftungsmitteln

13. Juni 1914 Feier des 25jährigen Jubiläums

Oktober 1915 Errichtung eines Barackenlazaretts für Kriegsverwundete auf dem Eppendorfer Gelände

Januar 1919 Beginn von Vorläufigen Universitätskursen für Kriegsheimkehrer unter Beteiligung der Staatskrankenanstalten

Mai 1919 Eröffnung der Hamburgischen Universität; Begründung der Medizinischen Fakultät unter Einbeziehung verschiedener Krankenanstalten und medizinischer Institute. Am AK Eppendorf werden 10 ordentliche und außerordentliche Lehrstühle errichtet.

Oktober 1923 Das AK Eppendorf übernimmt das Lupusheim des Lupusvereins für seine Hautabteilung.

1925–1928 Bemühungen um die Verselbständigung der als Universitätskliniken und -institute dienenden Abteilungen

Oktober 1926 Einweihung des Institutsgebäudes (Schumacher-Bau)

1926–1930 Die Gesundheitsbehörde plant ein eigenes Universitätsklinikum in der Gegend von Hamm/Horn.

1928/29 Die Fakultät erwägt die Errichtung moderner Universitätskliniken in einem eigenen »Fakultätsviertel« im südwestlichen Teil des Krankenhausgeländes.

Herbst 1932 Pläne zur Schließung der gesamten Universität bzw. der Medizinischen Fakultät

März 1933 Die NSDAP kommt in Hamburg an die Macht.

1933 Verlagerung des Pharmakologischen Universitäts-Instituts aus dem AK St. Georg nach Eppendorf

1933/34 16 Hochschullehrer der Medizinischen Fakultät

werden wegen »nichtarischer Abstammung« entlassen bzw. verlieren ihre Lehrbefugnis.

1. April 1934 Umbenennung in »Universitäts-Krankenhaus Eppendorf«, Unterstellung unter die Landesunterrichtsbehörde. Die einzelnen Kliniken und Institute erhalten größere Selbständigkeit.

August 1935 Einrichtung von Privatstationen anstelle der Kostgängerabteilungen

1935 Erneute Pläne zur Umwandlung der Fakultät in eine Medizinische Akademie durch Schließung der Vorklinik

April 1937 Das Groß-Hamburg-Gesetz tritt in Kraft.

1937–1941 Planungen für ein neues Universitätsklinikum in Klein-Flottbek im Rahmen des geplanten Universitäts-Neubaus

1941/42 Errichtung der Luftschutzbunker

1942 Übersiedlung der Psychiatrischen und Nervenklinik aus dem AK Eilbek (damals »Gerhard-Wagner-Krankenhaus«) nach Eppendorf

Juli 1942 Bomben zerstören zwei Pavillons und den soeben fertiggestellten neuen Hörsaal der Chirurgie.

April 1943 Einweihung des neuen Chirurgischen Hauptgebäudes

Juli 1943 Während der Großangriffe der alliierten Luftwaffe auf Hamburg werden ca. 30% der Bausubstanz völlig zerstört oder schwer beschädigt, kaum ein Gebäude bleibt unversehrt.

3. Mai 1945 Übergabe der Freien und Hansestadt Hamburg

1945–1949 Entnazifizierung

1946–1948 Die Medizinische Fakultät übernimmt die Patenschaft für die Medizinische Akademie für deutsche Kriegsgefangene in England.

März 1951 Denkschrift zum Wiederaufbau des UKE

1955 In der Senatsdenkschrift über die Bauplanung für die Universität Hamburg wird ein Konzept für die grundlegende Umgestaltung der alten Pavillonanlage durch moderne Klinikbauten vorgelegt.

April 1969 Das neue Universitätsgesetz tritt in Kraft.

1970 Durch die »Approbationsordnung für Ärzte« wird das Medizinstudium neu gestaltet.

November 1976 Das UKE erhält eine Direktorialverfassung.

Bildnachweis

a. Institutionelle und private Leihgeber

Bussche, Hendrik van den: 134, 135, 137, 138, 140, 141, 144, 145, 152, 153

Heldt, Thomas: 168

Holstein, Adolf-Friedrich (Zeichnung nach Th. Deneke, Mittheilungen [s. u.]): 21

Kowitz, Horst: 165

Kunsthalle Hamburg: 7

Pinker, Klaus: 158, 164

Staatliche Landesbildstelle Hamburg: 166

Staatsarchiv Hamburg: 4 (Senat Cl. VII Lit. Qb No. 8 Vol. 71 b), 9 (ibid. Vol. 87 Fasc. 1 a), 11 (ibid. Vol. 87 Fasc. 1 b), 12 (ibid.), 17 (ibid. Vol. 87 Fasc. 14), 97 (Medizinalkollegium II N 3, Bd. 1), 142 (Hochschulwesen II, Ae 23), 157 (Universität I, D. 10.10, Bd. 1)

Universitäts-Krankenhaus Eppendorf (UKE), Anatomisches Institut: 154

UKE-Archiv im Institut für Geschichte der Medizin: 10, 13, 15, 18–20, 23–40, 44, 46, 47, 49–59, 61–64, 66–71, 73–77, 79–85, 88, 89, 93–96, 98–101, 103–106, 108–115, 118–127, 129–133, 136, 139, 147, 149–151, 155, 160, 163

UKE, Berufsfachschule für Diätassistenten: 48, 90

UKE, Chirurgische Klinik: 60

UKE, Frauenklinik: 91

UKE, Pflegedienstleitung: 42, 43, 65, 92, 146, 156

UKE, Pressestelle: 167 (Freigabe Luftamt Hamburg 230/89)

UKE, Psychiatrische Klinik: 148

UKE, Technische Abteilung: 107, 128

UKE, Verwaltung: 16

UKE, ZMK-Klinik: 159

b. Veröffentlichungen

Die Allgemeinen Krankenhäuser und Irrenanstalten der Freien und Hansestadt Hamburg (Jahrbücher der Hamburgischen Staatskrankenanstalten, Ergänzungsband 1901). Hamburg 1901, S. 92, Fig. 3: 1

Curschmann, Fritz, Hans Curschmann, Carl Hirsch, Felix Wolff: Erinnerungen an Heinrich Curschmann. Berlin 1926: 8

Deneke, Theodor: Mittheilungen über das Neue Allgemeine Krankenhaus zu Hamburg-Eppendorf. Unter Mitwirkung von Heinrich Curschmann. Braunschweig 1889: 14

Deneke, Theodor (Hrsg.): Das Allgemeine Krankenhaus St. Georg in Hamburg nach seiner baulichen Neugestaltung. Festschrift anläßlich des Abschlusses der Neubauten. Leipzig, Hamburg 1912: 2, 3

Festschrift dem Eppendorfer Krankenhause zur Feier seines 25jährigen Bestehens gewidmet. Red. Ludolph Brauer. Leipzig, Hamburg 1914: 22

Grober, Julius (Hrsg.): Das deutsche Krankenhaus. 2. Aufl. Jena 1922: 102 (Bettenansicht S. 88 links)

Hamburgisches Gesetz- und Verordnungsblatt: 143

Jahrbücher der Hamburgischen Staatskrankenanstalten: 5, 6, 41, 45, 72, 86, 87, 116, 117

Das Rothe Kreuz 19 (1901): 78

Der Wiederaufbau des Universitäts-Krankenhauses Eppendorf. Denkschrift der Hochschulabteilung der Schulbehörde und des Hochbauamtes der Baubehörde, Baukommission der Medizinischen Fakultät der Universität Hamburg. Hamburg 1951: 161, 162

Zimmermann, Carl Johann Christian, Ruppel, Friedrich: Das Neue Allgemeine Krankenhaus in Hamburg-Eppendorf. Zeitschrift für Bauwesen 42 (1892), Sp. 339–356, 470–484: 102 (Konstruktionszeichnungen)

Register